Ergonomie, santé et efficacité en pratique dentaire

DANS LA MÊME COLLECTION

Anticiper et réussir sa retraite. E. Binhas, G. Morel, L. Delprat, 2016.
Créer, gérer, développer un cabinet de groupe. E. Binhas, R. Kurower, 2022.
Leadership et management au cabinet dentaire. R. Kurower, 2024.
Plateau technique en chirurgie orale. H. Moizan, 2014.

DANS LA COLLECTION « GUIDE CLINIQUE »

Attachements et prothèses complètes supra-radiculaires et supra-implantaires. C. Rignon-Bret, 2008.
Édentement unitaire : le bridge collé cantilever. F. Nadal, 2024.
Gestion de l'alvéole en implantologie. P. Cherfane, 2022.
Guide d'odontologie pédiatrique, 3e édition. CEOP, M. Muller-Bolla, 2022.
L'anatomie dentaire. S. Joniot, D. Ostrowski, F. Destruhaut, T. Canceill, P. Pomar, 2018.
L'articulateur au quotidien. Son utilisation simplifiée. P.-H. Dupas, 2012.
L'orthodontie préprothétique pour praticiens initiés et non-initiés. F. Bassigny, J.-M. Bonvarlet, 2009.
La CFAO en odontologie. Les bases, les principes et les systèmes. F. Descamps, M. Fages, 2016.
La photographie en odontologie. Des bases fondamentales à la clinique : objectifs, matériels et conseils pratiques. J. Lecerf, H. Plard, 2017.
Le guide clinique de la zircone. G. Grégoire, K. Nasr, B. Tavernier, 2024.
Les contentions, 2e édition. M. Danan, S. Cazier, 2023.
Les dyschromies dentaires. M. Clément, C. Marcoux, 2018.
Nouvelles conceptions de l'ancrage en orthodontie. F. Bassigny *et al.*, 2013.
Occlusion neuro-musculaire et rééducation fonctionnelle. F. Destruhaut, J.-C. Combadazou, avec la participation de J.-C. Paris, 2024.
Pharmacologie et thérapeutique en médecine bucco-dentaire et chirurgie orale. V. Descroix, 2015.
Phytothérapie en odontologie, 3e édtion. F. Boukhobza, P. Goetz, 2021.
Pratique de l'empreinte en prothèse fixée. Du pilier naturel à l'implant. Des techniques classiques à la CFAO. F. Descamp, 2012.
Prothèse complète. Clinique et laboratoire, 5e édition. M. Pompignoli, J.-Y. Doukhan, D. Raux, 2017.
Sécurité et efficacité en implantologie chirurgicale. Un travail d'équipe. C. Martineau, F. Thomine, C. Defosse, 2011.
Traitement mixte. Synergie de l'orthopédie et du multi-attaches pour une meilleure croissance maxillo-faciale. C. Moinard, 2014.

GUIDE PROFESSIONNEL

Collection dirigée par le docteur Emmanuel Gouët

Ergonomie, santé et efficacité en pratique dentaire

Sous la direction du **Dr Edmond Binhas**
Dr Vincent Arnold
Dr Jean-Michel Laffont
Corinne Salomon

Editions CdP

Éditions CdP
Collection Guide professionnel

ISBN 978-2-84361-455-2

Avertissement

Cet ouvrage n'est pas destiné à remplacer un diagnostic ou la prescription d'un traitement de problèmes médicaux spécifiques. Les conseils relatifs aux traitements préventifs, aux interventions et aux exercices qui figurent dans ce livre ne sont pas transposables à tout le monde. Le lecteur est donc invité à utiliser les informations données conjointement à un suivi par un professionnel de la santé, qui pourra développer un programme d'interventions appropriées.

Tout a été mis en œuvre pour que les informations, études et références indiquées ici soient les plus récentes et les plus précises. Toutefois, des erreurs ou des omissions ont pu se glisser dans ce texte, qui ne doit donc être utilisé que comme un guide général.

Les auteurs et l'éditeur déclinent toute responsabilité concernant toute perte, blessure ou dommage causé, ou supposé avoir été causé, directement ou indirectement, par les informations contenues dans cet ouvrage.

Sommaire

Partie III Optimiser son exercice au fauteuil (« Ergofficacité® »)

Présentation des auteurs

- Dr Edmond Binhas : chirurgien-dentiste et fondateur de la Binhas Global Dental School.
- Dr Vincent Arnold : chirurgien-dentiste et formateur à la Binhas Global Dental School.
- Dr Jean-Michel Laffont : chirurgien-dentiste, diplômé d'ergonomie et auteur d'articles pour l'International Ergonomics Association, formateur à la Binhas Global Dental School.
- Corinne Salomon : assistante dentaire qualifiée et consultante-formatrice à la Binhas Global Dental School.

Les auteurs remercient Violaine Girard et Thibault Derlica pour leur contribution à cet ouvrage ainsi que Caroline Ballagny, directrice des éditions CdP, et le Dr Emmanuel Gouët, directeur des collections Mémento et Guide clinique pour les éditions CdP.

Introduction

Il est indéniable que la charge mentale de l'ensemble des membres des cabinets dentaires s'est considérablement accrue ces dernières années. Elle est à l'origine d'un ensemble de pathologies dont nous ne sommes pas toujours conscients et qui peuvent avoir des effets délétères sur notre carrière et notre vie personnelle. Aujourd'hui l'ergonomie est malheureusement un sujet beaucoup moins abordé que cela ne le fut dans le passé, et c'est pourquoi il nous a semblé nécessaire d'y revenir, en l'adaptant aux défis actuels de l'exercice dentaire.

Ne pas confondre simplification du travail et ergonomie

Avant toute chose, il est important de ne pas confondre simplification du travail et ergonomie. En effet, une confusion fréquente existe entre ces deux termes.

La simplification du travail concerne l'organisation et l'efficience. Gestion des rendez-vous, système d'encaissement, architecture dentaire, stérilisation, *check-lists* et protocoles sont des exemples d'organisation du travail. Nous pouvons classer dans cette catégorie le système de bacs et cassettes et même le travail à quatre mains.

L'ergonomie, quant à elle, concerne la santé et le bien-être des individus en lien avec le travail. Diminution du stress, correction d'une mauvaise posture, d'une mauvaise vision ou de troubles auditifs, traitement des troubles musculo-squelettiques sont des exemples d'ergonomie.

Toutes deux ont un impact direct sur la productivité et sont complémentaires. Cependant, il est important de ne pas les confondre.

Par ailleurs, nous avons également identifié un manque de connaissances dans la littérature. D'un côté, nous trouvons des experts en organisation dentaire qui prodiguent des conseils sur l'organisation au fauteuil, la sélection, l'ajustement et l'utilisation des équipements ainsi que l'aménagement des salles opératoires. D'un autre côté, il existe des professionnels de la santé spécialisés en ergonomie qui étudient les symptômes des troubles musculo-squelettiques (TMS) chez les professionnels dentaires. Il manquait un lien entre les deux pour concilier ergonomie et organisation au fauteuil.

Le concept d'« Ergofficacité® »

C'est ainsi que nous avons créé le concept d'« Ergofficacité® ». Issu de l'analyse pragmatique des milliers de cabinets observés dans notre pratique de consultants depuis 25 ans, **il concilie tout à la fois qualité des traitements, santé des soignants au fauteuil et productivité**. Il représente à nos yeux le sommet de l'accomplissement professionnel.

Toute l'originalité du concept d'Ergofficacité® est en effet d'être le premier à unifier les deux approches, pour le plus grand intérêt des patients, des praticiens et des assistantes.

But de l'ergonomie et de la simplification du travail

Le but de l'ergonomie combinée au travail simplifié est de réduire la fatigue et le stress, et **en même temps** d'augmenter la productivité.

Il existe deux manières d'augmenter la production :

- l'une consiste à accélérer la vitesse de travail, donc à se dépêcher. Il y a des moments où cela peut être nécessaire, à condition bien sûr que cela ne se fasse pas au détriment de la qualité du soin. Mais, très peu de gens peuvent travailler plus vite que leur rythme habituel sans éprouver une réelle fatigue. Le but à rechercher est l'**efficience** et non la vitesse. Celle-ci désigne la capacité à atteindre des objectifs au mieux (**le plus rapidement, avec le minimum de moyens et d'efforts**). Dans notre méthode de travail, nous appelons cela la « productivité décontractée ». Cela passe impérativement par un accroissement de son niveau de connaissances dans tous les domaines de la pratique, y compris ceux non enseignés dans les facultés ;
- la deuxième manière d'accélérer notre production est d'appliquer les méthodes de simplification du travail. Ainsi la production est augmentée, mais le besoin de se dépêcher, qui est source de fatigue, s'en trouve par là même diminué. La réduction des causes de retard fait augmenter la production.

Tout praticien ou toute assistante qui souhaite travailler dans de meilleures conditions devrait s'intéresser aux méthodes de simplification du travail et d'ergonomie. Pour cela, il ou elle doit d'abord répondre aux cinq questions suivantes :

- comment organiser au mieux mon cabinet pour éviter toutes les pertes de temps inutiles ?
- comment disposer l'équipement et les instruments pour une fluidité maximale et une fatigue minimale ?
- quelles sont les méthodes opératoires les plus efficaces ?
- comment se coordonner au mieux avec mon assistante ou avec mon praticien ?
- comment utiliser au mieux mon corps ?

Il existe de nombreux conseils en matière d'ergonomie dans les divers formats d'enseignement. Mais nous avons observé un manque général de compréhension et d'éducation quant à l'impact des équipements dentaires et de leur utilisation, de l'aménagement des salles de soins, des postures de travail et du positionnement du patient sur la santé musculo-squelettique des professionnels dentaires.

Il semble qu'il y ait un fossé entre la science de l'ergonomie dentaire et les douleurs liées à l'exercice au cabinet. C'est ce fossé que ce livre se propose de combler.

Impact sur la productivité et la rentabilité

Il est indéniable que les problèmes d'ergonomie ont un impact direct sur la productivité et même la rentabilité. Pour optimiser sa production, il faut prendre en compte plusieurs domaines dans l'organisation du fauteuil par rapport à l'unit. Le choix dépend de nombreux paramètres tels que le travail à quatre mains systématique ou pas, l'anthropométrie du système, la taille du praticien et de l'assistante et la place pour le stockage. L'organisation du travail consiste, par exemple, à aménager une pièce pour que l'équipe puisse interagir efficacement et en toute sécurité. L'anthropométrie, grâce à la collecte de mesures, est utilisée par exemple pour déterminer quelle option de positionnement du fauteuil par rapport à l'unit choisir. Nous aborderons ce sujet dans le *chapitre 9 (p. 89)*.

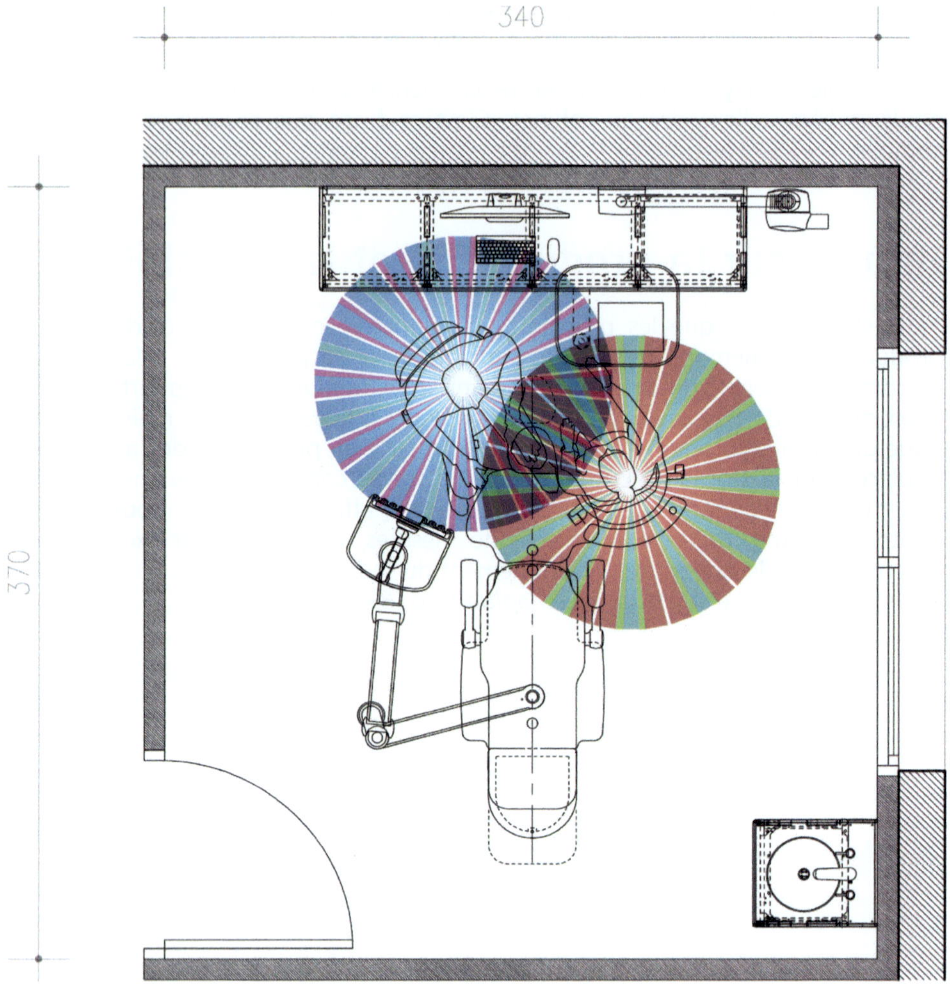

Fig. 1 Importance du positionnement praticien et assistante pour un travail à quatre mains optimal (© Cabinet d'architecture WAT).

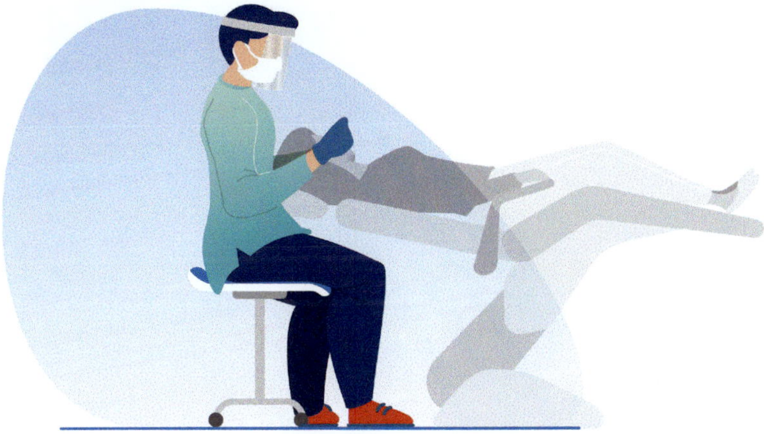

Fig. 2 Importance d'une bonne posture pour éviter les troubles musculo-squelettiques (avec l'aimable autorisation de la FDI World Dental Federation).

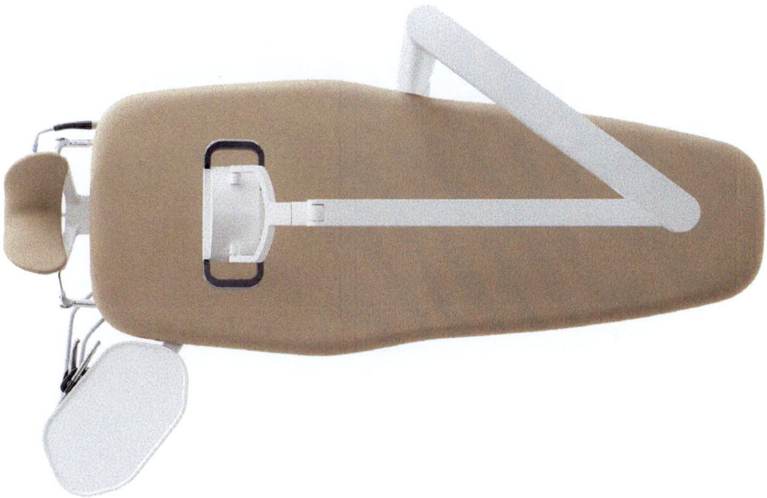

Fig. 3 Modèle de fauteuil conçu pour le concept 0 appliqué à la dentisterie (avec l'aimable autorisation de J. Morita Europe GmbH).

I

Ergonomie et pathologies liées à la pratique dentaire

Nous insisterons dans cet ouvrage sur certains aspects fondamentaux dont l'objet est de vous permettre de corriger les erreurs les plus fréquentes. Par ailleurs, bien que les problèmes oculaires et auditifs soient importants, nous avons décidé d'aborder essentiellement ici l'ergonomie des troubles musculo-squelettiques.

1

Qu'est-ce que l'ergonomie ?

Définitions de l'ergonomie

Voici trois définitions qui vous permettront de bien cerner les contours de cette science.

- Dès 1949, lors de la première réunion de l'*Ergonomics Research Society*, la définition proposée était la suivante :
  - « Ergonomie : étude scientifique de la relation entre l'homme et ses moyens, méthodes et milieux de travail et application de ces connaissances à la conception de systèmes qui puissent être utilisés avec le maximum de confort, de sécurité et d'efficacité par le plus grand nombre. »
  - « Le terme ''ergonomie'' vient du grec ancien : ἔργον/*Ergon* (''travail'') et νόμος/*Nomos* (''règles''). »
- La Société d'ergonomie de langue française (SELF) définit l'ergonomie comme « l'adaptation du travail à l'homme et non l'inverse pour plus de sécurité et d'efficacité. Elle se définit par l'objectif à atteindre et non par la méthode. Elle vise simultanément la santé de l'humain au travail et son efficacité ».
- Enfin, le dictionnaire *Larousse* la définit ainsi : « Ergonomie, nom féminin. Étude quantitative et qualitative du travail, visant à améliorer les conditions de travail et à accroître la productivité. (Le but de cette science est de tenter d'adapter le travail à l'homme en analysant notamment les différentes étapes du travail, leur perception par celui qui exécute, la transmission de l'information et, de façon parallèle, l'apprentissage de l'homme qui doit s'adapter aux contraintes technologiques.)

Dans le monde dentaire, de nombreuses recherches ont proposé différentes méthodes de postures et d'économie de mouvements. Malheureusement, beaucoup de praticiens considèrent l'ergonomie et la simplification du travail comme un petit ajout à leur pratique alors qu'en réalité elles aboutissent à :

- une transformation profonde et définitive de leur mode d'exercice ;
- une amélioration du bien-être quotidien ;
- une augmentation du plaisir à travailler ;
- une longévité accrue de leur carrière.

La plupart des spécialités médicales, et tout particulièrement les spécialités chirurgicales, ont fait d'immenses progrès grâce à l'application des principes de simplification du travail. Notre profession doit s'en inspirer. La rapidité est absolument essentielle pour effectuer de nombreuses interventions chirurgicales, cependant, **la vitesse n'est jamais le résultat de mouvements hâtifs** mais de l'utilisation de techniques plus simples mais optimisées.

L'analyse ergonomique du travail (AET) est l'outil principal de l'intervention ergonomique (c'est le nom donné communément à l'intervention d'un ergonome dans une organisation, une entreprise, une association...). Elle peut contribuer à régler divers problèmes liés aux conditions de travail ou à la conception d'outils et d'appareils. Elle porte sur deux aspects :

- celui de la santé au travail :
  - la santé physique, avec les troubles musculo-squelettiques (TMS) (ceux-ci concernent 12 à 14 % des salariés), mais également les problèmes oculaires, auditifs et pulmonaires ;
  - la santé psychique, notamment concernant les risques psychosociaux (dus au stress), pouvant engendrer des syndromes anxiodépressifs (environ 8 % des salariés). Nous constatons donc que **la gestion du stress fait partie intégrante de l'ergonomie** ;
- celui de la performance :
  - amélioration de la qualité ;
  - amélioration de la productivité.

L'ergonomie utilise des connaissances issues de la physiologie du travail, de la psychologie cognitive (mémoire, attention, perception, apprentissage...) et de la psychophysiologie (vigilance, postures, conditions de travail...), de la sociologie des organisations, de la psychologie sociale, de la linguistique, entre autres (en fait toutes les sciences relatives à l'homme).

Elle est fondée sur des modèles de situation de travail qui mettent l'accent sur la différence de **nature** entre la tâche et l'activité du corps (dont le cerveau, bien sûr), qui prend des postures et fait des mouvements, actionne des commandes, gère (consciemment ou non) des processus de pensée, communique avec autrui, organise ses actions, etc.

Le premier point important de l'analyse de cette activité réside dans le fait que l'opérateur « régule » son activité, en fonction à la fois de son environnement externe et de son état interne (fatigue, par exemple).

Le deuxième point essentiel est la notion de **compromis entre les exigences de la performance**, et **les exigences liées au respect des normes** (de sécurité, administratives...). L'observateur de l'activité du travail **constate toujours que ce compromis existe**, et qu'il n'est pas construit selon le souhait des organisateurs.

En effet, la réalité est toujours plus complexe, comme dans la vie courante, où nous respectons tous les vitesses limitées sur la route... sauf si nous craignons de rater notre train ou d'arriver en retard à un rendez-vous urgent...

Les normes, règles et checklists ne suffisent jamais. Ce constat est à la base du concept de notre méthode de travail.

Indiquons également que différents paramètres ont un impact direct sur l'ergonomie (fig. 1.1). L'ensemble de ces paramètres est à prendre en compte lorsqu'il s'agit de traiter un problème lié à une mauvaise ergonomie.

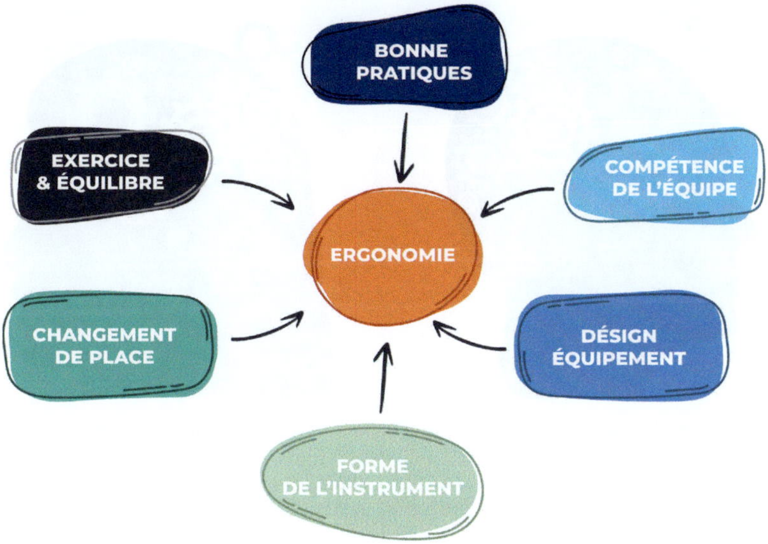

Fig. 1.1 Impact des différents paramètres sur l'ergonomie (© Binhas Global Dental School).

Les trois catégories d'ergonomie

On distingue trois catégories d'ergonomie :

- **l'ergonomie physique :** elle s'intéresse prioritairement aux caractéristiques anatomiques, anthropométriques, physiologiques et biomécaniques en lien avec l'activité physique. Les thèmes étudiés sont, par exemple : les postures de travail, les manipulations d'objets, les mouvements répétitifs, les troubles musculo-squelettiques, la disposition du poste de travail, la sécurité et la santé de l'opérateur... ;
- **l'ergonomie cognitive :** elle concerne les processus mentaux liés à l'activité de travail tels que la perception, la mémoire, le raisonnement, le langage et les réponses motrices. Elle concerne la charge mentale, la prise de décision, la performance, l'interaction homme-machine, l'erreur et la fiabilité humaine, le stress professionnel... ;
- **l'ergonomie organisationnelle :** elle recouvre l'optimisation des systèmes organisationnels, la définition des règles et des processus de travail. Ce qui renvoie à des thèmes tels que : la gestion des ressources humaines, la communication, les horaires et les rythmes de travail, le travail en équipe, les nouvelles formes de travail.

Le concept de facteurs humains

Nous reprenons ci-après un extrait du site HAS santé[1] qui présente de façon simple ce concept. Il est étroitement lié à celui d'ergonomie et en est tout à fait complémentaire.

1. « Pourquoi la prise en compte des facteurs humains est importante pour la sécurité des patients ». Guide pédagogique de l'OMS pour la sécurité des patients - édition multiprofessionnelle. Version française, 2015.

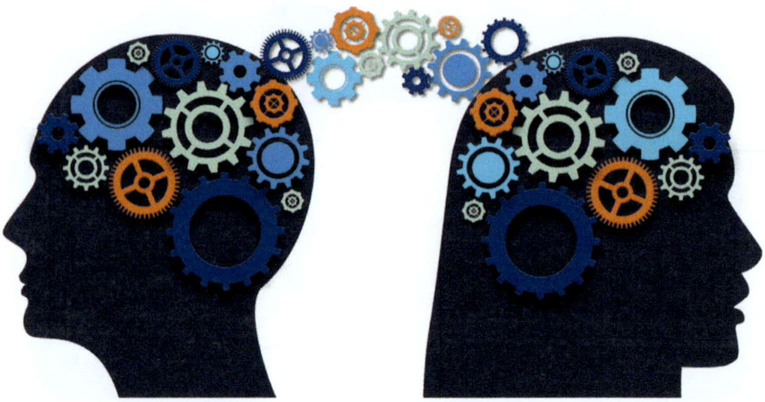

Fig. 1.2 Les facteurs humains décrivent les relations entre les personnes, leurs outils, leurs matériels et leur environnement de travail, et visent à améliorer l'efficacité et la sécurité tout en minimisant les erreurs. Essentiels en santé, ils contribuent à réduire les événements indésirables en apprenant des erreurs pour optimiser les systèmes (© Droits réservés).

Facteurs humains : terme utilisé pour décrire les relations entre les personnes qui travaillent ensemble, leurs outils, leurs matériels et leur environnement (fig. 1.2).

L'étude des facteurs humains porte sur les relations entre les individus et les systèmes avec lesquels ils interagissent. Elle se concentre sur l'amélioration de l'efficacité, de la productivité, de la créativité et de la satisfaction au travail en vue de minimiser les erreurs.

Qu'entend-on par « facteurs humains » ?

Les facteurs humains s'appliquent partout où travaillent des professionnels. Ils tiennent compte du fait que **la faillibilité humaine est une donnée universelle**. L'approche classique de l'erreur humaine, que l'on pourrait appeler le modèle de l'« excellence », considère que si les professionnels sont consciencieux, travaillent suffisamment et sont bien formés, alors les erreurs seront évitées. D'après notre expérience, et celle des experts internationaux, cette attitude est contre-productive et tout simplement fausse.

Qu'implique l'étude des facteurs humains ?

L'étude des facteurs humains est une discipline qui vise à optimiser les relations entre la technologie et les individus en vue de leur utilisation efficace, productive, sûre et pratique par les professionnels.

Pourquoi les facteurs humains sont-ils importants en santé ?

Les facteurs humains contribuent largement aux événements indésirables associés aux soins. Dans le domaine de la santé, les facteurs humains peuvent entraîner des conséquences graves voire parfois fatales. Il est toutefois possible de rendre les systèmes de soins de santé plus sûrs en admettant que le risque d'erreur existe. Il s'agit de développer des systèmes qui, à partir de l'analyse des erreurs, permettent d'apprendre comment en limiter la survenue et les conséquences. Par exemple, arriver fatigué au cabinet après une mauvaise nuit ou énervé par un problème personnel peut avoir un impact négatif sur la réalisation d'actes minutieux ou chirurgicaux, avec des conséquences faciles à imaginer.

Est-il possible de gérer les facteurs humains ?

Oui. La gestion des facteurs humains passe par l'application de techniques proactives visant à réduire les risques d'erreurs et à en tirer les enseignements qui s'imposent. Une culture du travail qui encourage la déclaration des EIAS (événements indésirables associés aux soins) permet l'amélioration du système de soins et de la sécurité des patients.

Existe-t-il des exemples de prise en compte des facteurs humains dans d'autres secteurs d'activité ?

L'aviation est un bon exemple d'activité industrielle qui s'est saisie de l'étude des facteurs humains pour améliorer la sécurité. Depuis le milieu des années 1980, elle reconnaît le caractère inévitable de la faillibilité humaine. Ainsi, **au lieu d'exiger la perfection constante**, qui n'est pas atteignable, et de sanctionner publiquement les erreurs, elle a mis au point des systèmes dont l'objectif est de réduire l'impact de l'erreur humaine. Le bilan de l'aviation en matière de sécurité témoigne de l'efficacité de cette approche. Malgré 10 millions de décollages et d'atterrissages en moyenne chaque année, on a dénombré, dans l'aviation commerciale, moins de 10 crashs annuels dans le monde depuis 1965.

2

Épidémiologie des pathologies liées à la pratique dentaire

Non seulement les professionnels du secteur dentaire sont affectés par des douleurs liées au travail, mais il arrive fréquemment que ces douleurs aient un impact négatif sur leur famille et leur vie sociale. Les problèmes musculo-squelettiques intermittents sont une réalité pour presque tous les professionnels dentaires [1]. La prévalence des douleurs, des troubles et des handicaps musculo-squelettiques est alarmante dans notre profession. En moyenne, deux travailleurs dentaires sur trois ressentent des douleurs [2].

Comment certains mauvais réglages du fauteuil favorisent-ils des douleurs spécifiques ? Comment les différentes dispositions des salles de soins provoquent-elles des mouvements qui conduisent à d'autres syndromes douloureux ? Quelles positions de travail au fauteuil provoquent les déséquilibres musculaires généralement observés chez les professionnels dentaires ?

En réalité, la profession dentaire peut aujourd'hui agir sur les troubles algiques des praticiens et des assistantes.

Une éducation précise, la mise en œuvre de stratégies appropriées et une sélection adéquate des équipements peuvent réduire de manière significative voire prévenir totalement la douleur liée au travail au fauteuil. Elle peut également vous aider à identifier et à traiter votre inconfort ou vos propres douleurs avant qu'ils ne deviennent suffisamment graves pour nécessiter des soins médicaux. Même ceux qui continuent à pratiquer en souffrant malgré un traitement médical peuvent bénéficier de cette nouvelle approche.

Nombreux sont les jeunes praticiens qui n'ont encore jamais ressenti de douleurs liées à la pratique dentaire : ils prennent donc peu de précautions ergonomiques, et adoptent, dès le début de leur carrière, des habitudes pernicieuses... jusqu'à ce qu'un épisode douloureux se produise.

Les résultats de nombreuses études indiquent que plus de la moitié des professionnels dentaires en exercice ressentent des douleurs liées au travail.

1. Lietz J, Ulusoy N, Nienhaus A. Prevention of musculoskeletal diseases and pain among dental professionals through ergonomic interventions : a systematic literature review. *Int J Environ Res Public Health* 2020 ; 17 (10) : 3482.

2. Ohlendorf D, Naser A, Haas Y, Haenel J, Fraeulin L, Holzgreve F *et al*. Prevalence of musculoskeletal disorders among dentists and dental students in Germany. *Int J Environ Res Public Health* 2020 ; 17 (23) : 8740.

La compilation de nombreuses études sur la douleur nous permet de constater que chaque membre de l'équipe dentaire est prédisposé à la douleur ou aux blessures dans des zones différentes du corps selon ses tâches et sa position par rapport au patient.

Ainsi, les assistantes sont prédisposées à une incidence plus élevée de douleurs au cou, aux épaules et aux mains/poignets, en grande partie en raison de mouvements forts et répétitifs combinés à des postures statiques. Les omnipraticiens ont tendance à être plus sensibles aux lésions du bas du dos, en grande partie à cause des postures statiques prolongées (PSP).

La littérature[1] suggère que la prévalence de la douleur musculo-squelettique générale varie entre 64 % et 93 %. Il a été démontré que les régions les plus exposées aux douleurs chez les praticiens étaient le dos (36,3-60,1 %) et le cou (19,8-85 %), tandis que les régions de la main et du poignet étaient les régions les plus exposées chez les assistantes dentaires (60-69,5 %).

Il n'y a pas lieu de s'alarmer d'un léger mal de dos ou de cou occasionnel. Toutefois, si une douleur ou un inconfort survient régulièrement, les dommages physiologiques **cumulatifs** peuvent entraîner une blessure ou un trouble traumatique cumulatif (TTC) mettant fin à la carrière. Malheureusement, les douleurs professionnelles ont non seulement un coût physique, mais également une charge financière **importante**.

Troubles liés aux traumatismes cumulatifs (TTC)

Nombreux sont les acronymes décrivant l'ensemble des troubles dus à une mauvaise posture : troubles musculo-squelettiques (TMS), microtraumatismes répétés (MTR), lésions par mouvements répétitifs (LMR), traumatismes répétés (TMR), traumatismes cumulatifs (TC) ou syndrome de surmenage (SDS).

En dentisterie, ces troubles commencent généralement par des microtraumatismes : des dommages microscopiques qui se produisent quotidiennement sur certaines parties de votre système musculo-squelettique. Votre corps est bien équipé pour faire face à ces dommages et répare constamment ces microtraumatismes lorsqu'il se trouve au repos. En dentisterie, cependant, les pauses sont souvent insuffisantes. Les dommages subis par le corps s'accumulent plus vite que le corps ne peut les réparer. Souvent, vous ne ressentez aucune gêne jusqu'à ce que les lésions tissulaires s'accumulent suffisamment pour provoquer une douleur ou un dysfonctionnement musculaire. On pense que les TMS sont la première cause d'invalidité chez les praticiens et les assistantes. S'ils ne sont pas pris en charge rapidement, ils peuvent entraîner des blessures aiguës, un syndrome de douleur chronique ou un handicap permanent, ce qui entraîne souvent une perte de fonction.

Les signes d'alerte précoces sont nombreux. Ils comprennent une diminution de la force, comme de la force de préhension d'un instrument dentaire, une diminution de l'amplitude des mouvements, comme tourner la tête pour regarder par-dessus

1. Se référer aux notes bibliographiques p. 301-302 dans la partie « Ergonomie – TMS – Autres pathologies ».

l'épaule, des douleurs ou des brûlures, des sensations d'engourdissement ou de picotement, des douleurs fulgurantes ou lancinantes, généralement dans un bras ou une jambe. Dans certains cas, cela peut se traduire par des signes cliniques (un œdème ou une inflammation).

Les TMS les plus courants en dentisterie sont :

- la **lombalgie chronique** (fig. 2.1) : douleur dans le bas du dos ou douleur fulgurante et engourdissement dans la hanche ou une jambe. Cela peut être dû à un spasme musculaire, à des *trigger zones*, à une dégénérescence ou une hernie discale, ou encore à de nombreuses autres étiologies. En dentisterie, la lombalgie est souvent causée par une mauvaise posture assise et une faiblesse des muscles stabilisateurs du tronc ;
- le **syndrome du cou** (fig. 2.2) (appelé désormais syndrome du « cou texto » ou « *text-neck* » depuis l'apparition des smartphones) : douleur, raideur, durcissement musculaire, points de déclenchement et sensibilité dans la musculature du cou, l'occiput, entre les omoplates, et parfois engourdissement ou picotement dans un bras ou une main. En dentisterie, une cause fréquente est la posture de la tête en avant ;
- la **myalgie du trapèze** : douleur, sensibilité, points de déclenchement et durcissement musculaire dans le muscle trapèze supérieur, dus à une contraction soutenue du muscle. Les facteurs de risque en dentisterie incluent l'élévation chronique des épaules et la tension émotionnelle ;
- le **conflit de la coiffe des rotateurs** : douleur dans l'épaule lorsque l'on tend la tête, que l'on élève le bras de façon soutenue ou que l'on dort sur le bras affecté. Exercer avec une posture de bras en abduction est un facteur de risque majeur ;
- le **syndrome du canal carpien** : douleur, engourdissement ou picotement dans la main et les doigts, généralement dus à la compression du nerf médian dans le canal carpien du poignet. De nombreux facteurs de risque sont en cause, notamment la posture du poignet en flexion, les instruments de petit diamètre, le sexe et la force de préhension.

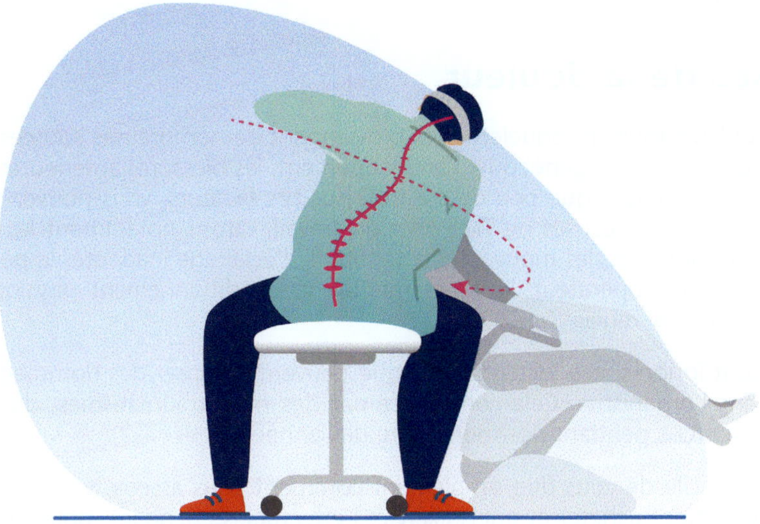

Fig. 2.1 La lombalgie chronique
(avec l'aimable autorisation de la FDI World Dental Federation).

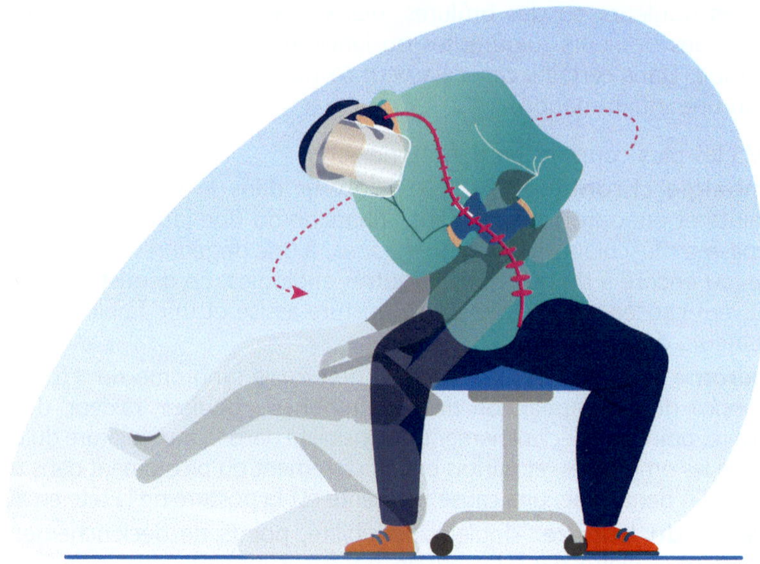

Fig. 2.2 Le syndrome du cou
(avec l'aimable autorisation de la FDI World Dental Federation).

Pour prévenir les TCC et maintenir une santé musculo-squelettique optimale, il vous faut comprendre la cause des douleurs liées à votre façon de travailler. Vous devez être conscient des déséquilibres musculaires uniques auxquels vous êtes sujet, ainsi que de la façon dont les différentes postures de travail, l'ajustement de l'équipement et l'exercice peuvent affecter positivement ou négativement votre santé musculo-squelettique personnelle.

Causes de la douleur

Les douleurs musculo-squelettiques proviennent de nombreuses sources, notamment la prédisposition génétique, l'environnement, les blessures antérieures et l'âge. Bien que vous n'ayez que peu de contrôle sur ces facteurs, vous pouvez toutefois contrôler les autres causes de TMS liées au travail. Citons notamment les postures statiques prolongées, les mouvements répétitifs, l'éclairage inadapté, le positionnement du patient/opérateur, le stress mental, le conditionnement physique et les équipements mal réglés (fig. 2.3).

S'ils sont ignorés, ces facteurs de risque peuvent favoriser des dommages structurels dans l'organisme. Cela commence par des microtraumatismes, qui peuvent passer inaperçus pendant des mois, voire des années.

Il serait facile de vous dire simplement comment vous asseoir, vous positionner, quel équipement acheter et quels exercices effectuer. Cependant, pour obtenir des changements durables et profonds dans votre santé, vous devez comprendre **pourquoi** vous faites ces changements.

Les données obtenues par une enquête réalisée sur la base du sondage de la population des praticiens[1] corroborent les données de notre expérience et des autres études.

Nous nous sommes inspirés d'une auteure américaine, Bethany Valachi, pour réaliser le schéma suivant (fig. 2.3).

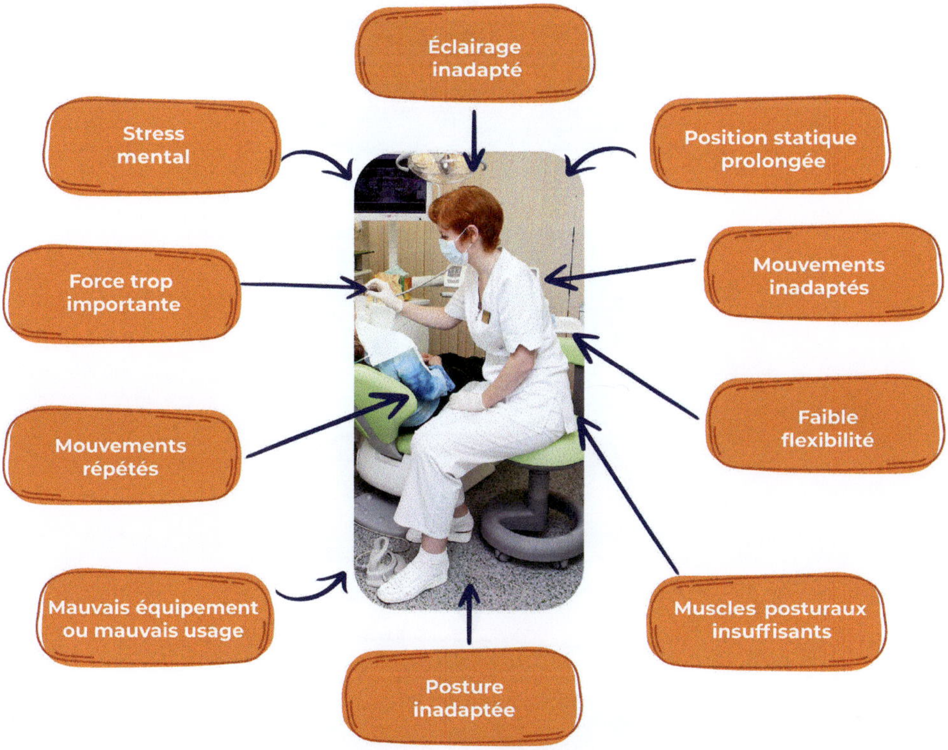

Fig. 2.3 Les TMS proviennent de diverses sources, dont certaines sont contrôlables : postures prolongées, mouvements répétitifs, mauvais éclairage, stress, et équipement inadapté (© Binhas Global Dental School)[2].

Les postures statiques prolongées (PSP) constituent un facteur de risque particulier qui entraîne des dommages physiologiques importants. Ces microtraumatismes se développent à travers une série d'événements (fig. 2.4).

1. Ginisty J. Résultats de l'enquête relative aux maladies professionnelles des chirurgiens dentistes. *Bull Acad Natle Chir Dent* 2002 ; 45 (4) : 107-113.

2. D'après Binhas E. *La gestion globale du cabinet dentaire*. Paris : Éditions CdP, 2011.

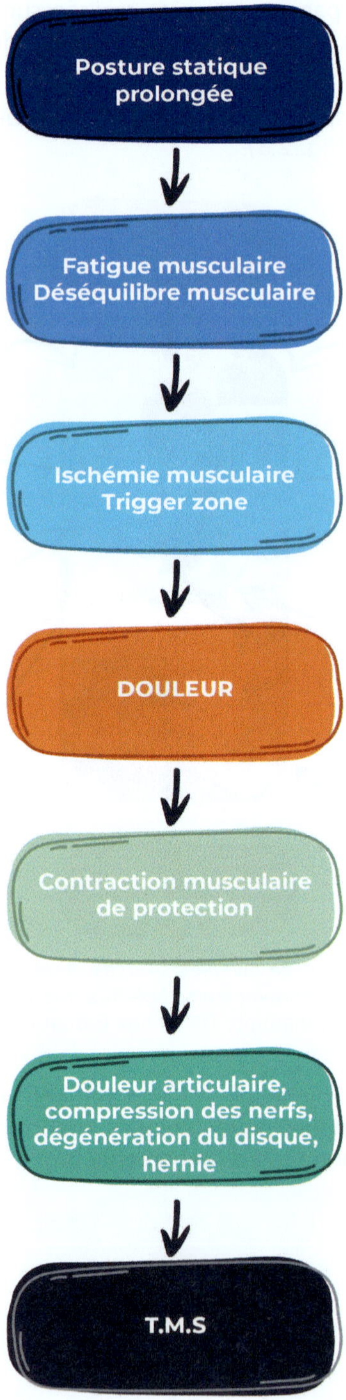

Fig. 2.4 Les conséquences en chaîne de la position statique (© Binhas Global Dental School)[1].

1. *Ibid*.

La position statique : source de nombreux problèmes

La tension musculaire statique est particulièrement fatigante : le muscle soumis à cette tension présente une diminution du flux sanguin, ce qui entraîne l'accumulation de toxines dans sa masse. Il est donc nécessaire que le lieu et le rythme de travail permettent de modifier ces positions à tout moment, afin que les différents groupes musculaires puissent être sollicités à tour de rôle.

En effet, le corps humain a été conçu pour le mouvement. Pendant des dizaines de milliers d'années, le corps humain a dépendu du mouvement pour sa survie. Mais les progrès technologiques ont fait que la position statique est devenue la norme. Cela est particulièrement vrai dans la profession dentaire. La conséquence en a été une augmentation spectaculaire des douleurs liées à l'exercice au fauteuil. Le corps doit donc bouger, et bouger correctement pour rester en bonne santé.

De plus, en dentisterie les praticiens ont tendance à travailler pendant de longues périodes sans faire de pause, et ils effectuent des procédures plus longues. Mais ce n'est pas seulement la position assise prolongée qui cause de tels problèmes. C'est le fait d'adopter des postures inadéquates pendant des périodes prolongées, ce qui va surmener les tissus mous et favoriser les syndromes douloureux.

Les microtraumatismes résultant de ces PSP comprennent :

- les déséquilibres musculaires ;
- l'ischémie musculaire ;
- les zones « gâchettes » *(trigger zones)* ;
- la dégénérescence des disques intervertébraux.

Examinons-les un par un.

▶ Déséquilibres musculaires

La capacité d'adaptation musculaire peut conduire à une pléthore de syndromes douloureux.

Les praticiens et les assistantes devraient idéalement s'efforcer de maintenir une posture neutre et équilibrée. Cependant, même avec les équipements les plus ergonomiques, les opérateurs se retrouvent fréquemment penchés ou tordus – généralement dans une position inadaptée toujours identique. Ainsi, de nombreux praticiens droitiers ont tendance à se pencher vers l'avant et vers la lumière lorsqu'ils quittent leur posture neutre de travail. Avec le temps, les muscles peuvent se raccourcir de manière adaptative d'un côté du corps, de la colonne vertébrale **ou de l'articulation** (fig. 2.5). Ce déséquilibre peut exercer des forces asymétriques, provoquant un fléchissement de la colonne vertébrale ou des articulations, avec une perte d'amplitude.

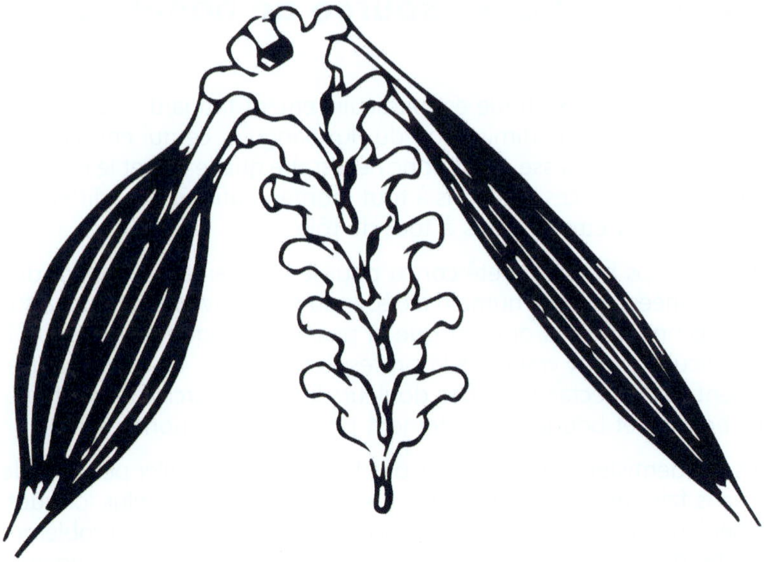

Fig. 2.5 Déséquilibre dû à la posture statique prolongée (© Binhas Global Dental School).

Réalisez le test suivant

Si vous êtes droitier, tournez lentement la tête vers la droite. Puis recommencez le même mouvement vers la gauche. Vous pouvez constater une amplitude de rotation plus importante d'un côté que de l'autre. Ce phénomène se produit également au niveau des muscles dorsaux. Avec le temps, la musculature du praticien tend à s'adapter à cette posture déséquilibrée. Les conséquences retentissent non seulement sur la pratique dentaire mais également sur toutes les activités extraprofessionnelles.

▶ Ischémie musculaire

Le maintien de postures statiques en dentisterie nécessite une contraction musculaire soutenue. Lorsqu'un muscle est contracté pendant une période prolongée, la pression intramusculaire augmente. Cette pression comprime les vaisseaux sanguins à l'intérieur du muscle et, lors de fortes contractions statiques, peut presque complètement obstruer la circulation sanguine dans le muscle. L'accumulation d'acide lactique entraîne des douleurs et une fatigue musculaires. Les praticiens et les assistantes effectuent fréquemment un **travail musculaire statique**, par exemple lorsqu'ils tiennent un instrument. Le **travail musculaire dynamique**, en revanche, crée un environnement plus sain pour la réparation corporelle. La contraction et la relaxation rythmiques des muscles, à la manière d'une pompe, assurent une circulation sanguine et une oxygénation adéquates des muscles, ainsi que l'élimination de l'acide lactique. Les assistantes qui exercent également la fonction de secrétaire effectuent un travail musculaire dynamique, comme marcher, nettoyer les salles de traitement et préparer les plateaux d'instruments, se rendre à la réception...

La fréquence de leurs douleurs est généralement inférieure à celle des assistantes travaillant exclusivement au fauteuil.

Même dans les postures de travail les plus neutres, votre corps doit toujours maintenir des contractions musculaires statiques. Et lorsque votre posture s'écarte de la neutralité, les muscles doivent se contracter encore plus fort pour maintenir une posture de travail droite. À mesure que les muscles se fatiguent, cette contraction prolongée peut provoquer une ischémie musculaire.

Le temps de récupération est relativement rapide après de brèves périodes de travail musculaire d'intensité élevée, comme 20 minutes de vélo en côte. Cependant, le temps de récupération d'une fatigue musculaire de faible intensité après une journée de travail de 7 à 8 heures (comme en dentisterie) est beaucoup plus long. Les muscles risquent même de ne pas avoir récupéré le jour de travail suivant. Les muscles humains ne sont pas conçus pour des contractions continues et durables. Ils ont besoin de périodes de repos pour récupérer, même après un effort de faible intensité ! D'où l'importance de bouger régulièrement en cours de journée.

▶ Les points gâchettes *(trigger zones)*

Si vous êtes praticien ou assistante, vous avez probablement déjà éprouvé des douleurs de type « points gâchettes ». Une *trigger zone* est un groupe de fibres musculaires qui est en état de constante contraction. Elle ressemble à un nœud dur, un nodule ou un petit pois. Lorsqu'on appuie dessus, la douleur provoquée peut être localisée ou irradier à distance. En raison des déséquilibres et de l'ischémie musculaires, il est fréquent de constater ce phénomène chez le chirurgien-dentiste ou l'assistante. Il ne permet au muscle ni de se contracter, ni de se détendre. Cela réduit à la fois la souplesse et l'amplitude des mouvements. Un point gâchette peut être actif (douloureux) ou latent (provoquant une raideur et limitant l'amplitude des mouvements). Leur composante multifactorielle – cumulant une contraction musculaire prolongée, une asymétrie posturale et un stress mental – explique la prévalence de ces points gâchettes chez les professionnels dentaires.

Si ce problème n'est pas traité, il peut, selon son emplacement, dégénérer en syndrome du canal carpien, par exemple, ou entraîner une hernie discale.

Étant donné que de nombreux points gâchettes sont causés par une asymétrie posturale, des modifications fonctionnelles spécifiques au fauteuil (un réapprentissage) sont souvent nécessaires pour empêcher leur réapparition.

▶ La progression vers un TMS

Lorsque le microtraumatisme provoque une douleur, le corps adopte une posture antalgique inadaptée afin d'immobiliser la zone et d'éviter la douleur. Celle-ci n'est, généralement, que le symptôme d'un problème sous-jacent et non la cause. Malheureusement, cela entraîne souvent d'autres problèmes tels que la compression des nerfs, des tendinites, une raideur articulaire voire une hernie discale. Une fois que vous avez développé un TMS, le risque de récidive est beaucoup plus élevé.

Nous ne saurions donc trop insister sur l'importance de la prévention. Sans une intervention appropriée, ces changements physiologiques peuvent, avec le temps, entraîner des malaises ou des douleurs, voire la fin de votre carrière.

Traiter la cause ou traiter l'effet ?

Dans une société qui exige une satisfaction **immédiate**, il est tentant de se tourner vers des solutions rapides comme les antalgiques ou la chirurgie. Cependant, les traitements orientés vers un soulagement immédiat sont aussi souvent temporaires. Ce n'est pas que les traitements ne sont pas efficaces à court terme, c'est que vous revenez souvent aux habitudes et aux positions causales. Par conséquent, **s'attaquer aux habitudes et à l'environnement de travail est une bonne première étape** pour prévenir et gérer efficacement les syndromes douloureux (fig. 2.6).

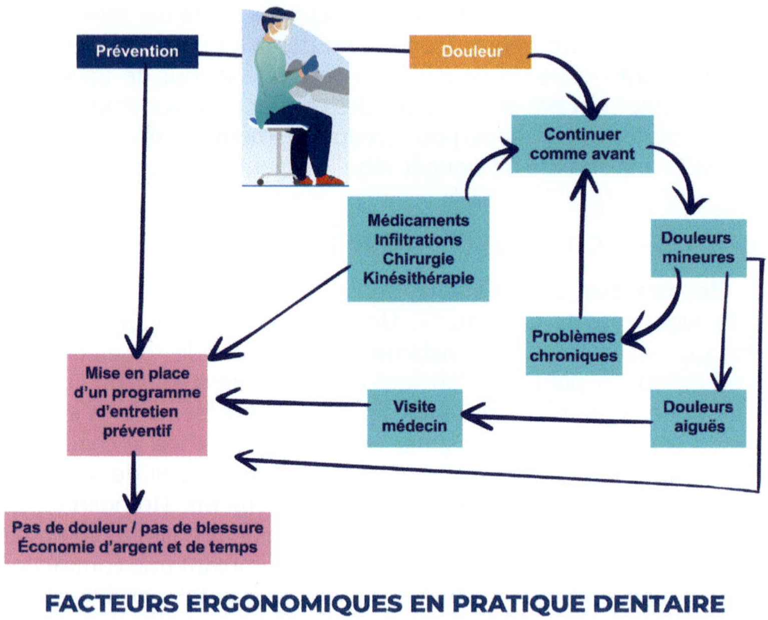

Fig. 2.6 Prévention ou douleur ? (© Binhas Global Dental School).

Problèmes visuels liés à la pratique dentaire

La profession de chirurgien-dentiste est considérée par la norme européenne EN 12464-1 comme un métier à risque en matière de santé oculaire. Les yeux sont des organes essentiels demandant une bonne coordination sensorimotrice et une activité neuromusculaire (fig. 2.7). Au cours de leur carrière, le chirurgien-dentiste et l'assistante exercent dans des conditions qui demandent une concentration de tous les instants. De nombreuses études indiquent qu'un nombre important de chirurgiens-dentistes subissent des blessures ou des infections oculaires[1]. Troubles de la vue et maux de tête sont les symptômes liés à ces problèmes. Avec l'âge, ces phénomènes ne peuvent que s'aggraver car la capacité de l'œil à discerner les contrastes se détériore progressivement.

1. Froin Q. *Impact de l'exercice de l'art dentaire sur les yeux et les capacités visuelles du praticien*. Thèse de chirurgie dentaire. Université de Bordeaux, UFR des sciences odontologiques, 2015.

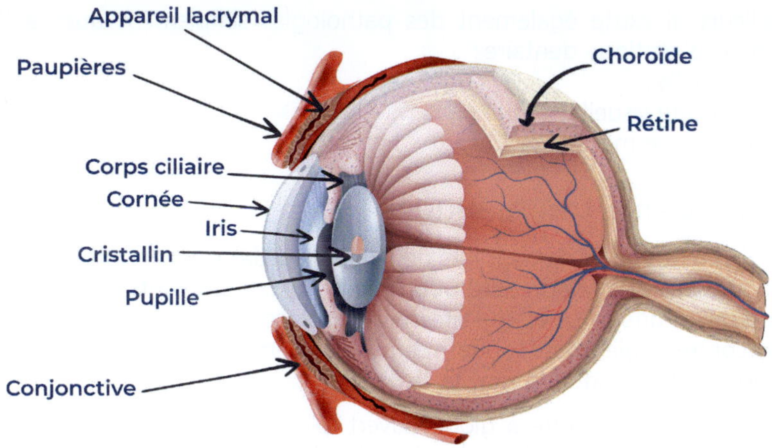

Fig. 2.7 Schéma anatomique de l'œil (© Binhas Global Dental School).

Sans protection efficiente, les yeux sont constamment agressés : qu'il s'agisse de projection de solides ou de liquides souvent septiques et à grande vitesse, des agents infectieux en aérosol potentiellement présents dans la salle de soin, de l'utilisation de produits acides ou basiques...

L'œil du praticien et de l'assistante peut être soumis à de nombreuses agressions au cabinet dentaire [1].

Les projections représentent à la fois un risque traumatique, chimique et biologique :

- un risque traumatique, car les débris projetés à grande vitesse par les rotatifs sont susceptibles de léser ou de traverser les différents éléments de l'œil ;
- un risque biologique, car elles sont constituées d'éléments septiques solides ou liquides qui peuvent être responsables d'infections locales (conjonctivites, kératites) ou générales (VIH, hépatites) ;
- un risque chimique, du fait de l'utilisation de produits acides ou caustiques. Ils sont nombreux au cabinet dentaire, et des substances utilisées quotidiennement peuvent se révéler particulièrement dangereuses.

Il existe aussi un risque photobiologique (effet des lasers et lampes à photopolymériser sur la rétine). L'éclairage peut également être responsable de fatigue visuelle et d'éblouissement.

Les quatre grandes catégories d'accidents ophtalmiques

On peut catégoriser les atteintes de l'œil des différents acteurs de l'exercice au fauteuil selon quatre grandes catégories :

- les accidents traumatiques ;
- les accidents infectieux ;
- les accidents chimiques ;
- les accidents allergiques.

1. Al Wazzan KA, Almas K, Al Qahtani MQ, Al Shethri SE, Khan N. Prevalence of ocular injuries, conjunctivitis and use of eye protection among dental personnel in Riyadh, Saudia Arabia. *Int Dent J* 2001 ; 51 (2) : 89-94.

Par ailleurs, il existe également des pathologies simplement dues à l'exercice prolongé de la pratique dentaire :

- fatigue visuelle ;
- baisse d'acuité visuelle ;
- dégénérescence maculaire.

▶ Les accidents traumatiques

Ils surviennent principalement lors de l'utilisation des rotatifs (turbine avec vitesse de rotation pouvant atteindre 300 000 tours/min). Les différents projectiles peuvent être éjectés avec une force et une vitesse variables selon l'instrument qui les projette (turbine, contre-angle, mais sonde manuelle également). C'est la position du projectile dans l'œil qui induit la gravité de la lésion.

Le traumatisme peut être à globe ouvert (plaie de pleine épaisseur de la paroi oculaire) ou à globe fermé (pas de plaie de pleine épaisseur de la paroi oculaire) (fig. 2.7).

Les traumatismes à globe fermé

On parle de traumatisme à globe fermé lorsque le corps étranger ne traverse pas la cornée :

- **si les lacérations intéressent la cornée**, elles sont dites **cornéennes**. Les signes associent douleur, photophobie, sensation de corps étranger et larmoiement. Le traitement associe une pommade antibiotique pendant 4 à 7 jours, un anti-inflammatoire non stéroïdien en collyre, un pansement occlusif pendant 24 à 72 heures, suivi d'un contrôle clinique à 48-72 heures. Le pronostic est plutôt favorable ;
- **si les lacérations intéressent la sclère**, elles sont dites **conjonctivales**. Elles se manifestent par des douleurs, une rougeur et une sensation de corps étranger. Si ce dernier est toujours présent, l'ophtalmologiste procédera à son ablation à l'aide d'une aiguille sous anesthésie locale. Dans le cas d'un corps étranger métallique, un anneau de corrosion peut apparaître, il devra également être retiré. Un pansement occlusif est mis en place pendant 24 h. Un collyre antibiotique est prescrit pendant 7 jours avec un contrôle à une semaine.

Les traumatismes à globe ouvert

On parle de traumatisme à globe ouvert lorsque la paroi oculaire est traversée. Devant toute plaie du globe oculaire, une exploration chirurgicale au bloc opératoire permet de faire un bilan des lésions. Il peut s'agir :

- de **lacérations transfixiantes** : la plaie cornéenne ou sclérale doit être suturée au bloc opératoire. La réaction inflammatoire dépend de la nature du corps étranger. Des complications peuvent apparaître, même si le traitement a été correctement conduit (endophtalmie, décollement de rétine, cataracte traumatique) ;
- de **brûlure thermique** : lors du fraisage des différents matériaux (tissus dentaires, résines, métaux...), leur température (surtout les métaux) peut s'élever rapidement. Ils peuvent ainsi s'avérer responsables de brûlures, le plus souvent superficielles. Leur sévérité dépend de la durée du contact. Le travail sous spray limite fortement cette montée en température.

Les accidents infectieux

La cavité buccale, étant un milieu très septique, les incidents infectieux oculaires peuvent survenir dans plusieurs conditions :

- projections de liquides (sang et salive) ;
- projections de solides ;
- par contact : mauvais réflexe du praticien qui se gratte l'œil avec un gant souillé, aérosols dentaires.

L'œil peut également représenter une porte d'entrée pour des infections générales (notamment les hépatites et le sida).

Les infections oculaires les plus fréquentes imputables à l'exercice de l'art dentaire sont représentées par des conjonctivites et des kératites. Elles peuvent être toutes deux d'origine virale ou bactérienne. On peut également observer certains cas d'herpès oculaire ou de zona ophtalmique.

Les conjonctivites

Elles se manifestent cliniquement par une coloration rose ou rouge du blanc de l'œil, un larmoiement, une sensation de brûlure ou de démangeaison avec la sensation d'avoir du « sable » dans l'œil. On peut également retrouver des sécrétions gluantes ou du pus. La conjonctivite est généralement bénigne. La durée et le pronostic dépendent de la cause et de la force de l'infection mais elle doit néanmoins être prise en charge rapidement, en raison du risque de complications.

Les kératites

Le terme de kératite désigne une atteinte de la cornée qui est protégée des agressions extérieures par un simple film lacrymal. L'altération du film lacrymal peut conduire à des atteintes cornéennes se traduisant par une diminution de l'acuité visuelle, une photophobie, une rougeur oculaire et des douleurs parfois sévères. La douleur est décrite comme provenant de la surface de l'œil. Cette affection nécessite un avis ophtalmologique. En l'absence de traitement, l'altération de la vision peut devenir définitive, tout comme celle du globe oculaire. Les kératites simples sont souvent des complications de conjonctivites infectieuses : elles sont traitées par antibiothérapie locale. L'hospitalisation est systématique en présence d'une kératite amibienne ou fongique.

L'herpès oculaire

L'herpès oculaire est une affection assez fréquente qui peut être très grave. En effet, sans traitement adapté, l'œil peut être perdu. Elle est la cause principale de cécité d'origine infectieuse dans les pays développés. Il existe deux types de virus responsables : les *Herpes Virus Simplex* (HSV) de type 1 et de type 2, appartenant à la famille des *Herpesviridae*. La kératite herpétique se traite à l'aide de collyres antiviraux : aciclovir, ganciclovir ou trifluridine.

Le zona ophtalmique

Il correspond à l'atteinte du nerf ophtalmique du trijumeau et est dû à la réactivation du virus varicelle-zona (VZV). Il est fréquent puisqu'il représente 10 à 25 % des cas de zona. En l'absence de traitement antiviral, il s'accompagne de complications oculaires dans 50 à 70 % des cas. L'atteinte de la cornée est la plus grave. Elle comporte souvent une inflammation chronique, des troubles de la sensibilité cornéenne ainsi que des douleurs intenses et prolongées. Celles-ci peuvent aboutir à la perte fonctionnelle et anatomique de l'œil concerné. L'administration de médicaments antiviraux tels que l'aciclovir doit être réalisée à forte dose par voie orale ou voie intraveineuse. Le zona ophtalmique devrait systématiquement être pris en charge dans les 72 heures suivant l'éruption.

L'œil : une porte d'entrée pour des infections générales

Enfin, certains praticiens négligent le fait que des infections générales (hépatites, sida...) peuvent survenir si des fluides corporels contaminés atteignent l'œil[1]. Le risque est faible, cependant il existe.

▶ Les accidents chimiques

Dans son quotidien, le praticien est en contact avec de nombreux produits chimiques qu'il doit manipuler avec précaution. Les lésions chimiques peuvent conduire à la perte fonctionnelle du globe oculaire.

On distingue généralement deux grands types de brûlures chimiques : les brûlures occasionnées par des agents acides, et celles occasionnées par des agents basiques.

Selon la gravité, des traitements médicamenteux et collyres peuvent suffire. Mais le recours à la chirurgie peut être nécessaire. Les séquelles peuvent être importantes et dépendent de l'étendue et de la profondeur de la brûlure.

▶ Les accidents allergiques

Au niveau oculaire ces allergies vont se manifester par des démangeaisons, une conjonctivite, voire un épanchement. Pour minimiser les risques d'allergies, il faut favoriser le port de lunettes de protection, éviter le contact direct des doigts ou des gants avec les régions péri-oculaires. Il faut également essayer de diminuer les projections par aérosol. De même, certaines techniques de polissage faisant intervenir des particules pulvérulentes représentent un risque, ne serait-ce que par les irritations sous-palpébrales répétées qu'elles peuvent provoquer.

Pathologies oculaires dues à l'exercice prolongé de la pratique dentaire

Nous venons d'évoquer le risque accidentel. Si le travail est effectué dans des conditions de sécurité optimales (principalement le port de protections oculaires adaptées), ce risque reste évitable. Cependant, les problèmes de vue causés par leur métier sont un autre motif de plainte des praticiens après plusieurs années de

1. Schnetler JFC. Blood splashes to the eyes in oral and maxillofacial surgery, and the risks of HIV transmission. *Br J Oral Maxillofac Surg* 1991 ; 29 (5) : 338-340.

pratique. L'exercice de la profession dentaire est très exigeant visuellement et exige une concentration constante. De plus, les conditions d'éclairage artificiel sont souvent non optimales.

Nous pouvons définir trois types de pathologies visuelles liées à l'exercice de la pratique dentaire : la fatigue visuelle, la baisse d'acuité visuelle et, enfin, un facteur de risque pour la dégénérescence maculaire.

▶ Fatigue visuelle

La nature même du travail dentaire, la finesse et la précision des soins entraînent une sollicitation extrême de l'appareil oculaire. L'œil se fatigue, subit des troubles et des modifications de son état fonctionnel, entraînant cette fatigue visuelle [1]. Celle-ci peut être définie comme une lassitude résultant d'efforts physiques et mentaux pouvant entraîner une diminution de la capacité de travail. Elle se manifeste par une gêne, des modifications physiologiques et une baisse de la performance visuelle. Les symptômes peuvent être ordonnés en trois catégories : les troubles oculaires, les troubles visuels et les troubles généraux.

Les facteurs extrinsèques de la fatigue visuelle sont liés à l'environnement, ainsi qu'aux conditions de travail. Il est donc nécessaire pour le praticien d'optimiser son environnement de travail pour un maximum de confort. Dans ces conditions, un éclairage de qualité joue un rôle prépondérant dans la limitation de cette fatigue. Ainsi, la zone du champ opératoire doit avoir un niveau d'éclairement assez élevé.

Un **éclairage insuffisant** oblige l'œil à un effort considérable, responsable de fatigue visuelle.

L'**éblouissement** résulte d'une variation brutale de la quantité de lumière reçue par l'œil à un instant donné. L'œil se défend par la fermeture du diaphragme (myosis) et la fermeture de la paupière. Il peut être provoqué :
- soit par la présence d'une source de lumière trop intense dans le champ visuel du praticien ;
- soit par différents niveaux d'éclairement inadaptés dans la salle opératoire.

C'est pourquoi la norme européenne EN 12464-1 stipule que l'éclairage de l'espace de soin dentaire doit être assuré par un scialytique au niveau de la zone opératoire, et assisté par une lumière ambiante artificielle pour l'éclairement de la zone de préhension des instruments et de la zone de circulation.

Selon la norme DIN 67505, qui définit la répartition de la lumière en fonction des trois zones de travail du praticien, celle-ci doit se situer entre 8 000 et 12 000 lux dans la zone opératoire (cavité buccale) et être supérieure à 1 000 lux dans la zone de préhension des instruments.

Cette norme permet de définir un principe général. Elle implique d'éclairer la zone de travail à un niveau tel que le passage d'une zone à l'autre ne risque pas de produire un effort d'accommodation brutal de l'œil et donc de provoquer l'éblouissement.

1. Binhas E, Jeanson A, Kubler JM. Problèmes visuels et sonores au cabinet dentaire : solutions pour une vision et une acuité auditive optimales. *Encycl Med Chir* (Paris, Elsevier-Masson), Odontologie, 23-841-A05, 2000.

La salle opératoire se délimite en trois zones :

- la zone de circulation et de préparation du travail (zone E1) : 500 lux ;
- la zone de travail comprenant le fauteuil avec ses tablettes, ainsi que les éléments de rangement et autres meubles dentaires (zone E2) : 1 000 lux ;
- le champ opératoire (cavité buccale) (zone E3). Il faut, bien entendu, éviter toute source lumineuse dans le champ visuel du praticien pour éviter son éblouissement. Les niveaux d'éclairement recommandés par la norme DIN 67505 sont de 8 000 à 12 000 lux pour cette zone.

Vous trouverez au *chapitre 6* plus de détails sur ces trois zones.

Il est très important de respecter ces minima, car plus l'intensité est faible, plus le praticien aura tendance à se rapprocher du site opératoire. D'une part, il fera ainsi travailler ses muscles oculaires plus que nécessaire et, d'autre part, il devra basculer sa tête vers l'avant, entraînant un déséquilibre postural néfaste pour sa colonne vertébrale.

Hormis la lumière, la température de la pièce ainsi que le niveau d'humidité (si l'ambiance est trop sèche) peuvent faciliter l'irritation des yeux. Il est fortement recommandé de régler le chauffage, la climatisation et la VMC de façon que l'air ne soit pas trop sec, qu'il ne fasse ni trop chaud ni trop froid et que la pièce soit correctement ventilée. Il est recommandé d'atteindre un pourcentage d'humidité relative de 30 % pour un confort optimal.

Si les troubles visuels peuvent perdurer plusieurs heures après le travail, ils disparaissent après une nuit de repos. Si le sommeil est insuffisant, la fatigue visuelle est capable de s'accumuler sur plusieurs jours, et les symptômes auront tendance à apparaître plus rapidement.

▶ Baisse d'acuité visuelle du chirurgien-dentiste et de l'assistante fauteuil

Dans la littérature scientifique, les études qui concernent l'acuité visuelle des chirurgiens-dentistes sont, en fait, assez rares [1]. Les résultats mettent en évidence que :

- l'acuité visuelle des jeunes praticiens est supérieure à celle des praticiens âgés de plus de 40 ans ;
- l'acuité visuelle de tous les participants est améliorée par les aides optiques.

On constate de grandes disparités entre les praticiens pour ce qui est de l'acuité visuelle naturelle. L'utilisation d'aides optiques peut grandement améliorer celle-ci (250-961 %), sans tenir compte de l'âge et de l'acuité initiale. Sans surprise, l'utilisation de microscopes permet un gain d'acuité visuelle bien supérieur à celui obtenu en utilisant des loupes. Toutes ces études mettent en évidence le fait que l'acuité visuelle du praticien diminue au cours de sa pratique, principalement autour de 45 ans, avec l'apparition de la presbytie. Cependant, il en va de même pour la population générale. Dans cette mesure, les praticiens ne semblent pas représenter une population à risque.

1. Farrier SL, Farrier JN, Gilmour ASM. Eye safety in operative dentistry – A study in general dental practice. *Br Dent J* 2006 ; 200 (4) : 218-223.

▸ La dégénérescence maculaire liée à l'âge (DMLA)

Elle est devenue la première cause de baisse sévère de l'acuité visuelle dans les pays développés[1]. Les autres maladies capables de diminuer sévèrement la vue (glaucome ou cataracte) peuvent aujourd'hui être traitées à temps.

La DMLA est un vieillissement trop rapide de la macula, le centre de la rétine, chez les personnes de plus de 50 ans. La DMLA peut conduire à une perte de la vision centrale, tout en laissant habituellement intacte la vision périphérique. Parmi les signes potentiellement évocateurs, signalons l'apparition d'une tache sombre centrale.

Le chirurgien-dentiste et son assistante au fauteuil sont soumis à des lumières de forte intensité durant de longues heures. Au-delà de l'éclairage, ils sont amenés à travailler avec des systèmes lumineux tels que les lampes à photopolymériser et, éventuellement, les lasers. Les dangers de ces derniers sont bien connus et imposent l'utilisation de protections adaptées. Enfin, certains types d'éclairages LED peuvent représenter un risque du fait de leur forte composante en lumière bleue[2].

Conclusion

Le travail en bouche nécessite une très bonne acuité visuelle et impose une concentration maximale. Ajoutés à la taille très réduite de la surface de travail, de nombreux éléments viennent compliquer la tâche : l'encombrement des instruments empêchant une vision optimale ou générateur d'ombres portées, des difficultés d'accès imposant l'utilisation du miroir, la vision indirecte, la présence de sang ou de salive, un patient qui bouge... Le praticien est également soumis de longues heures à un éclairage artificiel, de forte intensité. S'il n'utilise pas de protections adéquates, il expose ses yeux à toutes sortes de projections responsables de traumatismes, brûlures, sources d'infections locales ou générales.

L'utilisation d'équipements de protection individuelle limite fortement l'ensemble des risques d'incidents. Il est donc crucial d'en recommander l'emploi. Or, même si les praticiens sont généralement conscients des risques, le port de ces derniers n'est pas encore systématique. Concernant la baisse des capacités visuelles, rien ne laisse supposer un lien avec l'exercice de l'art dentaire. La presbytie qui peut apparaître dès 40 ans est un phénomène de vieillissement physiologique, et il semble que l'âge d'apparition des symptômes chez les praticiens soit le même que dans la population générale.

1. Cohen SY, Desmettre T. DMLA. *Dégénérescence maculaire liée à l'âge : guide à l'usage des patients et de leur entourage*. Paris : Bash éditions, 2002.

2. Ueda T, Nakanishi-Ueda T, Yasuhara H, Koide R, Dawson WW. Eye damage control by reduced blue illumination. *Exp Eye Res* 2009 ; 89 (6) : 863-868.

Grille technique pour l'évaluation des risques professionnels en cabinet dentaire (ADF) [1]

Cette grille nous fournit un certain nombre de mesures de prévention concernant l'éclairage.

- Installer un éclairage suffisant et adapté au travail à réaliser (respecter les valeurs d'éclairement conseillées selon le lieu et le type d'activité...).
- Installer un système permettant de faire varier l'intensité lumineuse (variateur...).
- Privilégier l'éclairage naturel (limiter les postes de travail en zone aveugle...).
- Éviter les éblouissements par l'utilisation de stores, surfaces mates, vitres teintées, rideaux...
- Éviter les différences trop importantes de luminosité (luminance) entre des surfaces voisines.
- Faciliter l'accès aux organes de commande d'éclairage (placés près des issues, d'accès facile et munis de voyants lumineux dans les locaux aveugles...).
- Respecter les règles d'entretien périodique.
- Faciliter l'entretien et le remplacement des ampoules et des tubes fluorescents lors du choix des luminaires (éviter l'accumulation de poussière...).
- Protéger contre les effets thermiques des luminaires (privilégier les tubes fluorescents aux spots halogènes...).
- Limiter le travail dans les locaux borgnes à des postes non fixes.
- Informer les travailleurs.

Savoir évaluer les risques permet de mettre en œuvre une prévention efficace et de protéger son personnel, mais aussi se protéger soi-même.

Les problèmes auditifs liés à la pratique dentaire

Au cabinet, les turbines, les détartreurs, les aspirations, les autoclaves et les compresseurs peuvent être à l'origine de divers problèmes auditifs. Ces appareillages produisent des niveaux élevés de vibrations sonores et ultrasonores [2].

À cela s'ajoutent les bruits environnants (sonnette, téléphone, circulation dans la rue, sortie d'école, etc.).

Le type de bruit auquel est soumis le praticien peut provoquer une baisse de l'acuité auditive (hypoacousie). La perte d'audition consécutive au bruit est le plus souvent temporaire mais peut être définitive lorsqu'elle détruit les cellules ciliées de l'oreille interne.

La fatigue auditive apparaît surtout à un niveau supérieur à 70 dB et une fréquence située entre 2 000 et 4 000 Hz (fig. 2.8). Ce type de bruit dépasse les

1. Rocher P, Bery A, Bonne P, Delprat L, Denost H, Ferrand S *et al.* *Grille technique pour l'évaluation des risques professionnels en cabinet dentaire. Aide à l'élaboration du document unique*. Paris : Dossiers ADF, 2013.

2. Binhas E, Jeanson A, Kubler JM. Problèmes visuels et sonores au cabinet dentaire : solutions pour une vision et une acuité auditive optimales. *Encycl Med Chir* (Paris, Elsevier-Masson), Odontologie, 23-841-A-05, 2006.

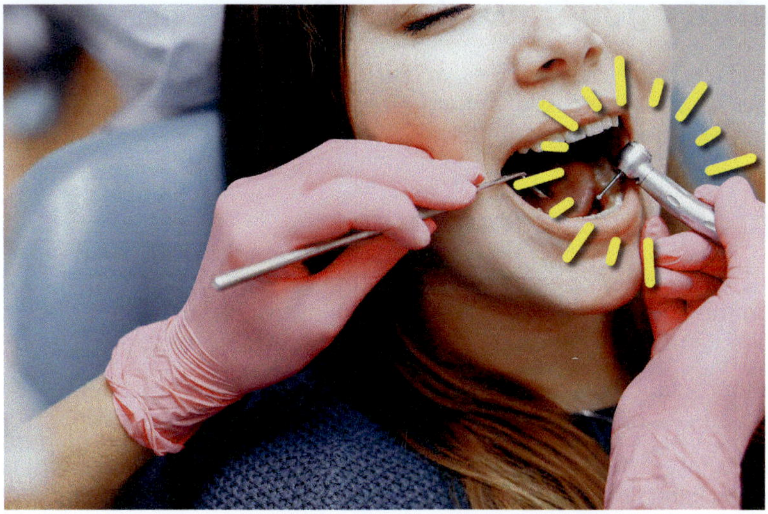

Fig. 2.8 L'impact du bruit dans la journée du chirurgien-dentiste et de l'équipe est à prendre en compte (© Freepik).

capacités d'adaptation de l'oreille. La récupération de la fatigue auditive peut s'étendre de quelques heures à quelques jours suivant l'intensité du stimulus et chaque individu.

Les effets pathologiques du bruit

Les atteintes caractéristiques de la fonction auditive constituent ce que l'on appelle les traumatismes auditifs. Ils se caractérisent par des pertes auditives irréversibles, localisées aux alentours de 4 000 Hz. On distingue le traumatisme auditif aigu considéré comme un accident du travail et le traumatisme auditif progressif considéré comme une maladie professionnelle. C'est le traumatisme auquel est soumis le praticien tout au long de sa carrière.

Les conditions de travail

Le praticien exerce dans un local fermé où les bruits peuvent se répercuter sur les murs. Les phénomènes de résonance et de réflexion du son s'ajoutent à l'intensité du bruit, entraînant des lésions auditives. Par ailleurs, le travail assis fait que l'oreille est sur le même plan que la source. En conséquence, l'intensité est plus importante.

Les facteurs individuels

Ils varient en fonction du sexe, de l'âge, des affections antérieures de l'oreille. Ainsi, le praticien peut subir un traumatisme auditif progressif, évoluant en trois stades, et pouvant aboutir à la surdité.

Les effets généraux du bruit

Le bruit entraîne des troubles auditifs mais il peut aussi, dans une certaine mesure, avoir des répercussions d'ordre physiologique et psychique. Elles sont plus insidieuses et plus difficiles à mettre en évidence.

Les problèmes acoustiques

Malgré des niveaux sonores élevés, nombre de praticiens semblent considérer le bruit comme une fatalité. Cependant, les moyens de lutte contre les bruits au cabinet dentaire sont nombreux et certains sont faciles à mettre en œuvre.

Deux sources de bruit existent au cabinet dentaire : les bruits externes et les bruits internes à la salle opératoire. Nous n'étudierons que le second groupe.

Les bruits internes à la salle opératoire sont les plus importants : ce sont ceux dont la nature est directement liée à l'activité du chirurgien. L'instrumentation utilisée en est la cause principale. Les sources sonores sont essentiellement : la turbine, les aspirations, les détartreurs à ultrasons et le compresseur.

▶ La turbine

Les turbines peuvent aujourd'hui atteindre des vitesses de 500 000 tours/minute.

Elles sont génératrices de niveaux sonores élevés de l'ordre de 85 dB, qui peuvent être néfastes pour l'oreille humaine.

Les hauts niveaux sonores relevés dans les différentes études se situent entre 4 000 Hz et 16 000 Hz (au-delà, ce sont les ultrasons), correspondant à la zone de sensibilité maximale pour l'oreille.

Cependant, l'exposition au bruit varie selon les jours et l'activité du praticien. Une estimation montre que l'utilisation des turbines ne dépasse pas 10 minutes par heure, soit 80 minutes par jour de travail.

▶ Les aspirations salivaires et chirurgicales

Les aspirations sont utilisées pendant de longues périodes, en continu, créant un bruit de fond d'autant plus élevé que la puissance d'aspiration est importante. Leur bruit est, en général, superposé à celui d'autres instruments (turbines, détartreurs à ultrasons...), ce qui accroît le niveau sonore global de la salle opératoire. En règle générale, l'embout destiné à l'aspiration chirurgicale (gros embout) émet un bruit nettement plus important que l'embout destiné à l'aspiration salivaire (petit embout).

▶ Les détartreurs à ultrasons

Les appareils à détartrer utilisant les ultrasons entraînent une réduction du temps d'intervention par rapport aux curettes manuelles. Cependant, ils émettent un haut niveau sonore dans des fréquences très élevées, non perceptibles par l'oreille humaine. Cependant, dans le domaine audible (entre 20 Hz et 15 000 Hz), on note également un fort niveau de bruit.

Il existe des différences significatives entre les divers appareils, ce qui peut constituer un critère de choix au moment de l'achat.

▶ Le compresseur

L'air comprimé représente la deuxième source d'énergie après l'électricité dans nos installations. Il assure le fonctionnement de l'ensemble de l'instrumentation rotative (turbine, micromoteur), du détartreur et de la seringue à air. Le seul inconvénient majeur du compresseur est, là aussi, le bruit qu'il entraîne du fait même de son principe de fonctionnement.

Les moyens de lutte contre le bruit

▶ Le choix du matériel

Lors de l'achat de l'instrumentation considérée comme bruyante (turbines, détartreurs...), il convient de choisir, à performances égales, la plus silencieuse. Le critère de niveau sonore, trop souvent considéré comme accessoire, se place aujourd'hui au troisième rang des critères de choix.

Les progrès techniques ont permis, depuis longtemps, l'apparition de contre-angles de plus en plus performants. Les contre-angles atteignent 140 000 tours/minute et leur niveau sonore est plus faible (70 dB) que celui des turbines. Leur utilisation plus fréquente grâce à ces nouvelles performances permet un plus grand confort, à la fois pour le praticien et son assistante mais aussi pour le patient.

L'entretien du matériel est un problème essentiel. En effet, un matériel mal entretenu s'use plus vite et génére donc plus de bruit.

▶ L'emplacement du matériel

L'instrumentation rotative, par sa fonction, doit être placée à l'intérieur de la salle opératoire.

D'autres matériels, tels que le compresseur et l'aspiration, peuvent être placés à l'extérieur de la salle opératoire afin de limiter les nuisances sonores. Ainsi, le compresseur doit être placé le plus loin possible. S'il est situé dans une pièce contiguë à la salle d'attente ou à la salle opératoire, il doit être équipé de plots antivibratiles et d'une armoire d'insonorisation. Les plots empêchent la transmission des vibrations au sol et l'armoire permet de faire chuter le niveau sonore de 14 dB, dans certains cas.

Toutefois, le moteur de l'aspiration est aussi une source de nuisances. Celui-ci peut être placé de trois manières différentes :
- soit dans un boîtier à côté du fauteuil ;
- soit dans une armoire aérée ;
- soit ailleurs, dans une pièce voisine (même à un étage au-dessus ou en dessous).

La dernière proposition est, bien entendu, à privilégier. Mais souvent, la disposition de la salle opératoire oblige le praticien à placer l'aspiration à côté du fauteuil. Dans ce cas, l'utilisation d'un boîtier permet une chute significative du niveau sonore (jusqu'à 11 dB).

▶ L'isolation acoustique

La nature des bruits émis par l'activité dentaire nécessite une isolation acoustique afin de protéger les locaux voisins (salle d'attente, cabinet d'un confrère, zone d'accueil). La salle opératoire, quant à elle, devra être protégée des bruits extérieurs.

▶ Les fenêtres

Les simples vitrages ne peuvent être envisagés dans un cabinet dentaire en raison de leurs faibles qualités thermiques et acoustiques. Les vitrages recommandés sont les doubles, voire les triples vitrages. À noter que les châssis coulissants sont, en général, moins performants.

▶ Les protections auditives individuelles

Le choix d'une protection individuelle comme moyen de lutte contre le bruit est délicat. D'une part, la conversation entre le praticien et son patient ne doit pas être altérée et, d'autre part, le port des obturances (bouchons d'oreille) doit se faire dans le plus grand confort et dans les règles d'hygiène afin d'être utilisé en continu (fig. 2.9).

Ces remarques soulignent la difficulté pour le praticien de travailler en permanence avec des protections auditives.

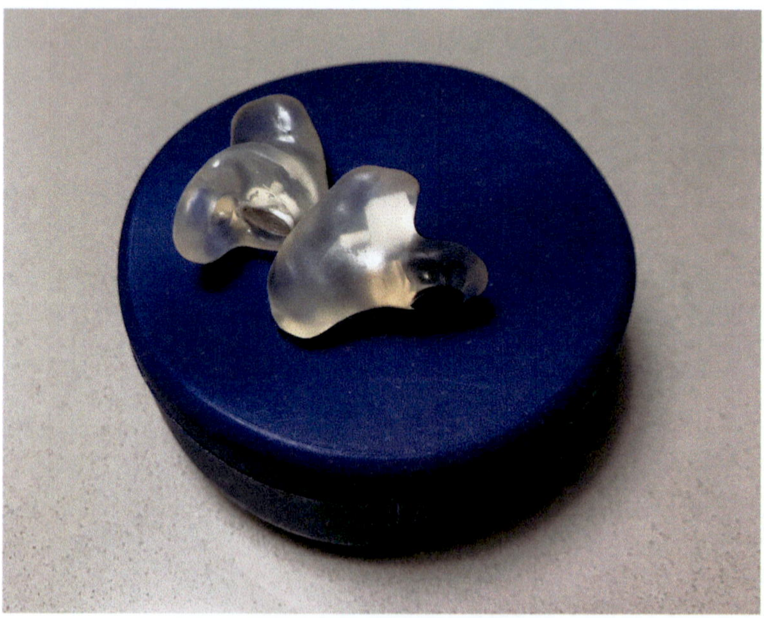

Fig. 2.9 Exemple de protections auditives (© Earpad Universel).

Prévention du *burn-out* et des troubles liés au stress

De façon non surprenante, le *burn-out*, autrement dit l'épuisement d'origine professionnelle, est assez fréquent dans notre profession. Il est vrai que celle-ci est physiquement et nerveusement épuisante. Nous, chirurgiens-praticiens, exerçons quasiment sans bouger, seulement avec nos mains dans l'espace réduit qu'est la bouche de nos patients, soumis à un éclairage surpuissant et aux bruits stridents de nos équipements. À cela s'ajoute, bien sûr, l'anxiété du patient que nous devons bien prendre en charge. Pour un praticien exerçant dans un cabinet chargé, le stress peut ainsi être **sans répit**.

Il n'est pas étonnant dans ce contexte que notre profession compte parmi celles où le nombre de dépressions, maladies cardiaques, et autres atteintes personnelles (divorces, voire – heureusement plus rarement – suicides) est proportionnellement élevé.

En réalité, une grande majorité d'entre nous travaille de façon régulière avec un fonctionnement de crise. Nous traitons les dents de nos patients les unes après les autres du mieux que nous pouvons. À mes yeux, la meilleure façon de conserver le plaisir de travailler est de développer une approche plus large de notre relation avec nos patients et de leur porter encore plus d'attention. Il nous paraît aujourd'hui une évidence de dire que l'immense majorité des chirurgiens-dentistes apparaît très consciencieuse. Cependant, en réduisant notre activité aux **seuls actes remboursés** sur la seule base d'objectifs de réduction des dépenses de santé, nous majorons le risque de désintérêt pour notre profession.

La meilleure façon d'éviter la dépression professionnelle est de **prendre du recul** vis-à-vis de son activité. Mais, malheureusement, nous sommes entraînés à observer les microdétails, c'est ce à quoi nous avons été formés. Et ce recul est parfois difficile à prendre.

10 signaux d'alarme du stress négatif

Voici 10 signaux qui devraient nous alerter s'il se prolongent de façon durable : en effet, il s'agit souvent de signes avant-coureurs de *burn-out* (rappelons que le *burn-out* est la dépression nerveuse d'origine professionnelle).

1. Fatigue chronique.
2. Angoisse injustifiée.
3. Autocritique négative.
4. Sensation d'être débordé en permanence.
5. Irritabilité excessive.
6. Maux de tête et/ou d'estomac fréquents.
7. Perte ou prise de poids.
8. Insomnie régulière.
9. Prise de risque inconsidérée.
10. Habitude de l'alcool.

Le problème du stress au cabinet dentaire

Lorsqu'elles sont soumises à un stress important, la plupart des personnes se plaignent de douleurs au niveau du cou, des épaules ou du dos. Ce constat est tout simplement le reflet d'une réalité. En effet, un excès de tension peut induire une contraction musculaire et une douleur. Cela se produit particulièrement dans le muscle trapèze. Ce type de contraction musculaire inconsciente en réponse au stress est appelé hypertension neuromusculaire. Les douleurs ressenties dans le cou, le dos ou les épaules ne sont pas une coïncidence car le cerveau joue un rôle important dans la tension musculaire. C'est lui qui envoie des impulsions électriques aux muscles. De l'adrénaline est libérée, qui induit un accroissement du rythme cardiaque, de la pression sanguine, de la respiration ainsi que de forte tension musculaire. Cette réaction naturelle est faite pour préparer notre corps à faire face à une situation menaçante. Il s'agit d'un phénomène très classique dans un cabinet dentaire.

Il est difficile de savoir avec certitude si c'est la douleur qui entraîne un stress psychologique chez le praticien ou si c'est l'inverse. Il a été constaté que les praticiens ayant une plus forte tendance aux douleurs musculo-squelettiques considèrent leur travail comme psychologiquement stressant. Ainsi, les facteurs ayant une influence sur ce stress sont : l'incertitude face au futur, un accroissement de la pression administrative, un sentiment d'isolement, de mauvaises relations avec le personnel ou avec un associé, etc.

Les différentes causes de stress

Les individus réagissent aux facteurs de stress de façon différente. La ponctualité, par exemple, peut être un facteur de stress majeur chez un individu et pas chez un autre. Pour maintenir le stress sous contrôle, la première étape consiste à identifier les différentes sources de stress dans le cabinet.

Comment éviter (ou plutôt réduire) le stress ?

Il va de soi que tous les facteurs de stress ne peuvent pas être éliminés.

Comment réduire le stress dû au patient ? Un patient anxieux est l'un des plus grands facteurs de stress pour un chirurgien-dentiste. C'est uniquement en obtenant une plus grande confiance de son patient et en améliorant la qualité de notre relation avec lui que nous pouvons réduire ce stress. Réaliser un historique médical et dentaire détaillé, encourager le patient à nous poser des questions, à exprimer ses craintes vis-à-vis du traitement ainsi que ses peurs, ses besoins et ses désirs : tout cela est de nature à réduire l'anxiété du patient et à faciliter la réalisation des traitements. Il existe aujourd'hui des méthodes pour limiter ce phénomène. Ainsi, pour ces patients, la prise de comprimés anxiolytiques, l'utilisation de techniques psychologiques telles que la relaxation ou l'hypnose ericksonienne sont de nature à faciliter la réalisation des traitements chez ces patients.

Dans un autre ordre d'idée, voilà quelques suggestions de techniques simples à mettre en place pour réduire le stress de l'équipe dentaire.

▶ Les techniques de respiration

Contrairement aux apparences, respirer n'est pas toujours chose simple. La façon la plus appropriée de réduire le stress est d'apprendre à utiliser régulièrement la respiration abdominale. Celle-ci est plus naturelle : c'est de cette façon que le bébé respire et c'est celle utilisée en dormant. Ce type de respiration quand elle est pratiquée lentement et régulièrement peut induire une réponse de relaxation du système nerveux central. Il est très facile d'effectuer discrètement ce type de respiration en présence même du patient.

▶ La relaxation progressive

Il est courant en dentisterie de contracter ses muscles de façon inconsciente. La relaxation progressive va permettre dans un premier temps d'identifier puis dans un second de détendre les tensions musculaires auxquelles vous êtes soumis. Cela est particulièrement important pour les muscles des épaules.

▶ Le training autogène de Schultz

Dans cette méthode, c'est l'ensemble des systèmes neuromusculaires, vasomoteurs, cardiovasculaires et respiratoires qui sont impliqués. Par exemple, la répétition d'une phrase telle que : « Mon bras droit est lourd et chaud », va accroître le flux sanguin dans cette zone, facilitant ainsi sa relaxation musculaire.

▶ Exercices quotidiens

Effectuer quotidiennement des exercices tels que marcher, faire du stretching, de la natation, du yoga ou tout autre sport d'endurance réduira significativement votre niveau d'anxiété. Ils sont bénéfiques à la fois sur le plan physique et psychologique. Ils vous aideront à vous sentir plus positif et plus maître de votre cabinet. En effet, ils aident à maintenir la souplesse du corps et concernent un ensemble de muscles tout en étant associés à une respiration profonde. Cette combinaison crée une détente du système nerveux central.

L'importance de développer des formations en ergonomie

En France, aucun enseignement de l'ergonomie ou des positions de travail n'existe dans les facultés. C'est la raison pour laquelle nous constatons de façon quasiment systématique des erreurs basiques dans la plupart des cabinets, avec des conséquences qui peuvent, bien entendu, être catastrophiques. Si l'on ajoute à cela une mauvaise capacité à travailler en vision indirecte, entraînant des torsions de la colonne vertébrale, une extension inappropriée du coude et une compression de l'abdomen, nous avons là un cocktail détonant propre à déclencher l'apparition de troubles musculo-squelettiques.

L'objectif d'un programme d'ergonomie est d'améliorer les performances des personnes concernées et de réduire les douleurs et blessures d'origine professionnelle. Cela nécessite, assez souvent, de modifier les zones et les équipements de travail afin de réduire les postures, positions et mouvements corporels nuisibles.

En ce qui concerne la pratique dentaire, l'ergonomie implique la conception, l'ajustement et la modification des aménagements de la salle de soins, des meubles, des units, des sièges opérateurs, des instruments et des fauteuils afin de minimiser les mouvements excessifs d'extension, de torsion, d'inclinaison, de préhension et les mouvements répétitifs. Outre la modification du lieu de travail, les opérateurs dentaires doivent être formés à une bonne mécanique corporelle et à des exercices préventifs pour se prémunir contre les blessures *(voir chapitre 18)*.

Pour être complet et efficace, un programme d'ergonomie dentaire devrait, entre autres, aborder les domaines suivants :

- l'anatomie et la physiologie : une connaissance de base du fonctionnement de votre corps vous permet de comprendre l'impact des mouvements, des équipements et des réglages à effectuer sur votre santé ;
- la bonne connaissance des équipements dentaires : le marché actuel propose une pléthore d'équipements ergonomiques dentaires en constante évolution et mutation. Se tenir au courant de ces développements nécessite un minimum d'investissement en temps ;
- le bon réglage des équipements : il ne suffit pas d'acquérir des équipements dentaires ergonomiques tels que les aides visuelles ou les fauteuils. En fonction de chacun, des directives spécifiques pour le choix, l'ajustement et la mesure sont nécessaires. Par exemple, si la mesure de la distance de travail de l'opérateur s'avère incorrecte avec une nouvelle paire de loupes, cela peut en fait aggraver les douleurs cervicales ;
- le réglage optimal de votre équipement dentaire : la plupart des praticiens n'utilisent que quelques fonctions proposées par les fabricants. En réalité, l'utilisation optimale de votre équipement demande une connaissance parfaite de tous les réglages proposés ;
- des exercices préventifs : les déséquilibres musculaires spécifiques à la pratique dentaire doivent être traités par des étirements au fauteuil. Ils seront complétés par des exercices adaptés pour développer une santé musculo-squelettique équilibrée.

En ergonomie dentaire, les solutions adoptées par les praticiens sont, en général, le fruit des habitudes acquises intuitivement au gré des remplacements et collaborations.
Notre programme d'ergonomie et de travail fonctionnel à quatre mains a pour vocation d'aider les équipes dentaires à utiliser l'ensemble des outils d'amélioration possibles et à les utiliser de façon optimale.

3

Une logique de comportement : la proprioception

Qu'entend-on par logique de comportement ?

En dehors de tout contexte lié à l'exercice de notre profession de chirurgien-dentiste ou d'assistante dentaire, nous pouvons observer que devant des tâches telles que peler une pomme, lire un document, regarder l'heure sur sa montre, etc., les êtres humains adoptent tous, de façon instinctive, des comportements automatiques.

Si nous vous demandons de rédiger un SMS sur votre smartphone, vous allez placer, **automatiquement**, votre téléphone d'une certaine façon : la tête est inclinée de 15° en avant, les coudes rapprochés de votre corps.

Il s'agit d'une position de référence pour tout être humain (quels que soient son âge, son sexe, ses origines et son éducation) pour effectuer cette tâche.

Par quel miracle réalisons-nous tous ces actes **de façon si spontanée** ? Comment se fait-il que cela ne nous demande aucun apprentissage ?

Les êtres humains possèdent en commun une compétence qu'ils utilisent sans même y prêter attention : la **proprioception**. Il s'agit de notre 6e sens, qui est en fait le premier. En effet, sans proprioception, nous ne pourrions pas nous lever, marcher, nous diriger, etc.

Des études effectuées à l'Institut des sciences du mouvement à Marseille[1] ont confirmé ce qui avait été découvert il y a 60 ans en ergonomie dentaire : la proprioception est la clé pour résoudre tous nos problèmes posturaux.

Un petit rappel de définition : la proprioception (formée de « proprio », du latin *proprius*, « propre », et de « ception », ou sensibilité profonde) désigne la perception, **consciente ou non**, de la position des différentes parties du corps. Elle est également dénommée sensibilité profonde.

Elle fonctionne grâce à de nombreux récepteurs, musculaires, ligamentaires, et grâce aux voies et centres nerveux impliqués.

1. Sarlegna F. La proprioception, notre sixième sens. *The Conversation*, 14 octobre 2020. Disponible sur : <https://theconversation.com/la-proprioception-notre-sixieme-sens-146691>.

Les propriocepteurs[1] se situent dans :

- les muscles (fuseaux neuromusculaires) ;
- les tendons (organes tendineux de Golgi) ;
- les ligaments des articulations (organes de Ruffini, de Golgi et de Pacini) ;
- la peau de la paume des mains et de la plante des pieds (corpuscules profonds de Paccioni).

La proprioception fait partie de la **somesthésie** (fig. 3.1).

Celle-ci est l'ensemble des informations nerveuses transmises au cerveau permettant la régulation de la posture et des mouvements du corps. Elle comprend aussi la **nociception**.

Dans la proprioception, les informations peuvent être conscientes ou inconscientes. Elles proviennent de récepteurs particuliers nommés propriocepteurs, sensibles à l'étirement ou à la pression.

À l'inverse, dans la nociception, les récepteurs, appelés nocicepteurs, sont totalement conscients (toucher, vue, goût, ouïe, odorat). Ils interviennent couramment dans la vie de tous les jours (le fait de retirer immédiatement sa main quand elle entre inopinément en contact avec une source de chaleur passe par le mécanisme nociceptif d'arc réflexe).

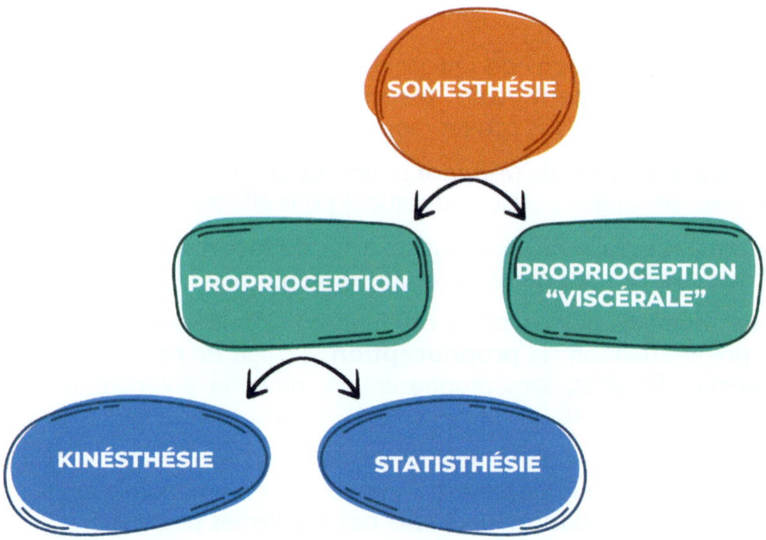

Fig. 3.1 Hiérarchie somesthésique et ses éléments associés[2].

Le rôle concret de la proprioception apparaît lorsque, par exemple, on pose le bout du doigt sur le bout de son nez les yeux fermés. En effet, si vous réalisez ce geste simple, les yeux fermés, vous allez vous rendre compte qu'il se fait de façon isotonique sur le plan musculaire, sans aucun ralentissement du geste et d'une précision

1. Rabischong P. *Anatomie compréhensive des fonctions motrices*. Bruxelles : De Boeck supérieur, 2013.

2. Issu de « Somesthésie, kinesthésie, statesthésie, proprioception, équilibre : la grande confusion ». *Newsletter du Val de Marne*, 19 mars 2019. Disponible sur : <https://www.valdemarne.fr/newsletters/sport-sante-et-preparation-physique/somesthesie-kinesthesie-statesthesie-proprioception-equilibre-la-grande-confusion>.

extraordinaire. Pour aller plus loin dans cette observation et prise de conscience de cette proprioception, ce geste de l'extérieur du corps humain vers l'intérieur est plus précis qu'un geste inverse qui partirait de l'intérieur du corps vers l'extérieur.

Illustration

Sur une feuille de papier, tracez un point au feutre noir.

Dans un premier temps, placez cette feuille sur un mur à une distance de 50 cm puis, avec la pointe d'un stylo, touchez ce point.

Dans un deuxième temps, placez la feuille sur votre poitrine au niveau du sternum, et touchez également le point.

Vous constaterez que le mouvement visant à toucher le point situé au niveau du sternum va se faire de façon isotonique, à vitesse constante et avec une très grande précision, sans hésitation. À l'inverse, le mouvement vers le point sur le mur sera imprécis, non isotonique, hésitant, avec une vitesse normale au départ qui va ralentir en se rapprochant du point.

Je vous invite donc, lorsque vous avez une tâche délicate à effectuer, à privilégier pendant ces actes opératoires les gestes qui vont être réalisés de l'extérieur vers l'intérieur. Prenons l'exemple d'un élévateur utilisé au cours d'une avulsion dentaire : le geste utilisé de l'extérieur vers l'intérieur sera beaucoup plus sûr et beaucoup plus précis qu'un geste inverse, de l'intérieur vers l'extérieur.

En se fondant sur ces différentes observations, l'ergonomie en médecine dentaire évolue vers l'acceptation par la profession d'un concept appelé « concept 0 » (fig. 3.2).

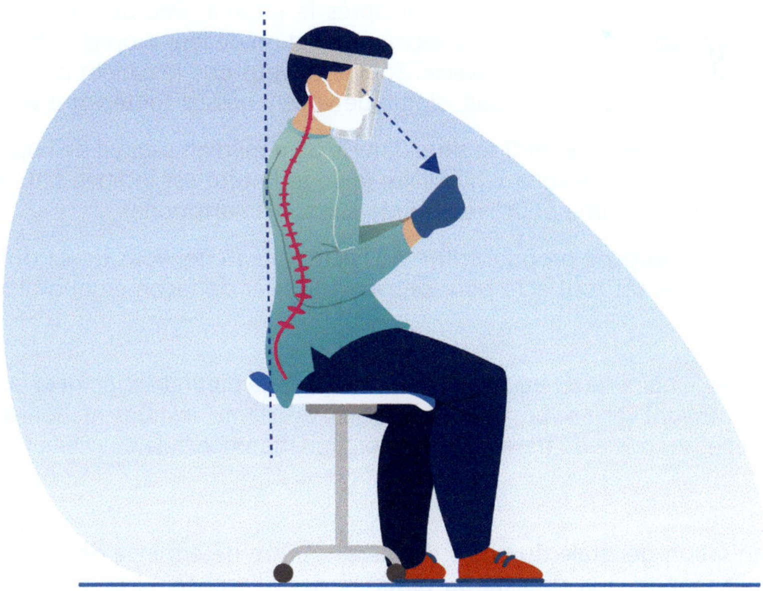

Fig. 3.2 « Concept 0 » ou concept de proprioception dérivée (avec l'aimable autorisation de la FDI World Dental Federation).

Le « concept 0 » ou concept de proprioception dérivée

C'est à partir de la notion de proprioception que nous avons désigné ce que nous appelons le « point 0 » (fig. 3.3). Il s'agit de ce fameux point que l'on trouve spontanément et intuitivement lorsque l'on souhaite écrire un SMS sur son smartphone, lorsque la couturière veut enfiler un fil dans le chas d'une aiguille ou lorsque l'on change manuellement l'heure de sa montre. En fait, lorsque l'on réalise toute tâche méticuleuse, nous trouvons spontanément la bonne distance à laquelle effectuer cette tâche. Il s'agit de ce que l'on peut appeler une logique de comportement : c'est cela la proprioception. Celle-ci est naturelle, non contraignante, automatique et commune à tout être humain.

Par convention, une fois cette position trouvée, le « point 0 » désigne alors la pulpe de l'index de la main travaillante de l'opérateur dans cette position. **Le point 0 appartient donc au praticien, pas au patient**.

Il est essentiel lors de la réalisation des actes. C'est de ce « point 0 » que vont découler toutes les postures de travail. Cette position naturelle est celle que vous devez rechercher, **avant toute chose**, pour travailler dans les meilleures conditions. Une fois trouvé votre « point 0 », vous devez amener la bouche du patient à lui et non l'inverse. **C'est-à-dire que vous devez positionner la cavité buccale du patient au niveau de votre point 0 et non l'inverse**, contrairement à ce que font la plupart des chirurgiens-dentistes, qui adaptent leur posture à la bouche du patient pour réaliser l'acte opératoire. Or, ainsi, la cavité buccale est positionnée de façon aléatoire car elle tient uniquement compte du confort du patient. De fait, ces praticiens induisent de mauvaises postures. C'est d'ailleurs pour cette raison qu'il faut toujours déterminer, au préalable, la position du praticien avant de déterminer celle de l'assistante, puis celle du patient. Une fois ces positions déterminées, au quotidien, l'assistante pourra s'installer après le patient. Peu de praticiens savent qu'ils doivent placer la bouche du patient en fonction de leur propre morphologie et de leur propre confort et non l'inverse. Souvenez-vous que le patient passe, au plus, quelques heures sur votre fauteuil, alors que vous y passez toute votre vie.

En règle générale, le point 0 se situe dans le plan médian sagittal de l'opérateur, à environ 25-35 cm de la ligne bipupillaire lorsque la tête est inclinée naturellement (encore une fois, comme pour lire un SMS sur son smartphone).

Dans cette approche proprioceptive de l'acte opératoire, vous devez donc déterminer ce point avant tout acte pour pouvoir travailler de façon ergonomique.

Ce point est le point de référence dans l'espace. C'est à partir de ce point et autour de ce point que vont venir se positionner praticien, assistante, instrumentation, les différentes zones du poste de travail et enfin l'organisation générale du cabinet dentaire.

L'organisation générale du poste de travail va être déterminée de façon ergonomique, par rapport à la stabilité du praticien dans l'espace, et plus de façon aléatoire, en fonction de chaque patient, qui par définition est instable du fait que chacun est différent (homme, femme, taille, morphologie, etc.).

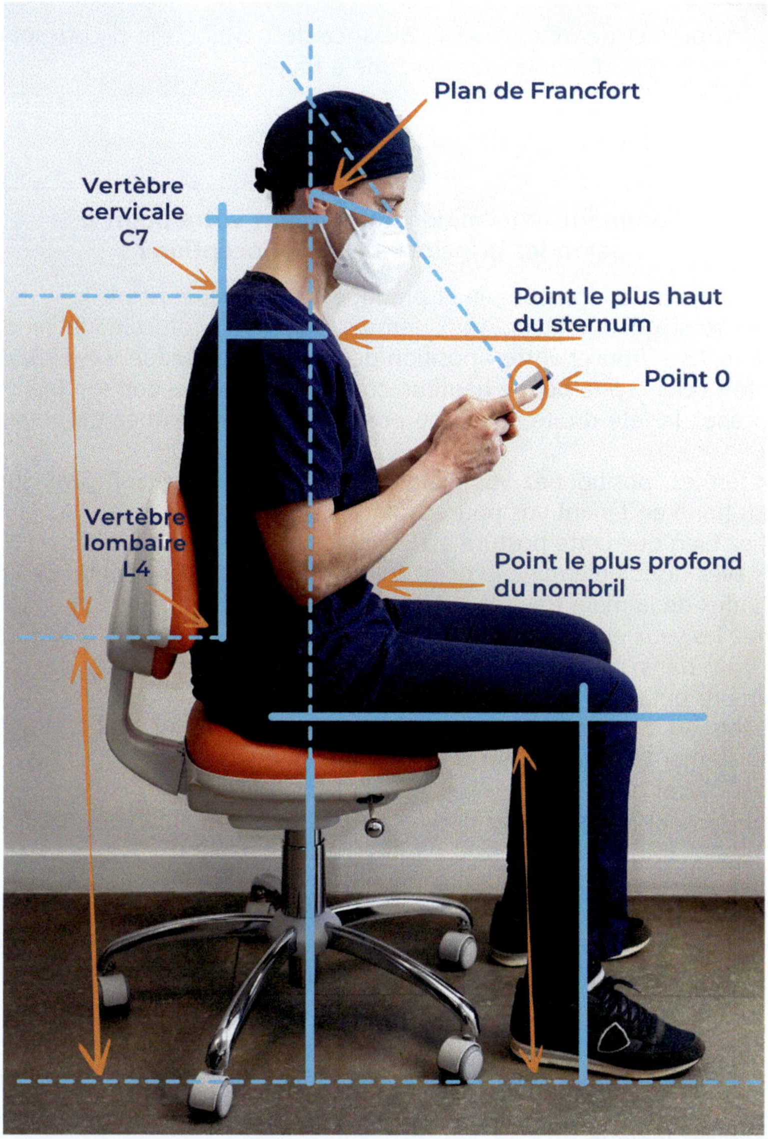

Fig. 3.3 Le point 0 permet de déterminer la distance de travail. Celle-ci correspond à la distance entre l'œil du praticien et la zone à traiter (© Binhas Global Dental School).

En résumé, la seule personne qui doit servir de référence est la personne qui demeure au fauteuil : le chirurgien-dentiste.

Ce « concept 0 » ne se contente pas de la mise en application de l'ergonomie physique et cognitive, mais aussi de l'ergonomie organisationnelle : il recouvre à lui seul toutes les formes d'ergonomie répertoriées par l'*International Ergonomics Association* (IEA).

Le point 0 permet de déterminer la distance de travail. Celle-ci correspond à la distance entre l'œil du praticien et la zone à traiter.

Comment déterminer simplement votre point 0 selon les principes de proprioception ?

Voilà comment de façon simple et pratique déterminer le point 0 :

- Réglez le siège opérateur, yeux fermés, selon le protocole défini dans le *chapitre 13* – Trouver votre « position de référence individuelle » (PRI), p. 152.
- Une fois celui-ci à la bonne hauteur, contrôlez que votre dos soit bien droit.
- Maintenez la tête droite dans une position neutre et fermez de nouveau les yeux.
- Yeux fermés, positionnez vos mains comme pour rédiger un SMS sur votre smartphone en tenant vos pouces joints.
- Vérifiez bien que cette posture est confortable pour vous.
- Vous avez donc déterminé le point 0 (correspondant à la position de la pulpe de l'index de la main travaillante).
- Ouvrez les yeux et regardez droit devant vous à l'horizontale.
- Une fois dans cette position, **sans bouger la tête**, baissez les yeux au maximum pour voir vos mains.
- Une fois au maximum, penchez doucement la tête en avant jusqu'à voir complètement vos mains.
- Ne bougez plus.
- Faites mesurer la distance entre vos yeux et l'extrémité de votre pouce et de votre index (qui forme la pince) par une tierce personne.
- Vérifiez (photo de profil) que l'angle entre votre tête et votre colonne vertébrale est inférieur à 25°.

Voilà ! Vous connaissez ainsi la distance de travail idéale à laquelle vous devrez positionner la zone à traiter dans la bouche du patient.

Nous devons au docteur Daryl Beach les termes de « concept 0 » et « point 0 ». Il les avait ainsi dénommés en créant le premier concept ergonomique fondé sur le comportement logique.

Une fois ce concept révolutionnaire compris et accepté, toute l'organisation au fauteuil devra être pensée autour du point 0. En effet, c'est de lui que dépend l'emplacement du plateau porte-instrument, ainsi que du plan de travail et du meuble de stockage.

Cependant, il n'est pas nécessaire de transformer tout votre cabinet pour commencer à appliquer le concept 0. Quelle que soit votre organisation, vous pouvez travailler en respectant le point 0. Tous les fauteuils actuels vous le permettent. Toutes les adaptations sont possibles, **à la seule condition que ce soit la bouche du patient qui soit amenée à votre point 0 et non l'inverse**. Le respect du point 0 est donc fondamental pour éviter tous les troubles liés aux mauvaises postures de travail.

Nous examinerons plus loin les différentes manières de placer l'unit, le plan de travail et le plateau porte-instrument.

Une fois défini votre point 0, l'étape suivante consiste à définir votre position de travail optimale. En effet, ensuite, il devient facile de définir l'emplacement de la bouche du patient puis la position de l'assistante.

Cette méthode est la seule permettant de définir la position optimale de chacun des acteurs.
Pour définir comment trouver, de façon pratique, les positions idéales du praticien et de l'assistante, nous vous invitons à vous reporter au paragraphe : « Bien s'asseoir : positions de chacun pour une ergonomie optimale » dans le chapitre « Le travail à quatre mains », p. 149.

[illegible]

4

Effets musculo-squelettiques et posturaux des aides visuelles[1]

La dentisterie est une profession exigeante sur le plan visuel, nécessitant une interaction avec des structures biologiques et non biologiques de petite taille quotidiennement. Par conséquent, l'amélioration de l'accès visuel est un avantage souhaitable. Pour améliorer leur visibilité, les praticiens tentent généralement de rapprocher leur tête de leur champ opératoire. Nous avons rappelé au *chapitre 2* que les risques professionnels les plus répandus dans la profession concernent les troubles musculo-squelettiques.

Les aides visuelles sont supposées réduire ces risques, en raison d'une part de la distance de travail des loupes de grossissement et d'autre part des angles de déclinaison. Ces deux paramètres permettent à l'opérateur de maintenir sa colonne vertébrale plus droite et une position du cou plus neutre pendant l'examen et le traitement (fig. 4.1).

Nous avons rappelé plus haut le déclin de l'acuité de la vision de près avec l'avancée en âge. Par ailleurs, la presbytie, due au vieillissement naturel, se caractérise par une perte progressive de l'accommodation du cristallin et une diminution de la sensibilité au contraste. L'utilisation de loupes grossissantes est une approche qui permet d'améliorer à la fois l'acuité visuelle et la posture de l'opérateur. Néanmoins, à ce jour, l'utilisation des loupes grossissantes n'est pas encore très répandue. Or, une revue systématique de la littérature[2], publiée en 2020, a conclu que l'utilisation de loupes grossissantes est le type de modification d'équipement le plus efficace pour réduire les symptômes musculo-squelettiques.

En utilisant la technologie de capture du mouvement, il a été constaté que l'utilisation de tout type d'aide visuelle grossissante réduit la flexion du cou vers l'avant lors du sondage parodontal. Cette observation confirme celle d'une autre étude qui a constaté des améliorations spontanées significatives des positions de la tête, du tronc et du cou chez les étudiants qui utilisaient des loupes par rapport à ceux qui travaillaient sans aide visuelle.

1. Nous détaillerons les effets des aides visuelles sur la qualité clinique du traitement au *chapitre 14*.

2. Doppalapudi N, Burugapalli RK. Benefits of utilization of magnification in dentistry : a review. *Dent Res Oral Health* 2020 ; 3 (3) : 121-128.

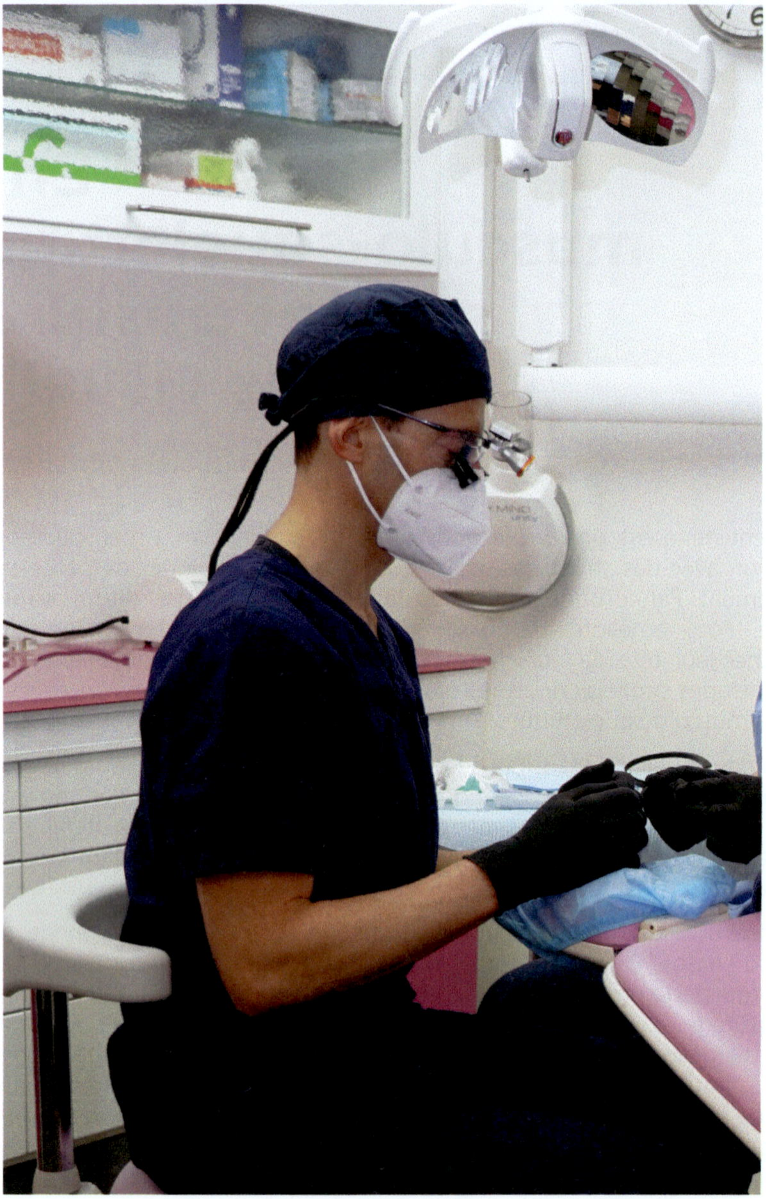

Fig. 4.1 Les aides visuelles aident à la mise en place d'une bonne ergonomie (© Binhas Global Dental School).

Une revue systématique réalisée par Plessas et Delgado[1] en 2018 a constaté que l'utilisation de loupes grossissantes soulageait les douleurs aux épaules et aux bras, mais pas les douleurs au cou.

1. Plessas A, Bernardes Delgado M. The role of ergonomic saddle seats and magnification loupes in the prevention of musculoskeletal disorders. A systematic review. *Int J Dent Hyg* 2018 ; 16 (4) : 430-440.

Pour étudier les effets de l'angle de déclinaison des loupes, une étude pilote[1] a été réalisée sur un groupe d'hygiénistes utilisant d'une part des loupes grossissantes avec un angle de déclinaison déterminé par le fabricant et, d'autre part, des loupes à angle de déclinaison personnalisé. La flexion du tronc était moindre dans ce dernier groupe, tandis que la flexion du cou n'était pas différente entre les deux types de loupes, mais une différence significative était constatée lorsqu'aucune loupe n'était utilisée. De nombreuses études ont rapporté des valeurs de réduction de la douleur chez les chirurgiens-dentistes dans différentes zones du corps lors de l'utilisation de loupes grossissantes.

Une revue systématique évaluant les interventions qui améliorent les symptômes musculo-squelettiques a conclu que l'utilisation d'équipements, tels que les loupes grossissantes, ainsi que la vision indirecte influencent notablement la réduction des problèmes du haut et du bas du corps[2].

Le bien-être physique et psychologique des praticiens dentaires est un facteur important pour une prestation de soins de qualité et une carrière prolongée. L'ajout de loupes grossissantes à l'arsenal d'un professionnel de la santé dentaire pourrait être une approche profitable pour atteindre ces objectifs. En outre, les étudiants dentaires ont une impression positive et une bonne acceptation des loupes grossissantes lorsqu'ils les essaient pendant une simulation ou une formation clinique. Par conséquent, l'introduction des loupes au début de leur formation dentaire peut les sensibiliser sur l'importance de l'ergonomie lors de la prestation de soins bucco-dentaires. Cela permet également de réduire les problèmes musculo-squelettiques globaux au cours de leur carrière et de réduire les charges financières et psychologiques associées des futurs professionnels dans ce domaine. Par conséquent, il est conseillé d'inclure la formation au grossissement visuel comme partie intégrante des programmes d'études des écoles dentaires.

Il convient de noter qu'il faut faire attention car les loupes grossissantes ne sont pas jetables et doivent être désinfectées de manière appropriée. Une étude[3] sur 25 loupes grossissantes a révélé une contamination après 5 jours d'utilisation, avec 40 % des loupes décrites comme modérément à fortement contaminées par des unités aérobies et anaérobies formant des colonies. Une désinfection et une prophylaxie constantes des loupes sont cruciales, comme pour tout autre dispositif dentaire, pour éviter la contamination croisée.

Il a également été noté que la plupart des études sur les effets des troubles musculo-squelettiques ont des périodes de suivi courtes. Des études de plus longue durée sont nécessaires pour démontrer les avantages durables du grossissement sur les résultats des traitements chez les patients et la prévention des troubles musculo-squelettiques chez les opérateurs.

En conclusion, l'utilisation de loupes grossissantes en dentisterie a le potentiel d'améliorer l'acuité visuelle de l'opérateur, permettant un meilleur diagnostic et un meilleur traitement. En ce qui concerne les effets musculo-squelettiques et posturaux de leur utilisation, des preuves substantielles incitent à l'utilisation des loupes

1. Ludwig EA, Tolle SL, Jenkins E, Russell D. Magnification loupes influence on neck and trunk flexion of dental hygienists while scaling - A pilot study. *Int J Dent Hyg* 2021 ; 19 (1) : 106-113.
2. Aldosari MA. Dental magnification loupes : an update of the evidence. *J Contemp Dent Pract* 2021 ; 22 (3) : 310-315.
3. Zwicker DH, Price RB, Carr L, Li YH. Disinfection of dental loupes: a pilot study. *J Am Dent Assoc* 2019 ; 150 (8) : 689-694.

pour améliorer le positionnement de l'opérateur et réduire les troubles physiques. Néanmoins, l'application de cette technologie n'est pas encore répandue ou acceptée comme une norme de soins, et des efforts supplémentaires sont nécessaires pour promouvoir l'adoption de loupes grossissantes, surtout en début de carrière.

II

Simplification du travail dans la pratique dentaire

5

Principes de base de la simplification du travail

La simplification du travail peut être définie comme étant une manière plus rapide et plus facile de pratiquer en dentisterie.

La diminution des tensions physiques et mentales sur vous-même, votre patient et votre équipe doit être l'objectif numéro 1. L'efficience suivra naturellement.

En outre, **travail simplifié ne signifie pas travail bâclé**, mais implique une réduction des tensions et une élimination des obstacles. Lorsque le patient, l'assistante et le praticien sont **détendus**, le travail devient plus facile et s'accomplit souvent en moins de temps. Le stress est réduit par la combinaison, d'une part, des principes d'économie de mouvements et, d'autre part, des qualités humaines nécessaires dans la relation avec le patient et au sein de l'équipe. Surtout, le travail simplifié demande un minimum de bon sens. Il exige également une analyse fine de l'agencement des lieux, des trajets de chaque personne, des instruments utilisés, de l'équipement et du mobilier. De plus, les tâches du praticien et de chaque membre du cabinet doivent être clairement définies ainsi que la relation avec le patient.

Un aspect important du travail simplifié est de comprendre qu'il doit être totalement personnalisé. En effet, chaque praticien est un cas particulier. Le concept doit être développé en fonction de ses objectifs, de ses compétences et de sa personnalité. Ce qui est bon pour l'un peut être mauvais pour un autre. Cette approche est essentielle pour ne pas générer encore plus de stress. Contrairement à ce que certains préconisent, il n'existe pas d'organisation standard idéale, juste des organisations adaptées à chaque cabinet, en fonction des objectifs du praticien, des horaires et du nombre de jours de travail, du nombre d'assistantes, du type de dentisterie exercée, etc.

Un moment fondamental de la simplification du travail est son **analyse détaillée**. Cette analyse passe par une observation attentive de la façon de travailler et par l'étude du minutage et des mouvements. Cette dernière peut être réalisée par un simple chronométrage des actes en direct ou par un enregistrement des actes à l'aide d'un smartphone suivi de son analyse vidéo.

Concept de procédure opérationnelle (PO)

En pratique, chaque acte effectué est une « procédure opérationnelle ». Franck Bunker Gilbreth[1] a démontré que, dans tout domaine, une procédure opérationnelle, qu'elle soit simple ou complexe, est toujours constituée de trois moments fondamentaux :

- la préparation ;
- l'exécution, qui se divise elle-même en :
  - intervention ;
  - arrêt ;
  - contrôle ;
- la réorganisation.

Parmi ces trois temps, seule l'exécution est proprement productive. Et encore, au cours de ce temps, seule l'intervention doit être considérée comme active et productive, tandis que l'arrêt et le contrôle ne sont qu'indirectement productifs.

Grâce à l'étude directe ou vidéo des temps et des mouvements, nous pouvons parvenir à la simplification de la procédure opérationnelle, c'est-à-dire la façon la plus simple possible de réaliser un acte.

Principes de simplification du travail

Tous les aspects de la pratique dentaire doivent être analysés, en appliquant les principes suivants de simplification du travail.

Éliminer

Le travail peut être simplifié à 100 % en éliminant les composants d'équipements et les instruments inutiles, ainsi qu'en réduisant les étapes de procédure et de mouvement. De même, citons comme autres exemples, l'élimination du crachoir, des poignées de robinet, de la sonnette à la porte, en un mot tout ce qui peut être fait sans nuire à la qualité du travail, à la sécurité et à la qualité de vie.

Combiner

Cinquante pour cent du travail peut être économisé si les fonctions remplies par deux instruments peuvent être combinées et réalisées par un seul instrument ; de même, si deux étapes d'une procédure peuvent être combinées afin de n'en faire plus qu'une. C'est le cas pour ce qui peut être associé : les instruments à double extrémité travaillante, la seringue à 3 voies, la lampe à polymériser, le localisateur d'apex sur l'unit...

1. Gilbreth FB. Motion Study : a Method for Increasing the Efficiency of the Workman. New York : D. Van Nostrand Company, 1921.

Redistribuer

Pour mieux utiliser le temps et l'espace disponibles : par exemple, redéfinir les étapes des procédures, réorganiser l'emplacement des instruments dans le plateau, repenser le système de rendez-vous pour les patients...

Simplifier

Afin de réduire au minimum les variables qui permettront à l'équipe praticien-assistante de fonctionner plus efficacement, tous les efforts possibles doivent être dirigés vers la simplification des équipements et des procédures dentaires pour le traitement des patients. L'usage de capsules prédosées, le regroupement des actes, l'utilisation des bacs et cassettes, de la digue, etc., en sont des exemples.

Remarque importante : quels que soient les changements introduits en PO, il faut toujours veiller à maintenir, voire à **améliorer la qualité d'exécution**.

Analyse des tâches spécifiques, répartition des rôles et temps de travail

À partir de l'analyse détaillée du déroulement d'une séance de soins (incluant la réalisation de l'acte), nous pouvons déterminer quelle pourrait être la division des tâches, et quelles sont celles qui pourraient être déléguées. En reprenant les concepts décrits ci-dessus, les phases de préparation et de rangement de la salle de traitement, analysées dans les moindres détails, doivent bien entendu toutes être effectuées par l'assistante. Une règle d'or est de toujours déléguer ce que quelqu'un d'autre peut, légalement, faire à votre place. Cela décharge le praticien de toute tâche non strictement thérapeutique ou d'information auprès du patient. Dans cet esprit, exception faite de la première consultation, le praticien ne sera pas forcément présent lors de l'installation et du départ du patient. L'assistante informe le praticien par un signal optique ou acoustique lorsque le patient est complètement positionné. Il est possible d'utiliser un smartphone à cet effet. Les civilités peuvent, en cas de retard, être ainsi réduites à un minimum et la séance clinique proprement dite commence immédiatement. Il en va de même à la fin de la séance, lorsque le praticien quitte le fauteuil en laissant le patient avec l'assistante, lui délégant ainsi cette phase de fin de séance. Cela ne signifie pas que le praticien ne doit pas être à l'écoute de son patient. De plus, en cas de second fauteuil, l'assistante pourra réaliser le rangement dans le calme.

Attention, ne vous méprenez pas : tout cela ne doit pas être réalisé à la hâte, sous peine de passer pour un cabinet « usine ». Au contraire, le temps passé avec le patient doit être de qualité. Nous recommandons de consacrer 10 % de votre temps productif à l'entretien préclinique, à l'examen clinique, au diagnostic, à la présentation du traitement et à l'éducation du patient. Sinon, vous ne pourrez pas établir une communication satisfaisante et initier une dentisterie de qualité. Enfin, vous devez consacrer 8 à 10 % de votre temps pour des périodes de relaxation. Vous n'êtes pas une machine et vous devez apprendre à vous relaxer. La récupération, comme en sport, est la clé d'un travail efficace.

Notre expérience montre que dans un cabinet avec deux salles de soins, au moins 20 % du temps de travail est ainsi gagné. C'est le temps nécessaire pour la préparation des instruments, l'installation du patient et la réorganisation en fin de séance. En ce sens, il est important d'apprendre à travailler autant que possible selon la technique des rendez-vous programmés, d'une durée de 1 à 3 heures, au cours desquels l'équipe soignante fournit le maximum de services thérapeutiques au patient. Ce type de planification permet d'éliminer une grande quantité de temps inutile et de sessions intermédiaires. La répartition précise des tâches de l'équipe et la rationalisation intégrée dans chaque séance de traitement rendent cela parfaitement possible. Dès que vous avez éliminé l'anxiété relative au temps, la gestion de vos journées est plus facile et les tensions traumatiques sont diminuées.

Cette organisation nécessite toutefois, **a minima**, plusieurs paramètres à mettre en œuvre :

- la planification minutieuse du plan de traitement ;
- le séquençage précis des séances de traitement ;
- une dentisterie à quatre mains efficiente ;
- la mise en œuvre de la technique des bacs et cassettes (optionnelle) ;
- une forte motivation psychologique du patient.

Aucun élément n'est superflu dans ce système, ce qui signifie que cette approche globale peut difficilement être réduite et simplifiée, sous peine de diminuer l'efficacité du système lui-même.

Le travail sans assistante

Pour différentes raisons, le praticien est parfois amené à effectuer certains traitements simples sur un patient en position horizontale sans l'aide de son assistante. Cela ne peut se faire qu'au prix de très importantes concessions aux principes d'ergonomie et de physiologie du travail. Lorsque l'on travaille à deux mains, il faut tenir compte du fait que l'aspiration doit être tenue par la main gauche du praticien (droitier).

6

Conception architecturale (simplifiée)

La création d'un nouvel environnement pour votre cabinet est probablement le plus gros investissement de votre carrière. Un cabinet dentaire bien conçu peut avoir un impact immédiat et positif sur pratiquement toutes les facettes de votre activité. Il peut améliorer votre productivité tout en diminuant votre stress (fig. 6.1). Tout exercice serein commence donc par un cabinet bien conçu. Il illustre la qualité de votre accueil, inspire la confiance de vos patients et favorise leur confort. Votre installation physique est le reflet des soins que vous fournissez. Les patients évaluent la qualité de vos services en fonction de nombreux facteurs dont, bien entendu, le design de votre cabinet. Si le local est usé, en lambeaux, encombré et/ou mal organisé, les patients peuvent faire un raccourci entre cette perception et la qualité de vos soins. Votre cabinet doit persuader par son apparence que vos patients recevront les meilleurs soins dans une structure attrayante et ultramoderne.

Les cabinets dentaires doivent être accueillants, tout en étant fonctionnels sur le plan clinique. Ils doivent respirer le professionnalisme, ne pas paraître ostentatoires et respecter un budget judicieux. Prévoyez suffisamment de temps pour prendre les bonnes décisions, qui auront un impact positif sur votre cabinet pour le reste de votre vie professionnelle. Dès le début de la planification, assurez-vous que tout fonctionnera comme vous le souhaitez. Si c'est le cas, vous n'aurez peut-être plus jamais besoin de construire, d'agrandir ou de réaménager. Dans le cas contraire, vos erreurs coûteuses vous hanteront en permanence, affectant l'efficacité de votre cabinet et le moral de toute votre équipe.

Afin d'obtenir une prestation professionnelle, nous vous recommandons de faire appel à des spécialistes de la conception et de la planification architecturales. De façon exhaustive, les partenaires les plus importants sont l'architecte, l'ingénieur, le décorateur d'intérieur, le distributeur dentaire et le chef de chantier. Un architecte professionnel, par sa formation et son expérience, peut vous aider à prendre les premières décisions, à élaborer les plans, à assurer le suivi de chantier et à livrer le cabinet terminé. Il est en outre formé pour aménager votre cabinet de façon esthétique. Ainsi, vous aurez l'assurance que votre projet sera mené à bien avec une plus grande sécurité, une meilleure efficacité et dans le respect des normes.

Il est plus coûteux de mal construire que de bien construire. La réussite de l'aménagement d'un cabinet dentaire dépend directement des choix que vous ferez en matière de :

- relations spatiales ;
- équipements ;
- technologie ;

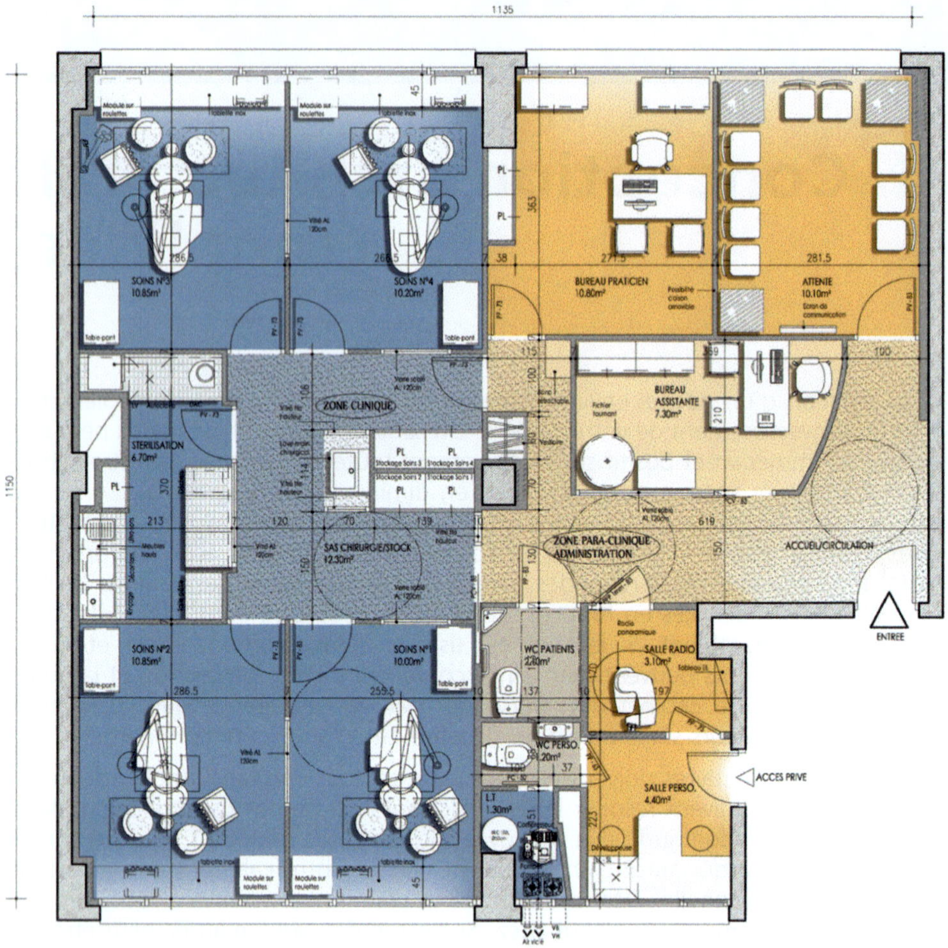

Fig. 6.1 Exemple de plan architectural d'un cabinet dentaire (© Cabinet d'architecture WAT).

- éclairage ;
- hauteur des plafonds ;
- sélection de couleurs ;
- matériaux de finition.

Tous ces détails, et d'autres encore, permettent de communiquer la qualité, d'encourager les patients à parler de vous à leurs amis et de faire en sorte que vous et votre personnel restiez enthousiastes, efficaces et productifs.

Étant donné l'ampleur du sujet, nous avons fait le choix de ne pas aborder certains thèmes tels que le choix de l'emplacement, le budget de construction, les aspects techniques des différents corps de métier, comment s'entourer de professionnels, ou les aspects juridiques liés à l'aménagement du cabinet. Nous avons préféré donner la priorité aux éléments de la conception architecturale en lien avec la simplification du travail et l'ergonomie.

Phase n° 1 : établir un programme de conception

La première étape, et la plus importante, de tout le processus de planification de votre nouveau cabinet est l'élaboration de votre programme de conception. Il s'agit d'un document écrit détaillant la manière dont vous avez l'intention de pratiquer dans le futur. Il définit des facteurs essentiels tels que les fonctions qui seront exercées dans votre cabinet ainsi que l'étendue et les relations de ces fonctions. Le processus d'élaboration de votre programme nécessite un peu de prospective : comment avez-vous l'intention d'exercer dans les années à venir ? La configuration du cabinet sera ainsi définie en fonction de vos objectifs, et sera unique.

Les espaces fonctionnels doivent être aménagés en fonction de la superficie nécessaire, de l'accès et des contiguïtés souhaitées. Si vous élaborez votre plan sans avoir une compréhension adéquate de toutes les activités à l'intérieur des murs de votre cabinet, il sera compromis dès le départ. Si une fonction a été négligée, elle devra être ajoutée après-coup : cela crée généralement le besoin d'un nouveau (et souvent coûteux) réaménagement. Le temps consacré à l'élaboration du programme permettra d'économiser beaucoup de temps et d'argent pour d'éventuelles modifications.

Avant de vous lancer dans la rédaction de ce document, commencez à rassembler des photographies et des images de bâtiments, de cabinets dentaires et d'autres espaces qui correspondent à vos préférences esthétiques. Il est important de tenir compte de la façon dont l'aspect et l'atmosphère de votre cabinet seront perçus par vos patients. Cela est-il de nature à mettre vos patients à l'aise et à les rendre confiants dans la qualité de vos soins sans remettre en question vos honoraires ?

La réalisation d'un cabinet doit être l'aboutissement d'une réflexion profonde sur le type d'exercice souhaité. Il ne s'agit pas simplement de réaliser une belle décoration, mais bien plus de montrer en quoi ces évolutions du cadre de travail sont au service d'un projet professionnel. L'objectif est de vous permettre de terminer votre journée en ayant été plus productif tout en subissant moins de stress. Vous et votre équipe serez impatients de revenir le lendemain matin !

Phase n° 2 : « zoning » et planification

C'est la seconde étape cruciale du projet architectural. Il s'agit de la détermination des zones fonctionnelles et de leurs rapports. Il est fondamental de clarifier, même schématiquement et très tôt dans la conception, les différentes zones (publique, privée, clinique, accueil, administrative, etc.).

Il est nécessaire pour cela d'avoir à l'esprit les considérations suivantes :

- les trajets du chirurgien-dentiste, de son équipe et du patient ;
- les zones à placer de façon adjacente, en priorité ;
- la taille et l'emplacement des différents équipements ;
- l'espace nécessaire à chaque pièce pour une utilisation confortable et efficace de chaque zone.

Du point de vue de la planification, la forme la plus efficace pour votre cabinet est un rectangle avec une largeur suffisante. Évitez les formes longues et étroites, les formes triangulaires, tronquées ou en L, ou toute autre forme géométrique bizarre.

Il est tout d'abord nécessaire de diviser le cabinet, d'une part, en zone clinique et paraclinique et, d'autre part, en zone administrative, d'accueil et de repos.

Cette séparation physique conciliera le respect des normes d'hygiène (réduction du risque de contamination croisée) et les principes ergonomiques (réduction des trajets, diminution du stress pour le praticien, l'assistante et le patient). En pratique, cette séparation n'est pas toujours réalisable. Il faut cependant y tendre dans la mesure du possible.

L'examen attentif des zones fonctionnelles aboutit à une division plus fine. La zone clinique et paraclinique sera ainsi divisée en zone active et zone semi-active. La zone administrative, d'accueil et de repos sera, elle, divisée en zone semi-active et zone passive.

Les trois zones fonctionnelles de base

On définit ainsi les trois zones fonctionnelles de base : active, semi-active, passive.

▶ La zone active

Elle est, cela va de soi, l'endroit qui a la plus grande activité dans le cabinet. Il s'agit de la véritable unité de production. Elle regroupe les salles opératoires, la salle de stérilisation et, éventuellement, la salle de radio, le laboratoire, le local technique (salle des machines : compresseur, moteur d'aspiration et moteur de climatisation) quand il n'est pas possible de le placer à l'extérieur du cabinet.

Cet espace, agencé de manière rationnelle, exercera une influence considérable sur notre pratique et sur notre production quotidienne. C'est également le lieu où passeront la plupart des installations électriques, de chauffage, de climatisation et de plomberie, qui sont autant d'éléments influençant directement les coûts de construction.

▶ La zone semi-active

Elle concerne les endroits où l'activité est moins intense et moins stressante. Elle sera elle-même divisée en deux parties, qui peuvent être tout à fait distinctes sur le plan architectural :

- la zone semi-active paraclinique, avec :
  - le bureau où le praticien peut recevoir les patients ;
  - une pièce de stockage ;
  - la salle de prévention et d'information ;
- la zone semi-active administrative, avec le secrétariat.

Bien que l'activité du secrétariat puisse être très importante, nous avons classé celui-ci dans la zone semi-active. En effet, la pression subie ici est malgré tout moins importante qu'en salle opératoire.

Cependant, le secrétariat, trop souvent négligé, occupe la partie centrale de la zone administrative et d'accueil. C'est la véritable « tour de contrôle » de la partie administrative. Il ne peut exister de schéma stéréotypé pour cette zone. Un soin particulier doit y être apporté sur le plan de l'aménagement et de la décoration en fonction des goûts de chacun.

Quelques règles sont toutefois à respecter. Son emplacement central doit permettre le contrôle des déplacements du patient. Il doit aussi autoriser la communication de celui-ci avec la réceptionniste. Si l'assistante est également réceptionniste, comme c'est souvent le cas, le contrôle peut être réalisé à l'aide d'un discret système vidéo, avec écran dans la salle opératoire.

Le secrétariat joue un rôle central dans le système de communication de tout le cabinet. C'est là que se collectent, s'élaborent et se transmettent toutes les informations cliniques, paracliniques et extracliniques. D'ailleurs, si le système de communication interne et externe (interphones, systèmes visuels et acoustiques, etc.) est bien conçu, les déplacements et les interruptions du travail dans le cabinet pourront être réduits de façon très significative. Enfin, le secrétariat doit être un modèle d'efficacité et de fonctionnalité afin de réduire les pertes de temps.

Sur le plan architectural, il doit être situé le plus au centre possible dans la zone administrative et d'accueil, voire dans tout le cabinet. C'est en effet vers lui que convergent tous les trajets obligatoires.

Pour que les patients et accompagnateurs ne soient pas désorientés en entrant dans le cabinet, le secrétariat devrait être bien visible dès l'ouverture de la porte d'entrée. En sachant qu'une porte battante n'est jamais ouverte au-delà de 45° d'ouverture par les patients, le secrétariat doit donc se trouver idéalement dans ce cône d'ouverture pour être repéré au premier coup d'œil.

▶ La zone passive

Comme son nom le suggère, c'est la zone qui présente le moins d'activité. Il s'agit essentiellement dans cette zone de s'asseoir et de se reposer. Elle comprend :

- la salle de réception et d'attente ;
- le cabinet privé ;
- la salle de repos du personnel.

La salle d'attente doit être prévue à proximité immédiate de l'entrée, bien en vue du secrétariat. Les opinions divergent sur la question de l'emplacement de la salle d'attente, séparée ou non du secrétariat. Les exigences sont contradictoires : la communication entre le patient et la réceptionniste doit être possible pour que le premier se sente rassuré mais, en sens inverse, il est souhaitable que le patient ne puisse pas entendre les conversations entre la réceptionniste et les autres patients ou les représentants. À chacun donc, en fonction de ses propres affinités, de faire son choix.

Les zones fonctionnelles seront choisies par tentatives successives en tenant compte des entrées et de la distribution générale du plan de base.

Les différentes pièces du cabinet

Il faut tout d'abord décider de l'emplacement des centres névralgiques du cabinet : le secrétariat, la salle de stérilisation et la ou les salles de soins.

L'évaluation des surfaces de ces trois espaces est la première à considérer. Concernant le secrétariat (SEC), l'erreur la plus commune est son sous-dimensionnement alors qu'il s'agit du cœur administratif du cabinet. Une surface de 6 à 8 m^2 est l'idéal. En pratique, il est souvent difficile de respecter ces recommandations. Toutefois, pensez à optimiser l'espace à ce niveau. Concernant la salle opératoire (SO), il faut prendre en compte sa taille et sa configuration (surface, forme rectangulaire, carrée ou incurvée), l'équipement employé et le type de système de travail avec plateaux. Ainsi, le système de bacs et cassettes réclamera moins de place en SO et plus en stérilisation (STE).

En cas de salles multiples, l'environnement de travail des praticiens devrait être identique dans toutes les salles. Chaque pièce devrait être de la même taille (12 m^2 au minimum pour une **SO sans bureau**) et les équipements fixes ou mobiles (surtout le mobilier) devraient être placés de la même façon, ce qui permet à chaque opérateur de se déplacer d'une SO à l'autre sans devoir s'adapter à des environnements différents.

Les pièces nécessaires à toute installation minimale d'un cabinet sont la salle d'attente (SA), le secrétariat (SEC), deux salles opératoires (SO), la salle de stérilisation (STE), la salle de radiologie, la salle des machines, une zone de stockage, les toilettes. Il est possible, quand la superficie le permet, d'ajouter un cabinet privé pour le praticien, un espace hygiène pour les patients, un coin de repos-cuisine, un laboratoire avec éventuellement une usineuse, une salle de réunion, des toilettes pour le personnel (non obligatoires mais le *must* !). Enfin, pour une installation maximale, il est possible d'ajouter encore une salle de formation et une salle opératoire de prévention (hygiène bucco-dentaire). Étant donné l'arrivée prochaine des assistantes en médecine bucco-dentaire, il est fortement recommandé de prévoir au moins une salle de ce type.

Chaque personne doit pouvoir se déplacer avec un trajet minimal et le praticien et son assistante doivent pouvoir atteindre les équipements et le matériel le plus facilement possible.

La programmation doit donc résulter d'une étude préalable poussée et d'une analyse des fonctions de chacun dans le cabinet.

La salle opératoire double

Dans un cabinet organisé de façon optimale, nous recommandons fortement d'envisager, même pour un praticien seul, l'installation de deux salles opératoires (en orthodontie, même trois). Nous préférons d'ailleurs le concept de salle opératoire double pour indiquer la nécessité d'une identité de ces deux salles (fig. 6.2). S'il s'agit d'une première installation pour le praticien, la deuxième salle pourra être réalisée ultérieurement.

L'utilisation de deux salles opératoires résout de nombreux problèmes d'organisation :

- réduction des temps morts entre chaque patient ;
- traitement simultané de deux patients pour de petites interventions (retouches de prothèse, attente d'anesthésie, etc.) ;
- traitement rapide des urgences ;
- réorganisation sereine de la salle opératoire par l'assistante entre chaque patient.

Pour un cabinet traitant en moyenne dix patients par jour, le gain de temps peut aller de 40 à 60 minutes. On s'aperçoit ainsi que l'investissement dans un deuxième équipement est vite amorti.

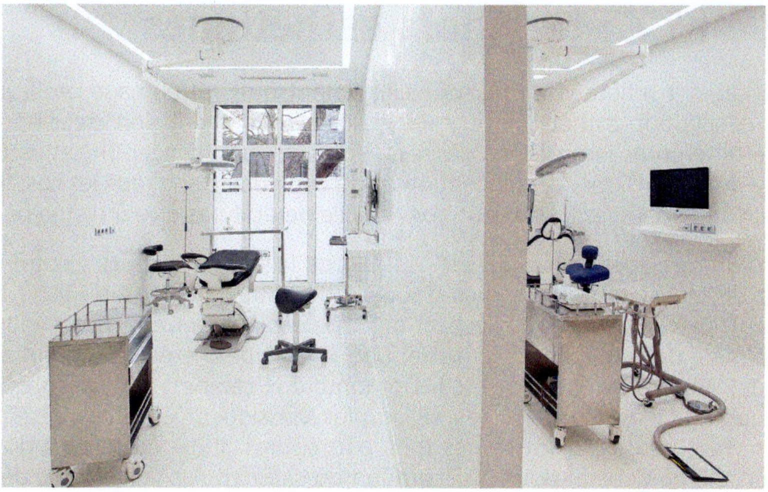

Fig. 6.2 Exemple d'une double salle opératoire (© Cabinet d'architecture WAT).

Phase n° 3 : élaboration des circuits de distribution

Étant donné leur complexité, nous nous contenterons de les citer.

Les différents éléments techniques intervenant dans l'aménagement d'un cabinet dentaire sont extrêmement nombreux. Les conduits de chacun de ces éléments ne doivent pas être installés de façon dispersée. Ces conduits concernent :

- toute l'installation électrique (câbles électriques) ;
- l'hydro-sanitaire (tuyau d'adduction et écoulements d'eau chaude et d'eau froide) ;
- l'air comprimé (tuyaux d'arrivée) ;
- l'aspiration chirurgicale de haute vélocité (AHV) ;
- le système de communication interne ;
- le réseau informatique ;
- la musique de fond ;
- l'air conditionné et/ou les centrales de traitement de l'air ;
- le gaz (éventuellement)...

À propos des circuits suivis par tous ces conduits, deux mots essentiels doivent vous guider : **flexibilité** et **accessibilité**. C'est pourquoi, pour la distribution de tous les fils, câbles, tuyaux, etc., nous suggérons d'éviter l'encastrement dans les murs ou dans le sol. Cela permettra le contrôle, les réparations éventuelles, les modifications et les déplacements ultérieurs sans travaux importants.

Entre autres, deux solutions peuvent être envisagées : la réalisation d'un cache technique périphérique courant le long des parois (l'industrie propose aujourd'hui de nombreux caches esthétiques et de taille différente permettant l'intégration d'un nombre important de conduits) ou la réalisation d'un plancher technique surélevé avec dalles amovibles, à l'intérieur duquel passent tous ces conduits.

Phase n° 4 : les choix esthétiques

Votre cabinet reflète votre personnalité autant que votre image professionnelle. Dans la conception esthétique du cabinet, l'environnement doit créer un mélange subtil de différentes impressions désirées. L'objectif est de créer un cabinet avec un équilibre de dimensions, de conception et de couleurs. Dans tous les cas, il est bon de réfléchir à l'image que l'on veut donner. Elle ne doit pas être projetée par hasard.

C'est l'un des domaines où il est possible de laisser libre cours à votre imagination. Ce décor est le reflet de vos goûts et de votre personnalité. Il ne faut pas, cependant, perdre de vue que l'aspect de votre cabinet va transmettre votre image. Cette dernière devra dépendre largement de votre type d'exercice (omnipratique ou spécialiste, adultes ou enfants, etc.). De nombreux cabinets sont décorés dans un style moderne, d'autres dans des styles plus classiques. Certains présentent des couleurs chaleureuses, d'autres des tons plus sobres. Il est également possible de choisir un thème général pour la décoration du cabinet. À chacun de se déterminer selon ses préférences.

Attention : un cabinet dont l'aménagement est fondé uniquement sur la technologie pourra paraître trop clinique, trop « hôpital ». Même dans un environnement ultramoderne, pensez toujours à y ajouter une note chaleureuse.

Les matériaux (sols, murs, plafonds, mobiliers, etc.) devraient être choisis en fonction de leur facilité d'entretien et de leur fonctionnalité, tout en respectant les critères esthétiques. Une sélection judicieuse de meubles, tableaux et éclairages vous aidera à rendre votre cabinet plus agréable et plus spacieux.

L'esthétique de votre cabinet est donc véritablement une question de préférence personnelle. Le cabinet de rêve que vous avez toujours voulu créer pourrait être un objectif stimulant à réaliser. Mais n'oublions pas que la frontière entre la nécessité et le luxe est vite franchie. Les conséquences financières risquent alors d'être regrettables. Dans tous les cas de figure, n'oubliez pas que l'aspect que vous donnerez à votre cabinet (qu'il soit économique, luxueux ou un intermédiaire entre les deux) sera ce que vous aurez à voir (ou à subir) chaque jour de travail durant plusieurs années.

Quelques éléments importants à prendre en compte pour réussir la conception de votre cabinet (fig. 6.3)

- Déterminez et définissez la manière dont vous avez l'intention d'exercer.
- Entourez-vous de professionnels qui ont une compréhension pratique du fonctionnement d'un cabinet.
- Prévoyez ce que votre cabinet pourrait devenir à terme (nombre et type de prestataires, etc.).
- Préférez les espaces rectangulaires ou carrés qui sont plus efficaces en termes d'espace, contrairement aux formes géométriques bizarres.

•••

- Pour vous assurer que votre cabinet est vraiment adapté à vos besoins, étudiez chaque détail et faites et refaites plusieurs fois votre plan de base jusqu'à satisfaction complète.
- Tenez compte de l'éblouissement et de la chaleur créés par le soleil lors du choix des salles de soins. Le nord est le meilleur.
- Assurez-vous que votre cabinet est conçu de manière à pouvoir s'adapter aux changements futurs en matière de technologie et d'équipement.
- Faites comprendre à vos patients que vous améliorez votre cabinet dans leur intérêt, et non comme une espèce de temple dédié à votre pratique.

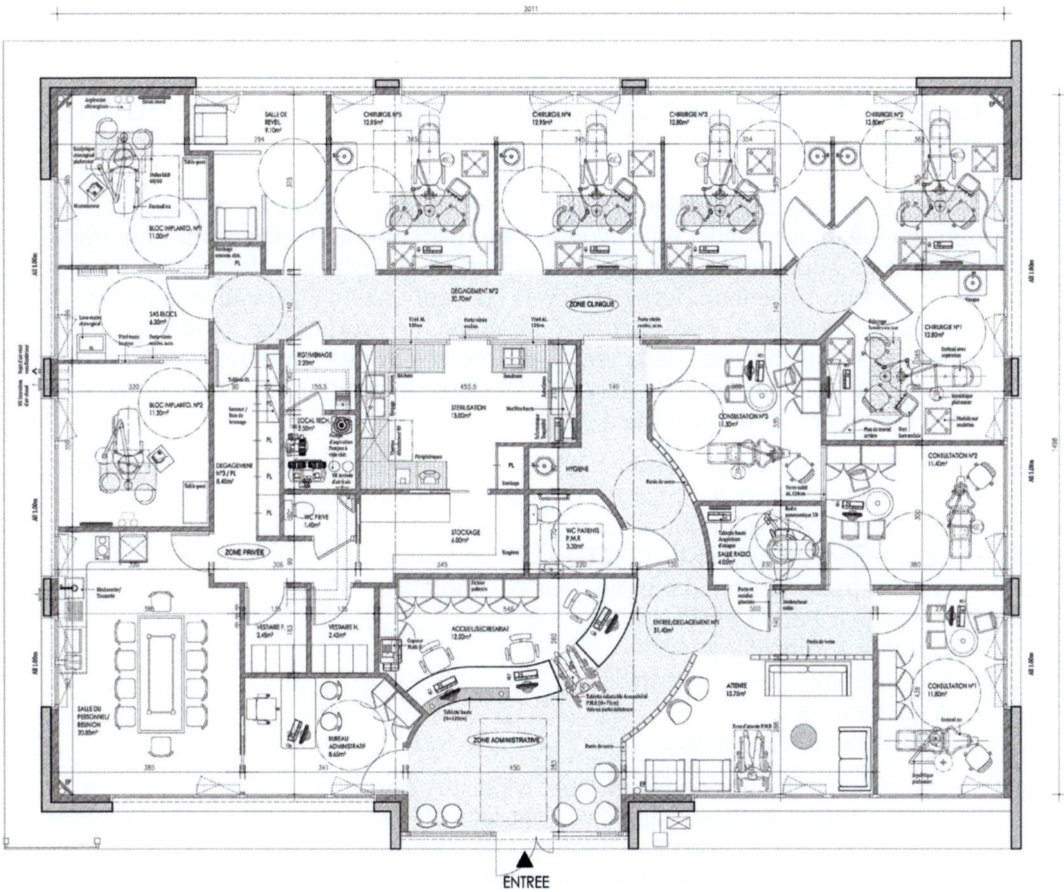

Fig. 6.3 Concevoir son cabinet dentaire selon des principes importants (© Cabinet d'architecture WAT).

Impact de la technologie sur la conception d'un cabinet dentaire de demain

Nous voyons trois grandes tendances à venir qui auront un impact majeur sur la conception future des cabinets dentaires. Il est important de les prendre dès maintenant en compte afin d'anticiper ces évolutions.

L'intégration rationnelle des nouvelles technologies est une évolutivité essentielle.

Rappelons que les technologies concernent trois domaines en pratique dentaire.

Les technologies cliniques avec la gestion du flux numérique

Les technologies numériques ont fait l'objet d'une avancée massive dans le domaine de la dentisterie. Elles peuvent être utilisées pour le diagnostic et le traitement. Leurs applications vont de l'acquisition de données à la fabrication de prothèses. Depuis l'invention des systèmes de conception et de fabrication assistées par ordinateur (CAO/FAO), des systèmes de fraisage, de prototypage rapide, des simulateurs de réalité virtuelle, de la réalité augmentée et de l'impression tridimensionnelle (3D) de biomatériaux dentaires, ces technologies ont révolutionné et créé de nouvelles modalités de traitement.

Sans être exhaustif, citons, pour rappel, les principales évolutions actuelles et à venir :

- la caméra intrabuccale (pour la communication patient) ;
- les scanners oraux intrabuccaux ;
- les scanners de diagnostic (CBCT) ;
- la conception assistée par ordinateur et l'impression 3D ;
- l'intelligence artificielle ;
- la réalité augmentée ;
- la réalité virtuelle en dentisterie ;
- la télédentisterie ;
- la dentisterie régénérative.

Les empreintes numériques et leurs capacités à capturer, traiter et analyser les données d'image évoluent rapidement et leur utilisation s'accentue dans les soins bucco-dentaires. La capacité d'intégrer des données numériques provenant de sources multiples, telles que des photographies, des scanners et des tomographies à faisceau conique, permet de planifier des traitements et des interventions chirurgicales à l'aide des données intégrées. En outre, l'intégration des données peut être utilisée pour aider la robotique à améliorer ou à réaliser des procédures chirurgicales.

Les données des scanners numériques peuvent être interfacées avec des imprimantes tridimensionnelles et des dispositifs de conception et de fabrication assistées par ordinateur pour produire une variété de produits, allant des modèles d'étude aux restaurations et aux prothèses. Les données du scanner intra-oral numérique peuvent remplacer les données analogiques des empreintes pour de nombreuses applications dentaires, dans les domaines du diagnostic, de l'orthodontie et de la fabrication de guides chirurgicaux, d'appareillages et de restaurations.

Ces technologies se retrouveront essentiellement en salle de traitement (sauf, bien entendu, les CBCT et éventuellement la CAD-CAM). Il faut être attentif à une intégration cohérente de chaque nouvel équipement technologique car cela peut vite se transformer en une accumulation disparate d'équipements qui viendront encombrer la salle de traitement.

Autre élément : les points de repère du visage peuvent désormais être enregistrés numériquement à partir de la numérisation 3D du visage à l'aide du scanner.

Ils peuvent être utilisés pour la reconnaissance faciale, la planification cosmétique du visage, la chirurgie reconstructive et la réhabilitation maxillo-faciale. Ainsi, la numérisation 3D du visage et la numérisation intrabuccale peuvent être superposées au CBCT pour l'analyse du visage, l'analyse de l'occlusion, la conception d'un sourire en 3D, et même le transfert d'arc facial numérique/virtuel et une réhabilitation buccale complète.

À l'exception de cette dernière technologie et du CBCT, il est intéressant de prévoir toutes les autres dans chaque salle de soins, même si vous les équipez progressivement. Dans ce domaine, l'évolutivité et l'anticipation sont essentielles. Dès lors, étant donné la transformation exponentielle des nouvelles technologies dentaires, il est difficile d'imaginer ce que nous réservent les cinquante prochaines années. La seule recommandation, sur le plan de l'agencement, est de ne pas s'enfermer dans des systèmes non évolutifs qui risquent d'entraîner, à terme, des dépenses importantes pour harmoniser tous les équipements.

Les technologies d'administration et gestion

Nous disposons désormais de technologies qui permettent de numériser presque tous les types d'informations, qui peuvent ensuite être facilement acquises, stockées, récupérées, partagées et analysées. Ces technologies devront être judicieusement intégrées au secrétariat et dans le ou les différents bureaux.

Les technologies de communication

Les technologies de communication, le transfert de données numériques et l'importance de la télésanté sont devenus de plus en plus évidents pendant la pandémie de Covid-19. Ces technologies sont en lien avec Internet et ne nécessitent qu'un ordinateur dans un bureau. Il faudra prévoir toutefois un emplacement calme à distance des patients.

Les nouvelles normes d'hygiène post-Covid

Nous ne nous étendrons pas sur ce sujet, beaucoup d'articles et de référentiels ayant été rédigés à ce propos. Simplement, rappelons que sur le plan architectural, il sera de plus en plus nécessaire de prendre en compte le traitement de l'air *(voir chapitre 8)*.

Par ailleurs, étant donné les recommandations édictées par le Conseil national de l'Ordre (CNO) lors de la Covid, il n'est pas irréaliste d'imaginer des salles d'attente de taille plus réduite puisqu'il est désormais admis qu'un minimum de personnes doit se trouver simultanément dans cette pièce. Certains évoquent même l'idée de supprimer cette pièce et de la remplacer par une salle d'attente virtuelle, représentée par une application informant le patient qu'il peut entrer au cabinet. De plus, notre conviction est que, dans le futur, les cabinets seront divisés en deux parties : les zones à haut risque infectieux (salle de traitement, stérilisation), qui feront l'objet d'un niveau d'asepsie maximale, et les zones à risque réduit (zones administratives, d'accueil, salle de consultation...). Nous pensons, en effet, que le bureau du praticien sera obligatoirement séparé de la salle de soins, que le patient du futur sera reçu dans une salle de consultation et de communication à risque réduit pour le bilan et le diagnostic, et que pour tout acte en bouche il sera traité comme un patient en chirurgie à l'hôpital, avec casaque, surchaussures, etc., dans une salle aux normes d'hygiène très élevées.

7

Rôle de la lumière et de l'éclairage dans la conception d'un cabinet dentaire : impact sur l'ergonomie et le bien-être

La lumière est une composante essentielle et incontournable du bien-être de votre équipe, de la qualité de votre travail et de la satisfaction de vos patients. Un éclairage optimal a un impact sur la précision et la qualité des travaux réalisés. Il crée une ambiance qui permet aux patients, aux praticiens et aux équipes de se sentir plus à l'aise dans le cabinet.

Il est donc important, lors de la conception d'un cabinet dentaire, d'accorder une certaine attention aux installations d'éclairage, à des fins tant fonctionnelles qu'esthétiques. Ne pas y prêter attention pourra entraîner des conséquences fâcheuses tant au niveau des résultats cliniques (prises de teinte erronées, éclairage imparfait de la cavité buccale) que pour votre santé (céphalées, stress et baisse de l'acuité visuelle). Un praticien passe en moyenne entre 1 300 et 1 600 heures par an dans la lumière artificielle de sa salle de soins. En passant continuellement d'une zone fortement éclairée, la cavité buccale du patient, du fait de sa petite taille, de ses zones d'ombre et des contrastes de couleurs de ses éléments anatomiques, à d'autres zones du cabinet (sols, murs, meubles) moins éclairées, les yeux du praticien subissent sans arrêt des accommodations successives. Cet effort d'adaptation aux variations d'intensité lumineuse entraîne inévitablement une fatigue oculaire et nerveuse. Nous avons évoqué dans la première partie de cet ouvrage les troubles potentiels engendrés par l'exercice de la dentisterie. Ils ont également un impact sur la fatigue nerveuse et la résistance physique du praticien.

Au-delà de l'aspect bien-être de l'équipe soignante, il faut indiquer qu'avec la croissance explosive de la dentisterie esthétique, la photographie couleur est devenue un élément important de nombreux cabinets dentaires. Plus que jamais, les praticiens sont confrontés à des variations subtiles des nuances de couleur dans leur pratique quotidienne.

Enfin, l'éclairage peut également influencer le rythme biologique et l'humeur s'il se rapproche de la lumière naturelle. Aujourd'hui, les LED sont devenues incontournables mais nécessitent un choix averti, en raison de leur risque d'accélérer le vieillissement de l'œil. Bien choisi, un bon éclairage réduit la fatigue et améliore le confort de travail.

Les grandeurs photométriques

Ce paragraphe étant très technique, nous avons fait le choix de le simplifier au mieux en ne retenant que les informations qui pourront vous être utiles dans votre pratique.

Le flux lumineux (F)

Il s'agit de la quantité de lumière émise par unité de temps par une source. Il s'exprime en lumen (lm).

L'intensité lumineuse (I)

Cette grandeur définit l'importance du flux lumineux émis dans une direction donnée par une source ponctuelle. Elle s'exprime en candela (cd).

L'éclairement lumineux (E)

C'est le quotient du flux lumineux reçu par un élément d'une surface sur l'aire de cet élément. Il s'exprime en lux (lx). Il est utilisé pour préciser les valeurs exigées dans les différentes pièces d'un bâtiment par les normes d'éclairage intérieur.

La luminance (L)

Cette grandeur détermine l'aspect lumineux d'une surface éclairée ou d'une source, dans une direction donnée. D'elle dépend la sensation visuelle de luminosité. Elle s'exprime en candela par mètre carré (cd/m^2). C'est la seule grandeur perceptible par l'œil. Elle est utilisée, par exemple, pour évaluer l'éblouissement.

L'indice de rendu des couleurs (IRC)

Il s'agit d'un chiffre compris entre 0 et 100. Il compare le niveau d'aptitude d'une source de lumière à restituer les couleurs d'un objet. L'indice de rendu des couleurs ou IRC est de 100/100 pour la lumière du jour et de 0/100 pour une source monochromatique. Il doit être supérieur à 90 dans la zone de soin en général, et supérieur à 85 dans la zone éclairée par le scialytique.

En dentisterie, le rendu des couleurs est primordial pour l'esthétique, particulièrement en prothèse et en restauration. Dans ce cas, il est recommandé que l'IRC soit supérieur à 90 %.

Mais la perception des couleurs dépend de plusieurs facteurs comme : leur environnement immédiat, la forme, l'état de surface, l'éclairage et l'œil. L'environnement influence fortement notre vision. Notre perception des couleurs est toujours erronée car lorsque l'on regarde un objet, l'œil va estimer sa couleur en fonction de ce qui l'entoure : tout est lié aux contrastes. Cela explique aussi comment l'analyse de la couleur par le praticien peut être perturbée par un rouge à lèvres, par exemple. La blancheur des dents sera accentuée et leur couleur tendra vers la complémentaire du rouge. La couleur de la dent observée sera le résultat de la combinaison de la couleur réelle de la dent et de l'image rétinienne persistante liée à la zone adjacente.

De plus, la perception de la couleur ne sera pas la même suivant la source de lumière incidente. Les conditions idéales ne sont pas toujours présentes. Aussi faut-il trouver un éclairage dont le spectre lumineux se rapproche le plus possible de la lumière du jour pour un IRC maximal (> 90 %).

La température d'une couleur

Elle s'exprime en degrés Kelvin (°K) et varie en fonction du moment de la journée, des conditions météorologiques et de l'endroit de la Terre (fig. 7.1). Il est communément admis que la lumière du jour se situe à environ 5 500 degrés Kelvin. En dessous de 5 500 °K, la lumière est de plus en plus jaune et au-dessus de plus en plus bleutée.

Cela permet de classer les illuminants naturels et artificiels. La lumière moyenne du soleil à midi a une température de couleur de 4 880 °K, et le ciel couvert au nord correspond à 6 470 °K. À 5 500 °K, les couleurs semblent les plus naturelles. Il est recommandé d'utiliser des blancs chauds dans la zone d'accueil et la salle d'attente (2 700 à 4 000 °K) et un blanc neutre reproduisant la lumière du jour, avec un spectre de lumière le plus équilibré possible, pour la salle de soin (4 500 à 5 000 °K).

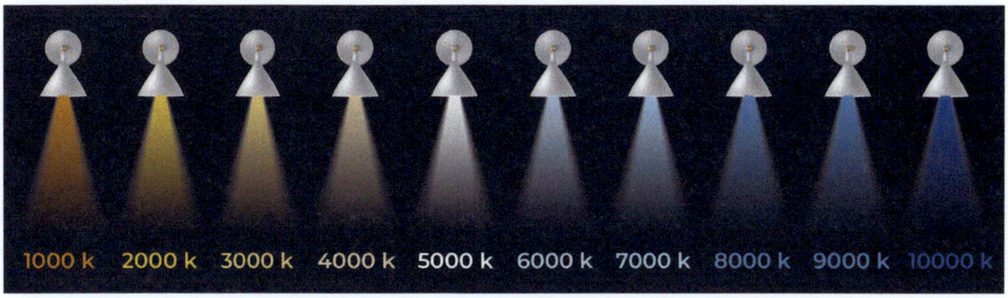

Fig. 7.1 La température d'une couleur exprimée en degrés Kelvin (© Binhas Global Dental School).

Les spectres de lumière

La lumière naturelle active la production de sérotonine (action sur l'humeur et le tonus). Lorsque la lumière disparaît, le taux de mélatonine dans le sang s'élève. La mélatonine joue un rôle essentiel dans le processus du sommeil. La quantité de mélatonine libérée dépend de la quantité de sérotonine produite pendant la journée. Pour produire de la sérotonine, le corps a besoin de lumière naturelle ou d'un éclairage artificiel qui couvre le spectre complet des couleurs, y compris le rouge. Une comparaison du spectre de la lumière naturelle avec le spectre des lampes artificielles utilisées est un réel critère de choix. Les fabricants disposent de cette information, n'hésitez pas à leur demander.

Les caractéristiques techniques des éclairants doivent se rapprocher le plus possible de celles de la lumière naturelle : soit un indice de rendu des couleurs de 100 ou proche de 100, une couverture du spectre de couleurs proche du spectre de la lumière naturelle et une température de couleurs d'environ 5 500 °K. Notons qu'en France la lumière du jour est associée à une température de couleur de 6 500 °K, lumière bleutée froide ; la norme allemande DIN préconise comme norme simplement une température de couleur supérieure à 5 000 °K.

Ainsi l'ambiance lumineuse d'une salle de soin peut entraîner des sensations de confort ou d'inconfort. Par exemple, un plafonnier d'un blanc froid et vif peut être une source de stress supplémentaire pour le patient, et deviendra vite fatigant pour le praticien et son personnel. Une lumière chaude et feutrée conduira, quant à elle, à une sensation de confinement désagréable.

L'éclairage du cabinet

Règles générales

- Il est nécessaire de **gérer les ambiances lumineuses selon la destination fonctionnelle** de chaque pièce. Il s'agit donc de distinguer les lieux cliniques (salles de soins, de chirurgie, de stérilisation et laboratoire) de ceux qui ne le sont pas (réception, bureau, salle d'attente, couloirs de circulation, salles de repos du personnel). Dans les zones non cliniques, il est recommandé de séparer les espaces de travail des espaces de détente. Il faut donc affecter la bonne couleur de lumière aux différents lieux : ceux où l'on se détend, les pièces de travail non cliniques et les salles opératoires.
- Il est fortement conseillé de **proscrire les sources éblouissantes** (généralement énergivores) du type halogènes et ampoules à incandescence. Elles consomment 5 fois plus d'énergie et produisent 5 fois plus de chaleur que les luminaires à LED.
- Il est recommandé de **préférer les luminaires qui cachent les sources à la vision directe de l'œil**. Il s'agit donc de choisir des appliques murales et des lampadaires indirects, des spots encastrés en basse luminance (tubes invisibles à l'œil). Pour la salle de soins, il est généralement préconisé de s'orienter vers des luminaires en « lumière du Nord » (éclairement indirect majoritaire). La reproduction du spectre D65 de la lumière naturelle est recommandée. Dans ce spectre, l'œil vieillit beaucoup moins qu'en lumière artificielle froide.
- **Éviter une lumière déprimante**. La salle de soins ne doit pas faire penser à une salle de dissection !
- **Choisir des luminaires faciles à nettoyer** : de la poussière dans et sur les luminaires, des traces douteuses sur la coupole de votre scialytique sont des réservoirs à microbes. L'attention de votre patient y est portée pendant toute la durée des soins. Aussi, assurez-vous que les luminaires des zones de soins et de stérilisation soient facilement désinfectables.
- **Assurer le maintien d'un éclairage constant** durant la journée de travail à l'aide de stores électriques pour la gestion des flux lumineux extérieurs. Il s'agit

d'empêcher les excès d'éclairement naturel (soleil direct), de garder la lumière artificielle à l'intérieur, mais aussi de maintenir la visibilité sur l'extérieur pour éviter les effets claustrophobiques.

- **Le scialytique doit éviter l'accélération de la polymérisation** : ce phénomène est dû à la quantité et à la proportion dans la lumière des bleus. Évitez les scialytiques dont les niveaux d'éclairement sont trop élevés. Pour le choix du plafonnier, préférez les luminaires à LED complexes D65. Ils entraînent une réduction importante de la photopolymérisation des composites et des adhésifs. À noter que certains scialytiques sont équipés de filtres orange amovibles à placer lors de la réalisation des composites. La température de couleur est alors paramétrée sur 3 000 °K pour empêcher l'activation des matériaux composites.

Les différentes sources d'éclairage

▸ Éclairage du plafond

Il s'agit de la zone la plus courante où des lampes fluorescentes sont installées. Les lumières idéales doivent être bien proportionnées avec des émissions de lumière équilibrées. Si elles sont placées correctement, elles peuvent contribuer à améliorer l'expérience globale du patient.

▸ Éclairage opératoire

Il s'agit de la zone où les praticiens effectuent leurs interventions, voire les opérations chirurgicales et autres. L'éclairage est donc primordial pour cette zone. La plupart des éclairages opératoires installés là sont désormais des éclairages LED. La plupart des cabinets sont équipés de lampes fixées sur une colonne au fauteuil, tandis que d'autres utilisent des lampes montées au plafond ou au mur.

▸ Éclairage par les fenêtres

L'éclairage artificiel dans les cabinets dentaires est toujours un prérequis, quelle que soit la quantité d'éclairage extérieur provenant des fenêtres. Cependant, il est toujours bon d'envisager d'avoir une source de lumière naturelle pour améliorer la correspondance des teintes ainsi que le confort des équipes et des patients.

Il est conseillé d'installer une fenêtre dans la salle de soins. Les fenêtres orientées vers le nord sont idéales pour les sources de lumière naturelle. Nous déconseillons, sauf obligation, les salles borgnes, fatigantes en fin de journée.

Éclairage des différentes salles du cabinet

▸ Zone de réception et salle de repos

Zone d'accueil

C'est l'image du cabinet ! Il convient ici de trouver le bon équilibre entre l'esthétique et le respect d'un niveau d'éclairement conforme pour la zone de travail (500 lux au-dessus d'un plan de travail).

Zone d'attente

Ici, les éclairages indirects capables de créer une atmosphère plus chaleureuse sont très utiles. Les nouveaux patients peuvent être inquiets. Les surprendre par un éclairage graphique peut créer une ambiance détendue propice à les rassurer. Attention toutefois, dans la salle d'attente, trop de lumière peut empêcher vos patients de se détendre (de même d'ailleurs pour votre bureau ou votre salle de repos).

Zones de circulation

Il s'agit là de guider les patients en créant une forme de signalétique fondée sur la lumière.

▶ Salles opératoires (SO)

Lumière naturelle dans la salle de soins

En théorie, la lumière naturelle n'est pas indispensable dans notre salle de soins. Cependant, comme nous l'avons déjà indiqué, elle favorise notre équilibre physiologique et psychologique en évitant l'impression de confinement. Les praticiens exerçant dans des salles borgnes se plaignent toujours de l'impact négatif de ces dernières en fin de journée.

Couleurs de la salle de soins

Afin d'éviter un éblouissement par réflexion, toutes les surfaces présentes doivent être mates ou dépolies. Il est recommandé d'éviter les blancs trop clairs et réfléchissants dans notre champ de vision.

Il est recommandé d'avoir un pourcentage de réflexion :
- supérieur ou égal à 70 % pour le plafond ;
- supérieur ou égal à 50 % pour les murs ;
- inférieur ou égal à 25 % pour le sol et les meubles.

Un blanc mat pour le plafond et les murs se situant hors de notre champ de vision conviendra. On recommande un sol foncé et une teinte pastel pour les murs visibles lors du travail en bouche.

Afin de ne pas avoir d'effets de contraste, il est déconseillé de choisir des couleurs qui ont une complémentaire pour ne pas avoir de persistance rétinienne. Il est possible de choisir des nuances de gris ou de brun pour ne pas affecter notre perception des couleurs. En dehors du champ de vision au fauteuil, il sera bien entendu possible de placer des touches de couleurs pour donner un peu de fantaisie.

Enfin, il est important d'harmoniser la couleur des murs, des sols et du fauteuil dentaire.

Éclairage de la salle de soins

Les salles de traitement sont des zones sensibles aux couleurs. Elles doivent bénéficier d'un « éclairage équilibré » afin d'exercer dans les meilleures conditions. Cela signifie idéalement un IRC de 100. Dans la pratique, ce résultat est difficile à obtenir.

- **Les trois zones lumineuses de la salle opératoire**

La salle de soins peut être divisée en trois zones (fig. 7.2), chacune bénéficiant d'un éclairage spécifique. Nous vous recommandons d'être particulièrement attentif aux transitions entre ces zones afin de limiter les efforts d'adaptation des yeux. Ces zones doivent apporter un bon éclairage intrabuccal, éviter l'éblouissement et préserver le rendu des couleurs.

- La **zone 1** correspond au champ opératoire, à savoir la cavité buccale. C'est là que le niveau d'éclairement doit être le plus élevé. L'objectif est de permettre de voir parfaitement l'intérieur de la bouche afin de réaliser un travail précis. L'acuité visuelle du praticien doit donc être proche de 100 %. L'éclairage opératoire doit se situer dans une moyenne de 20 000 à 25 000 lux (certains éclairages chirurgicaux ont même une intensité lumineuse encore plus élevée, jusqu'à 55 000 lux).

  L'éclairage coaxial par lampe frontale est aujourd'hui une alternative voire un complément pour l'éclairage du champ opératoire *(voir le chapitre 14 : « Les aides visuelles »)*.

  Du niveau d'éclairement de la zone 1 découle celui des zones 2 et 3.

- La **zone 2** correspond à la zone de travail : le fauteuil et ses tablettes, les éléments de rangements et les meubles à portée de main du praticien et de son assistante. **Afin d'éviter la fatigue due au phénomène d'adaptation visuelle lorsque l'on sort du champ opératoire, il est nécessaire de ne pas réduire**

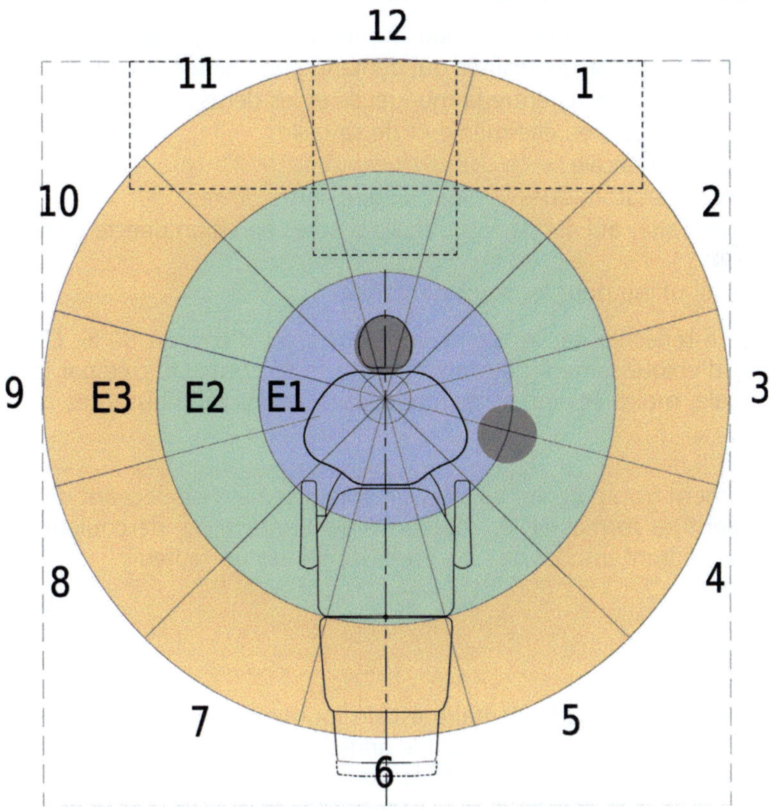

Fig. 7.2 Les trois zones lumineuses de la salle opératoire (© Binhas Global Dental School).

brutalement l'éclairage global de cette zone. Cette réduction doit se faire par paliers :

- un premier palier est constitué par la zone située à proximité immédiate de la bouche : elle doit recevoir un éclairage de l'ordre de 2 000 lux, qui est celui recommandé pour les postes de travail dentaires. Un plafonnier situé au-dessus du plan du fauteuil constitue un bon choix. La réflexion de la lumière sur le plafond et les murs assurera une pièce sans contraste ;
- un deuxième palier est constitué par l'éclairement dans le reste de la salle de traitement, où s'effectuent les différentes opérations n'ayant pas lieu en bouche. Il pourra se situer aux alentours de 800 à 1 000 lux, sans jamais dépasser 1 200 lux.

- La **zone 3** est constituée par les espaces de circulation et de préparation. Pour ces espaces non cliniques (couloirs et accueil), un éclairage d'environ 500 lux est suffisant (norme 12464-1).

À noter que certains spécialistes conseillent de réaliser un éclairage du sol vers le plafond.

- **Particularité du champ opératoire, contraste et éblouissement**

Le champ opératoire présente beaucoup de contraintes visuelles, du fait :

- de la précision des actes réalisés qui demande une acuité visuelle extrême ;
- des contrastes présents entre la muqueuse et les dents ;
- de la cavité buccale en elle-même et de sa taille ;
- de l'ouverture buccale ;
- des éléments anatomiques voisins : langue, joues, lèvres ;
- du secteur traité, qui est parfois difficile d'accès en vision directe et ne reçoit pas de lumière ;
- du matériel utilisé pour les soins dentaires.

La lumière réfléchie par les dents antérieures est d'environ 80 %. Elle peut être une source d'éblouissement notamment à cause du contraste créé par le reste de la cavité buccale, moins éclairé, et les muqueuses, moins réfléchissantes.

Un éclairement trop puissant va créer un éblouissement empêchant de distinguer correctement les formes et les couleurs. Une température de couleur et un IRC inadaptés rendront impossibles les prises de teintes au fauteuil.

- **Le scialytique**

L'objectif d'un scialytique dentaire est de fournir des niveaux d'éclairage appropriés à la zone de traitement, assurant le praticien d'une lumière adaptée à son acte. En outre, il doit également assurer le confort du patient. Plusieurs études ont démontré que les caractéristiques de la source de lumière, en termes de température de couleurs et d'intensité lumineuse, peuvent influencer le niveau de concentration, améliorer l'exécution des activités intellectuelles et réduire la possibilité d'erreurs. Tous ces aspects représentent les effets non visibles de la lumière.

L'utilisation des puissances maximales du scialytique est à éviter car la réflexion de 80 % de sa lumière sur les dents va directement dans les yeux. En raison des raisons invoquées ci-dessus, l'éclairage du champ opératoire s'effectue donc toujours à l'aide du scialytique combiné au plafonnier. Le scialytique ne s'utilise jamais seul. Cela engendrerait de trop forts contrastes néfastes pour les yeux.

Il faut absolument éviter de mal positionner son scialytique. **L'éblouissement du praticien par vision directe de la source lumineuse** est un piège dangereux pour ses lombaires. Inconsciemment, il s'adaptera en adoptant une position inadéquate. Le diagnostic et la réalisation des actes doivent se faire sous une lumière mettant en exergue ce que l'on doit voir, à savoir les jaunes et les rouges (dentine, fractures, caries, ulcérations, sang). Pour le scialytique, il faut donc éviter la lumière froide, qui a tendance à donner un aspect cyanosé à la gencive, mais rester sur le blanc neutre. Les travaux esthétiques doivent être exécutés le plus près possible de la lumière du jour. C'est la raison pour laquelle les plafonniers dentaires sont en couleur « lumière du jour ».

Le scialytique se place généralement à 70 cm de la bouche du patient, hors du champ de vision. La lumière émise doit être uniforme et couvrir l'ensemble de la zone de travail.

Le niveau d'éclairement doit être réglable de 8 000 à 20 000 lux. Selon la précision des travaux à effectuer et son âge, le praticien travaillera avec plus ou moins d'éclairement. En effet, la puissance maximale d'éclairement ne doit être utilisée que pour des travaux ponctuels de haute précision ; il faut ensuite revenir à un éclairement de 10 000 à 15 000 lux pour les travaux courants afin de ne pas affecter sa vue.

Pour la température de couleur, on essaiera toujours de se rapprocher d'une lumière naturelle, mais le plus important est d'avoir un spectre de lumière équilibré.

- **Le plafonnier**

Son rôle est d'éclairer suffisamment la salle de soins afin d'éviter d'être ébloui quand notre regard passe du champ opératoire à une autre zone. Il doit se rapprocher de la lumière du jour pour avoir un rendu de couleur le plus fidèle possible.

On en trouve de différents types et de différentes formes. Ces dernières sont importantes du fait que la diffusion et la répartition de l'éclairage doivent être les plus uniformes possibles sur toutes les surfaces de la salle de soins. Des zones sombres ou trop peu éclairées dans notre champ visuel créent un contraste lumineux obligeant à une adaptation visuelle répétée. L'éclairage peut être seulement direct ou direct/indirect, ce qui permet en éclairant le plafond et les murs d'avoir une pièce sans contraste lumineux. Un éclairage à forte composante indirecte permet la réflexion de la lumière sur le plafond et sur les murs, réduisant ainsi le risque de contraste dans la pièce. En revanche, les dalles encastrées, qui fournissent une lumière directe uniquement, entraînent un contraste d'éclairement important. Les plafonniers peuvent être encastrés ou suspendus.

Un éclairage inadéquat de la salle de soins est également synonyme de gestes moins précis et d'erreurs d'appréciation des contrastes. La cavité buccale est une zone réduite et difficile d'accès. Il est essentiel de pouvoir accéder à toute sa largeur et toute sa profondeur. La perception des détails, des couleurs ou des profondeurs de champ peut être altérée par un mauvais éclairage de cette zone.

La teinte des obturations, des prothèses et des céramiques doit s'approcher le plus possible de la teinte des dents du patient. Chose impossible sans lumière adaptée : la lumière artificielle de la salle de soins doit posséder les caractéristiques les plus proches possibles de la lumière du jour. Aussi est-il recommandé de privilégier les appareils totalement conformes au D65 (illuminant qui concerne la « lumière du jour »). Le niveau de confort sera meilleur.

- **La prise de teinte**

De nombreux facteurs peuvent perturber le choix de la bonne teinte (la plus similaire à la dent de référence).

Attention ! La qualité de l'éclairage de la salle opératoire et celle du laboratoire peuvent être différentes. Il est conseillé d'être vigilant sur ce point.

Pour éviter d'aggraver les contrastes, le choix de la teinte devrait être réalisé avant l'anesthésie pour ne pas modifier la couleur des tissus parodontaux. Plus généralement, il est conseillé de prendre la teinte en début de séance. La sélection doit être rapide (se fier de préférence au premier choix) car, après 5 minutes, les yeux fatiguent. Le mieux est de comparer dent et teintier par tranche de 10 secondes. De plus, tout l'environnement doit être aussi neutre que possible. Demandez aux patientes de retirer leur rouge à lèvres et couvrez les vêtements de couleur vive avec un tissu de couleur grise.

Les photos avec teintiers et les spectrophotomètres sont de bonnes alternatives à cette prise de teinte, qui peut s'avérer subjective.

- **Autres sources de lumière en salle opératoire**

Citons, pour mémoire, les autres sources lumineuses de la salle opératoire, qui ont aussi un impact sur l'éblouissement :

- les lampes quartz tungstène halogène ;
- les lasers ;
- les instruments fibrés ;
- les éclairages frontaux ;
- les lampes à photopolymériser.

▶ Zone de stérilisation

La salle de stérilisation est l'endroit où les lumières vives sont les plus importantes. C'est là que sont effectués les contrôles de nettoyage d'instruments anfractueux et de petite taille. Par ailleurs, le nettoyage des instruments doit être parfait. Le contrôle visuel est donc primordial. C'est pourquoi il est essentiel d'avoir une vue parfaite dans cette zone de travail. Là doit être utilisé un éclairage plus froid que la lumière du jour (supérieur à 5 500 °K). Une lumière bleutée d'environ 6 500 °K à 7 000 °K démontre l'attention portée à l'hygiène et l'asepsie. Vous pouvez également vous aider de filtres (rouge ou bleu) pour bien séparer les zones propres et sèches des zones humides et sales. Une loupe sur pied avec éclairage intégré doit être positionnée dans cette zone afin d'améliorer ce contrôle de nettoyage.

▶ Les autres salles du cabinet

Éclairage d'ambiance

Il a pour fonction d'éclairer l'ensemble de l'espace de travail. Il est également utilisé pour créer un environnement confortable qui aide les patients à se sentir en confiance et calmes. Un éclairage bien équilibré réduit la fatigue oculaire qui peut potentiellement entraîner des maux de tête fréquents et de la fatigue.

Lampes hors salle de soin

Elles ont pour rôle de rendre les lieux agréables et fonctionnels pour tous : praticiens, équipe et patients. Il en existe de formes très variées : appliques murales, dalles ou spots intégrés, lampes de bureau, lustres... La lumière diffusée pourra être plus ou moins intense et chaude selon l'ambiance souhaitée.

Influence des murs, des planchers et des fenêtres

Selon les luminaires utilisés, la lumière présente dans une pièce est, en partie, réfléchie par les murs et les autres mobiliers. La couleur des murs et des meubles a, ainsi, un impact sur la température de couleur et l'IRC de la lumière. La saturation et la luminosité de leur couleur et la réflectivité des surfaces déterminent l'ampleur de cette influence.

Une façon simple d'éliminer l'influence de la teinte des fenêtres est de fermer les volets lors de la réalisation des traitements où la couleur est primordiale.

Au-delà des principes d'éclairage, la couleur et la décoration de la pièce sont des facteurs très importants du bien-être au travail. À vous de déterminer ce qui vous convient le mieux. Évitez les surfaces de couleurs saturées : préférez des meubles et des murs plutôt clairs. Le plafond, qui est un diffuseur de lumière précieux, doit rester blanc mat pour favoriser l'uniformité de la lumière dans la pièce et éviter des brillances dérangeantes. Le sol et les plans de travail seront de préférence plus sombres pour éviter les réflexions et les éblouissements fatigants qui en découlent.

Recommandations pour l'éclairage du cabinet

Il est évident que votre capacité à créer un cabinet idéalement éclairé dépend de l'influence que vous pouvez avoir sur le choix des matériaux de surface, des luminaires et des ampoules utilisés. Nous conseillons au praticien soucieux des couleurs d'utiliser un colorimètre et de régler avec précision la lumière totale disponible dans les salles de traitement en plaçant des filtres appropriés.

Effets de la lumière sur le bien-être et la qualité de vie

La lumière fait partie de notre quotidien. Son impact est aussi important sur le plan physiologique que psychologique. Souvenons-nous que c'est elle qui joue également le rôle de régulateur de l'horloge biologique du corps. Les rythmes biologiques circadiens (24 h) contrôlent évidemment l'alternance veille-sommeil, mais aussi la température corporelle, la pression artérielle, le rythme respiratoire... Ils sont aussi influencés par l'environnement, comme l'alternance entre lumière et obscurité. L'épiphyse produit une hormone, la mélatonine, qui envoie l'information sur l'alternance lumière-obscurité à l'ensemble du corps. Celle-ci élabore et stocke la sérotonine puis, lorsque la luminosité baisse, elle la transforme en mélatonine, qui va induire le sommeil, la baisse de la température corporelle... Chez l'homme, la sécrétion de mélatonine est maximale la nuit, avec un pic entre 3 h et 5 h. Lorsque les yeux sont exposés à la lumière, la transformation de la sérotonine en mélatonine est inhibée et la production de mélatonine fortement réduite. Il est important de prendre en compte cet aspect dans le bien-être au travail. Depuis quelques années, la littérature médicale fait état d'un syndrome dépressif pendant l'hiver : le SAD *(Seasonal Affective Disorder)*, directement lié à une insuffisance de lumière. Dans le traitement du SAD, il semble que l'exposition à une lumière suffisamment vive quotidiennement améliore la qualité de vie.

Conclusion

Rappelons que tous les éclairages artificiels ne se valent pas : l'indice de rendu des couleurs, la température de couleur en degré Kelvin et la couverture du spectre complet des couleurs sont des éléments clés à connaître pour avoir la garantie d'un éclairage proche de la lumière du jour.

La qualité de l'éclairage peut avoir un impact considérable sur notre santé et sur notre travail. Un bon éclairage permet en particulier :

- d'avoir un éclairage intrabuccal optimal ;
- d'éviter les éblouissements du praticien, de l'assistante et du patient ;
- d'obtenir le meilleur rendu possible des couleurs ;
- de garantir le bien-être du patient, de l'équipe dentaire et du praticien.

Remplir ces objectifs, c'est donc assurer la qualité des soins, améliorer ses conditions de travail et, donc, être très efficient, c'est-à-dire efficace et décontracté.

8

Responsabilité sociale des entreprises (RSE) dans le domaine dentaire

La responsabilité sociale des entreprises (RSE) est un concept crucial qui traduit l'engagement des entreprises envers le développement durable. Elle est applicable à toutes les organisations, peu importe leur taille, leur statut ou leur secteur d'activité, y compris les cabinets dentaires. Aujourd'hui, l'adoption de pratiques durables ne relève plus de la simple tendance, mais d'une nécessité éthique et professionnelle (fig. 8.1). Or, le secteur dentaire est à forte consommation d'énergie, avec l'utilisation abondante de l'eau, de l'électricité, des matières premières et des produits chimiques.

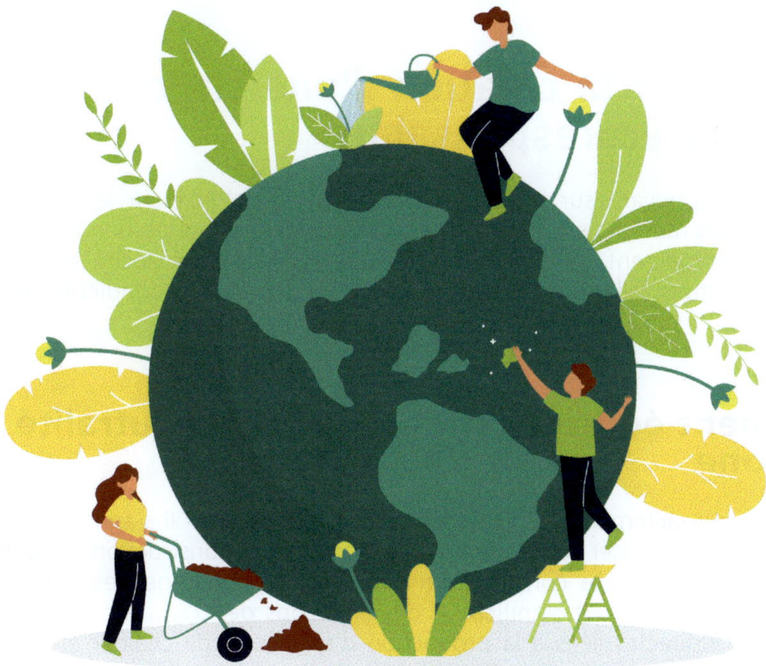

Fig. 8.1 La responsabilité sociale des entreprises (RSE) dans le domaine dentaire est, aujourd'hui, un sujet fondamental (© Freepik).

L'écoresponsabilité dans les cabinets dentaires

L'écoresponsabilité se manifeste à travers des mesures matérielles et organisationnelles destinées à minimiser l'impact environnemental des activités. Elle engage la responsabilité des cabinets car tout mode de vie, de consommation ou de production, y compris dans nos cabinets, doit intégrer cette dimension environnementale. L'environnement est un déterminant majeur de la santé, essentiel à l'amélioration des conditions de vie et du bien-être général. Protéger l'environnement revient à promouvoir la santé de tous. Les politiques et pratiques de gestion, de contrôle et de prévention des risques environnementaux sont donc vitales pour la santé des populations actuelles et futures.

Le secteur dentaire a pris des mesures significatives pour s'aligner sur ces principes de RSE. Des structures comme l'Office national dentaire pour l'environnement (ONDE), créé en 1998, et la filière de recyclage Recydent, initiée par l'industrie dentaire en 2008 et reprise par Récyclum en 2013, illustrent cet engagement. Ces initiatives démontrent que le secteur dentaire ne se contente pas de suivre les tendances mais joue un rôle actif et précurseur dans la mise en œuvre de pratiques durables.

L'objet de cet ouvrage n'étant pas de développer ce thème, pourtant majeur, nous nous contenterons d'en considérer les implications sur le plan de la conception architecturale.

Impact sur la création d'une structure dentaire écoresponsable

En nous appuyant sur la Charte promulguée par l'ADF sur le développement durable, nous mettons en lumière l'impact significatif d'une gestion écoresponsable dans l'aménagement de structures dentaires. L'écoresponsabilité englobe divers aspects critiques, allant de la construction à l'utilisation quotidienne des locaux (fig. 8.2).

Bâtiment écoresponsable : vers la neutralité carbone

Qu'est-ce exactement qu'un bâtiment écoresponsable ? Il s'agit d'une structure conçue pour minimiser son empreinte carbone dès sa construction et tout au long de son cycle de vie. La construction traditionnelle et l'usage des bâtiments sont responsables d'une part significative des émissions de CO_2, avec des implications directes et indirectes liées à la production d'électricité, de chaleur et autres émissions. Selon le ministère de la Transition écologique, le secteur du bâtiment représentait jusqu'à 45 % de la consommation énergétique nationale, et environ 27 % des émissions de CO_2 en 2018.

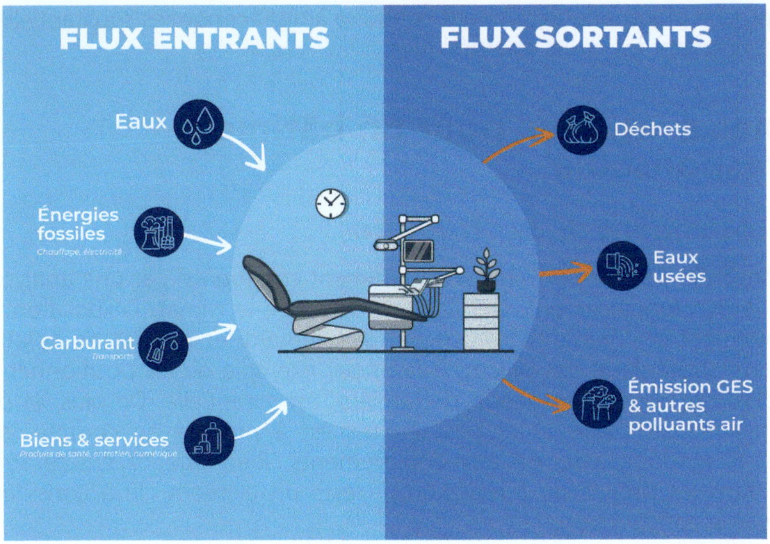

Fig. 8.2 Flux entrants et sortants dans le cabinet dentaire (© Binhas Global Dental School)[1].

Pour atteindre l'objectif de neutralité carbone d'ici 2050, nous devons repenser radicalement nos approches de construction et d'utilisation des bâtiments. Cela nécessite :

- la réduction de la consommation énergétique ;
- la révision de l'occupation de l'espace ;
- la minimisation de la pollution sur les chantiers.

Ces changements représentent une transformation fondamentale dans la manière dont nous envisageons l'aménagement des espaces de travail dentaires. En se concentrant sur ces principes, les chirurgiens-dentistes pourront respecter leur engagement envers le développement durable.

Les normes et labels pour la construction durable

Le ministère de la Transition écologique a établi diverses normes et réglementations pour encourager la rénovation énergétique des bâtiments en France. En parallèle, des organismes privés ont développé des labels pour promouvoir des pratiques de construction plus respectueuses de l'environnement. Ces certifications et labels sont essentiels pour orienter les projets de rénovation vers plus de durabilité. En vrac, citons les principaux : la norme BBC (bâtiment basse consommation), le label BEPOS (bâtiment à énergie positive) ou le label E+C– (label Énergie + Carbone –), qui valorise les bâtiments à énergie positive et à faible empreinte carbone. Il s'agit de quelques exemples parmi les normes et labellisations existantes, outils précieux pour quiconque envisage de rénover ou de construire de manière écoresponsable. Ils servent de guide pour atteindre des performances énergétiques élevées tout en réduisant l'impact environnemental des bâtiments. Adopter ces standards constitue

1. Inspiré du dossier ADF « Démarche écoresponsable ».

une approche pragmatique qui peut conduire à des économies substantielles à long terme concernant les coûts énergétiques.

Bonnes pratiques pour un bâtiment écoresponsable

▶ Emplacement de la structure

La conception écoresponsable d'un bâtiment commence par une analyse approfondie de son emplacement. Des facteurs tels que le climat, l'exposition au vent, l'ensoleillement et l'humidité influencent directement les besoins en isolation. Une orientation stratégique des pièces, évitant par exemple de les positionner au nord lorsqu'elles nécessitent beaucoup de lumière, est essentielle. De plus, la proximité des transports en commun et des services est à prendre en compte, réduisant l'empreinte carbone associée aux déplacements. Bien que ce critère soit moins flexible dans les projets de rénovation, il reste un élément clé à considérer pour une nouvelle construction.

▶ Isoler le bâtiment

L'isolation est un aspect crucial de la construction durable, permettant de réaliser des économies d'énergie significatives. Il est essentiel de s'assurer que tous les ponts thermiques soient correctement isolés, y compris les murs, le sous-sol, les combles, sans oublier les réseaux de chauffage et d'eau chaude dans les zones non chauffées. L'utilisation de fenêtres à double ou triple vitrage est également recommandée pour prévenir les pertes de chaleur et bloquer l'entrée du froid, contribuant ainsi à une meilleure efficacité énergétique globale.

▶ Choisir des matériaux écoresponsables

L'utilisation de matériaux durables et non polluants est fondamentale dans l'architecture écologique. Privilégier des matériaux comme le bois massif non traité, la terre crue, l'argile, le chanvre mélangé à de la chaux, le lin et la ouate de cellulose favorise non seulement la durabilité mais contribue également à un environnement intérieur plus sain. Ces matériaux permettent de réguler naturellement l'humidité et offrent d'excellentes propriétés isolantes. Opter pour des peintures naturelles améliore aussi la qualité de l'air intérieur, en évitant l'émission de composés organiques volatils.

Ces stratégies ne sont pas simplement des améliorations techniques ; elles représentent un engagement profond envers la construction de futurs bâtiments qui préservent notre santé, notre environnement, et soutiennent notre responsabilité sociale. En intégrant ces principes, les concepteurs et les propriétaires de bâtiments peuvent jouer un rôle actif dans la réduction de l'impact environnemental et dans la promotion d'un avenir durable.

▶ Optimiser le système de chauffage et de ventilation

Le chauffage

L'efficacité énergétique de votre cabinet commence par le choix judicieux de votre système de chauffage. Il est recommandé d'éviter les équipements fonctionnant avec des énergies fossiles et de privilégier des alternatives plus durables. Les options telles que les pompes à chaleur air-eau ou les panneaux photovoltaïques sont non seulement plus respectueuses de l'environnement, mais aussi plus économiques à long terme. Le chauffage représente une part significative, jusqu'à la moitié, de la consommation énergétique d'un cabinet. Il est donc essentiel de gérer judicieusement les températures :

- augmenter la température de 1 °C dans votre cabinet peut augmenter la consommation d'énergie de 7 % ;
- la température idéale pour un confort de jour est de 20 ou 21 °C ; réduisez-la à 17 °C pendant la nuit et à 15 °C en cas d'absence prolongée ;
- l'eau chaude représente également environ 20 % de la consommation énergétique. Il est conseillé de régler votre chauffe-eau à 60 °C pour optimiser l'efficacité.

La ventilation

La ventilation est cruciale non seulement pour la santé des occupants mais aussi pour la réduction de la consommation énergétique. Un espace bien ventilé est moins sujet à la pollution. Il offre un environnement plus sain et maintient une température agréable, réduisant ainsi les besoins en chauffage. Une bonne ventilation assure un confort thermique optimal et contribue à l'élimination des agents toxiques, qui peuvent provenir de peintures non naturelles, de produits ménagers, etc. Les exigences accrues en matière de qualité de l'air, notamment en raison de la pandémie de Covid, soulignent l'importance de prêter une attention particulière à ce domaine.

- **Qualité de l'air intérieur**

« Fournir une ventilation adéquate et minimiser les composés organiques volatils (COV) est essentiel à un environnement intérieur sain[1]. »

En nous inspirant de la charte édictée par l'ADF, à laquelle nous vous recommandons fortement de vous référer, voilà quelques points clés à retenir.

Améliorer le bien-être de nos équipes et de nos patients est désormais un impératif non discutable. Aussi devient-il essentiel de considérer sérieusement la qualité de l'air au sein de nos cabinets. Il est bien documenté que l'environnement des cabinets dentaires peut souvent être plus préjudiciable que de nombreux autres milieux de travail, principalement en raison des activités spécifiques que nous y pratiquons. Les aérosols contaminés, les vapeurs toxiques et les particules issues du polissage ainsi que celles provenant de l'utilisation courante de désinfectants et

1. U.S. Environmental Protection Agency (EPA), The American Lung Association (ALA), The Consumer Product Safety Commission (CPSC) and The American Medical Association (AMA). Indoor Air Pollution: An Introduction for Health Professionals. 1994.

d'équipements médicaux (comme les résines), contribuent de manière significative à la dégradation de cet environnement.

De plus, certains polluants émis sont des contributeurs non négligeables à l'effet de serre, par exemple le MEOPA et les composés organiques volatils. L'exposition prolongée à ces substances chimiques est associée à un risque accru de développer diverses affections, incluant des allergies, de l'asthme, des pathologies cardiovasculaires, et même des cancers des voies respiratoires. La pandémie de Covid-19 a mis en lumière la vulnérabilité de notre profession face aux risques aéroportés, renforçant ainsi l'urgence de traiter cette question.

Dans ce contexte, la purification de l'air au sein de nos cabinets prend une importance capitale. Il s'agit d'adopter des technologies avancées pour filtrer efficacement les émanations chimiques et autres polluants atmosphériques, afin de garantir un environnement de travail non seulement sûr mais aussi propice au bien-être de tous les occupants. Ce processus doit être conçu de manière à contrôler efficacement les risques de contamination tout en optimisant le confort et la santé globale de notre équipe et de nos patients. Minimiser l'impact environnemental et la consommation d'énergie est également crucial dans cette démarche.

Aussi est-il impératif de s'équiper, lorsque cela est possible, de systèmes de ventilation mécanique contrôlée (VMC) à double flux et de centrales de traitement de l'air (CTA). Elles représentent des solutions robustes face à ces défis. Faire appel à un spécialiste en qualité de l'air intérieur (QAI) est conseillé pour déterminer les meilleures options disponibles, garantissant ainsi la santé et la sécurité de tous les usagers du cabinet. Ainsi armés de la science et de la technologie, nous pouvons nous attaquer de front à ces enjeux.

Pour aborder la question des systèmes de ventilation, il est essentiel de comprendre le fonctionnement et les différences fondamentales entre les systèmes de ventilation mécanique contrôlée (VMC) à simple flux et à double flux, ainsi que des centrales de traitement de l'air (CTA).

Commençons par clarifier la signification du terme VMC (fig. 8.3) : il désigne la **ventilation mécanique contrôlée**, un système qui utilise des ventilateurs pour renouveler l'air dans une structure. Ce système vise à maintenir une aération générale et permanente de l'espace, assurant un renouvellement constant de l'air vicié, indépendamment des conditions climatiques extérieures, grâce à des ventilateurs qui régulent les flux d'air.

Le système de VMC simple flux travaille sur un principe de base : aspirer l'air vicié des pièces à forte humidité ou pollution, comme les salles de stérilisation ou de soins, et le rejeter à l'extérieur. Ce processus crée une dépression qui nécessite l'introduction d'air extérieur à travers des grilles placées dans les fenêtres. Toutefois, cet air introduit n'est pas traité ni tempéré, ce qui signifie qu'en hiver, par exemple, l'air froid pénètre directement dans les pièces, causant une sensation d'inconfort thermique près des points d'entrée et une perte énergétique importante puisque cet air doit être réchauffé.

En contraste, une VMC double flux ne se contente pas de rejeter l'air vicié mais récupère également la chaleur de cet air pour tempérer l'air neuf qui est introduit. Ce système sophistiqué insuffle de l'air préchauffé *via* un échangeur thermique, évitant les pertes de chaleur et garantissant un confort thermique sans créer de courants d'air froid. L'air introduit passe aussi par des filtres, améliorant ainsi la qualité de l'air intérieur par rapport à un système simple flux.

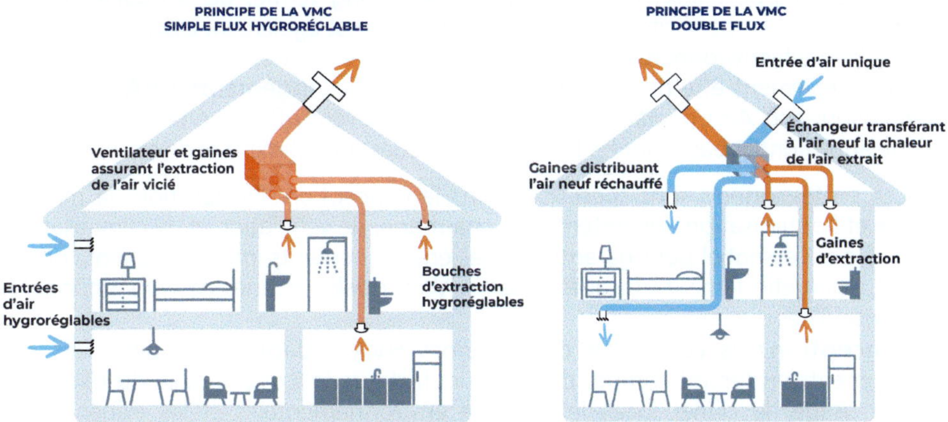

Fig. 8.3 VMC simple flux *versus* VMC double flux (© Binhas Global Dental School)[1].

L'efficacité d'une centrale de traitement de l'air (CTA) (fig. 8.4), quant à elle, repose sur sa capacité à traiter l'air à des niveaux plus complexes, en contrôlant non seulement la température mais aussi l'humidité et la pureté de l'air, ce qui est crucial dans des environnements médicaux où la stérilité et la qualité de l'air sont primordiales.

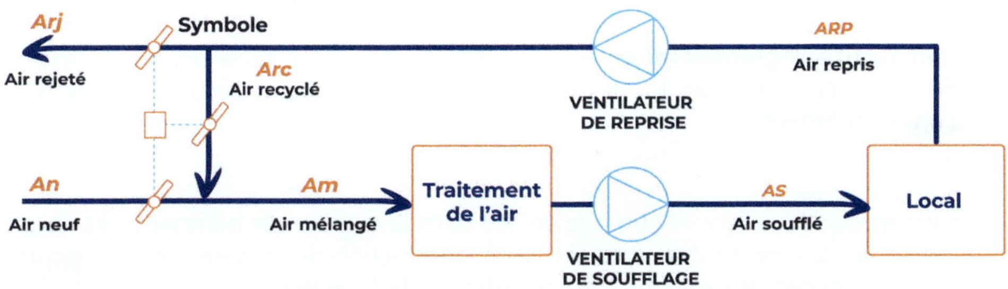

Fig. 8.4 Schéma de circulation du traitement de l'air avec une centrale (© Binhas Global Dental School)[2].

En résumé, le choix entre ces systèmes dépendra de l'importance accordée au confort thermique, à l'efficacité énergétique, et surtout à la qualité de l'air nécessaire dans l'espace concerné. La décision doit être guidée par une évaluation approfondie des besoins spécifiques du lieu et des personnes qui l'occupent, en tenant compte des implications à long terme sur la santé et les coûts énergétiques.

1. Inspiré du dossier ADF « Démarche écoresponsable ».
2. *Idem*.

- **Considérations techniques et économiques**

Choisir le bon système de ventilation nécessite une analyse détaillée des coûts initiaux par rapport aux économies d'énergie à long terme, de la qualité de l'air souhaitée, et des spécificités de l'espace à ventiler. Il est également essentiel de considérer l'impact environnemental et la facilité d'entretien des systèmes. La décision devrait idéalement être prise en collaboration avec des **ingénieurs HVAC** *(Heating, Ventilation, and Air Conditioning)* qualifiés, qui peuvent offrir une perspective technique approfondie basée sur les besoins spécifiques du bâtiment et de ses occupants.

Ces professionnels sont spécialisés dans la conception, l'installation, la maintenance et l'optimisation des systèmes de chauffage, de ventilation et de climatisation. Leur rôle est essentiel pour garantir que les environnements intérieurs soient confortables, énergétiquement efficaces et sains. Voici quelques-unes de leurs principales responsabilités :

- **conception :** ils conçoivent des systèmes HVAC adaptés aux spécificités des bâtiments en tenant compte de plusieurs facteurs tels que la taille du bâtiment, son usage, le climat local, les normes environnementales et les exigences en termes de performance énergétique ;
- **installation :** ils supervisent l'installation des systèmes HVAC pour s'assurer qu'ils sont installés correctement et conformément aux plans et spécifications techniques ;
- **maintenance et réparation :** ils organisent et réalisent la maintenance régulière des systèmes pour maintenir leur efficacité, prévenir les pannes et prolonger la durée de vie de l'équipement ;
- **optimisation :** ils évaluent et améliorent les systèmes existants pour accroître leur efficacité énergétique, réduire les coûts d'exploitation et améliorer la qualité de l'air intérieur ;
- **conformité réglementaire :** ils s'assurent que tous les systèmes HVAC respectent les réglementations locales et nationales en matière de sécurité, de santé et d'environnement.

Les ingénieurs HVAC jouent un rôle crucial dans la création de bâtiments durables et agréables à vivre, tout en contribuant à la réduction de l'empreinte écologique des constructions grâce à une gestion efficace de l'énergie.

Autres aspects de la RSE en cabinet dentaire

Abordons d'abord l'éclairage. L'utilisation des LED et des ampoules basse consommation est un choix judicieux, car elles réduisent la consommation électrique de 75 à 80 %. L'intégration de détecteurs de présence dans les espaces peu fréquentés évite de gaspiller l'électricité en éclairant inutilement des pièces vides. Cela non seulement optimise l'utilisation de l'énergie mais renforce également notre engagement envers des pratiques durables.

Passons ensuite à l'installation radiologique. La mise en place d'équipements émettant des rayonnements ionisants requiert une attention particulière. Il est impératif de déclarer ces installations à l'Institut de radioprotection et de sûreté nucléaire (IRSN) et de s'assurer que le local est aménagé selon les normes en vigueur. Un contrôle annuel est également nécessaire pour garantir la sécurité des équipes et des patients. La décision n° 2017-DC-0591 de l'Autorité de sûreté nucléaire, établie le 13 juin 2017, précise les normes de conception pour ces installations, en remplacement des normes NFC 15-160. En cas de modification des locaux, un rapport technique doit justifier de la conformité des aménagements.

Habitudes écoresponsables

Un bâtiment écoresponsable est un lieu où les habitudes quotidiennes sont alignées avec le respect de l'environnement et une faible empreinte écologique. Des gestes simples comme éteindre les écrans lorsqu'ils ne sont pas utilisés, bien éteindre tout le matériel informatique à la fin de la journée, et utiliser des ampoules à basse consommation peut faire une différence significative. Réaliser un bilan énergétique permet de diagnostiquer les émissions de votre bâtiment et d'identifier les améliorations à apporter pour augmenter l'efficacité énergétique.

En matière de gestion de l'eau, il est conseillé d'investir dans des installations économiques, telles que des toilettes avec économiseur de chasse d'eau ou des robinets avec dispositifs d'économie d'eau, pour réduire le gaspillage.

Enfin, pour la gestion des déchets, il est crucial de comprendre et de respecter les obligations réglementaires en matière de déchets spécifiques à notre spécialité, telles que celles éditées par l'Adème et le Conseil de l'Ordre national des chirurgiens-dentistes. La mise en place d'un local dédié aux déchets d'activités de soins à risques infectieux (Dasri) (fig. 8.5) ainsi que le tri sélectif des déchets plus classiques sont essentiels pour réduire l'impact environnemental de votre pratique.

Ces pratiques ne sont pas seulement des obligations légales ou des gestes de bonne volonté; elles constituent des étapes fondamentales pour garantir un environnement de travail sécurisé, éthique et respectueux de l'environnement, tout en améliorant continuellement notre impact sur le monde autour de nous.

Importance de minimiser les déchets non médicaux

Bien que la réglementation autour des déchets d'activités de soins à risques infectieux (Dasri) soit rigoureuse dans les cabinets dentaires, la gestion des déchets plus courants, tels que le papier, peut être moins encadrée. Il est toutefois possible et recommandé d'adopter des pratiques de tri sélectif conformément aux directives de l'Ordre national des chirurgiens-dentistes.

Réduire notre production globale de déchets contribue directement à une moindre pollution. Adopter une démarche zéro déchet implique plusieurs actions concrètes:

- réduire la consommation de plastique: optez pour des produits recyclables ou exempts de plastique, ce qui diminue considérablement les déchets générés;

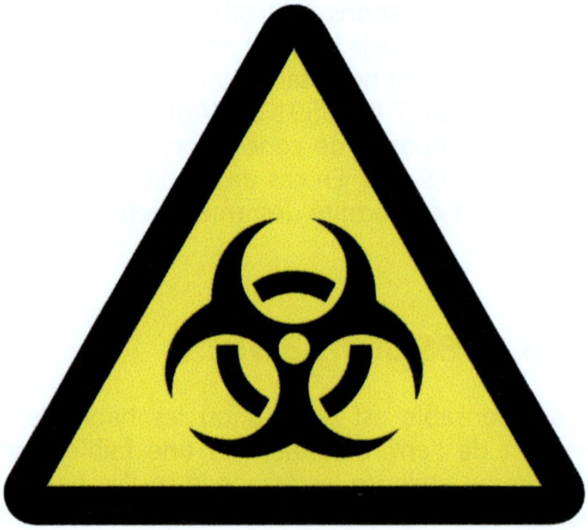

Fig. 8.5 Signalisation concernant les déchets d'activités de soins à risques infectieux (Dasri) (© Freepik).

- implémenter un système de tri et de recyclage : cela facilite la séparation et le traitement des déchets recyclables et non recyclables ;
- réutiliser le matériel obsolète : donnez une nouvelle vie aux équipements et aux meubles qui ne sont plus en usage au sein de votre cabinet ;
- recycler le mobilier : les objets qui ne servent plus peuvent être donnés ou recyclés pour éviter le gaspillage.

Il est également judicieux de penser à des solutions innovantes comme l'utilisation de bacs et de cassettes pour la stérilisation du matériel dentaire *(voir chapitre 11)*. Ce système permet de réduire l'utilisation de plastique, s'alignant ainsi avec les principes de durabilité et de réduction des déchets.

Conclusion sur la responsabilité sociale des entreprises (RSE)

La responsabilité sociale des entreprises (RSE) est devenue une composante intégrale de la pratique de nombreux cabinets dentaires, et cette orientation est grandement valorisée par les patients. En adoptant des pratiques respectueuses de l'environnement et socialement responsables, un cabinet dentaire ne se limite pas à remplir sa mission de soins ; il se positionne également comme un acteur majeur du développement durable. Cela peut conduire à une meilleure réputation et à un bouche-à-oreille positif, éléments cruciaux pour la croissance et la réussite à long terme du cabinet. De plus, une stratégie RSE bien conçue contribue à renforcer la cohésion et le moral de l'équipe dentaire. Les coordinatrices, les assistantes, et autres collaborateurs se sentent partie prenante d'une mission qui dépasse les frontières traditionnelles des soins dentaires. Un cabinet qui valorise et met en œuvre des initiatives durables peut inspirer et motiver l'équipe, lui donnant le sentiment d'œuvrer pour un objectif plus grand et plus significatif.

9

Organisation de la salle de soins

La salle de soins standardisée

La norme ISO 4073 (2009) concerne le « système d'informations relatif à la localisation du matériel dentaire sur le poste de travail du prestataire de soins bucco-dentaires ». Elle propose un schéma qui permet d'analyser la salle de soins avec une méthodologie standardisée (fig. 9.1). Ce schéma consiste en quatre cercles concentriques, dont le centre est la bouche du patient. La distance entre un cercle et

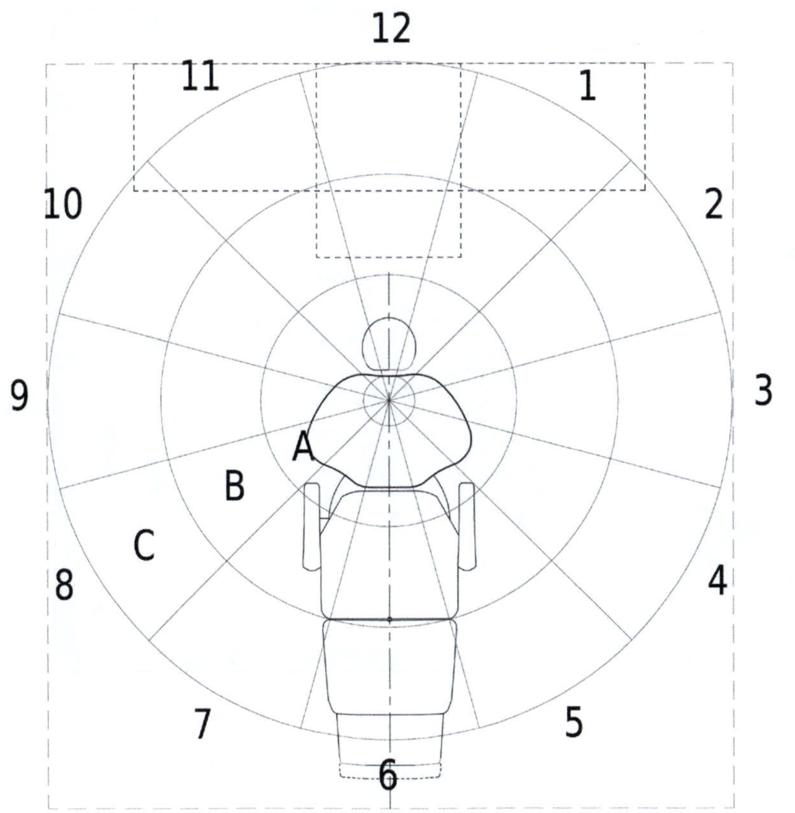

Fig. 9.1 Schéma d'organisation de l'espace de travail (© Binhas Global Dental School).

l'autre représente un demi-mètre. Une zone standard de deux mètres de rayon est ensuite étudiée à partir de la bouche du patient. Sur le troisième cercle, les heures de l'horloge sont inscrites.

À l'intérieur de cette arche circulaire sont dessinés les sept instruments fondamentaux de notre pratique professionnelle, tous disposés autour de la cavité buccale du patient, dont vous avez compris qu'elle doit correspondre à votre point 0, le fauteuil opératoire, point central autour duquel se déroulent les traitements (fig. 9.2).

Les sept instruments en question sont :

- le fauteuil patient
- l'unit : partie coupante (praticien) ;
- l'unit : partie air-eau-AVA (assistante) ;
- le siège praticien ;
- le siège assistante ;
- le mobilier ;
- le plateau de travail.

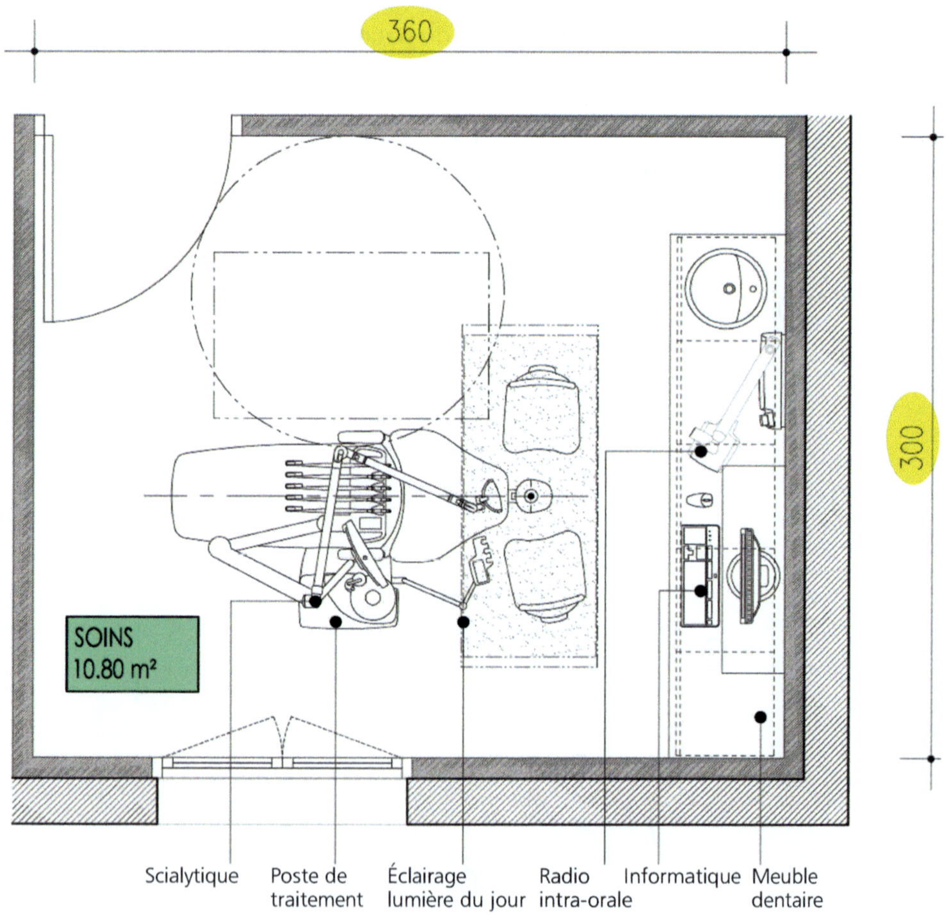

Fig. 9.2 Plan d'une salle de soins optimale (© Cabinet d'architecture WAT).

Dans le paragraphe suivant, nous poursuivons notre démarche logique. Partant du point 0, nous pouvons positionner la cavité buccale du patient. Puis suivant les cercles concentriques de la figure 9.1, nous examinerons les éléments principaux du fauteuil et de l'unit. Nous évoquerons ensuite les différents types de positions possibles entre l'unit et le fauteuil. Une fois déterminée la position de l'unit, nous étudierons l'emplacement des meubles dentaires et du matériel périphérique. Enfin, nous présenterons les différentes zones de circulation entre tous ces éléments.

Le poste opératoire (fauteuil et unit)

« *Les équipements de la salle opératoire (SO) doivent être sélectionnés pour permettre à l'équipe opératoire d'utiliser les éléments essentiels avec un minimum d'efforts et de tension. Ce ne sont pas les opérateurs qui doivent s'adapter à l'équipement mais c'est l'équipement qui doit être adapté aux opérateurs* » (H. Kilpatrick[1]).

Définition et exigences générales

La salle opératoire (SO) est la pièce où l'on effectue uniquement des soins dentaires préventifs et/ou thérapeutiques : pas de stockage, pas de longues conversations. Ces dernières ont leur place dans d'autres salles. De même, il est préférable que la préparation, le rangement et le stockage n'aient pas lieu là non plus. S'ils doivent être pratiqués dans la SO, ils doivent avoir leur propre zone spécifique confinée et, si possible, isolée.

En SO, le patient entre de préférence seul (sauf, éventuellement en orthodontie). L'accompagnateur n'entre que pour quelques informations brèves ou en cas d'incapacité du patient. Dans tous les cas, l'invité ne devrait jamais être présent pendant les traitements. Lorsque de longues séances d'explication sont nécessaires, en présence des proches ou des personnes responsables des frais, il est préférable de mener ces séances dans un cadre moins formel que la SO, comme un bureau privé ou une salle de consultation.

Le fauteuil

Il doit permettre de travailler sur le patient allongé (position de référence préconisée par la FDI) ou avec une inclinaison de 10°-20° au maximum (au-delà, cela implique des postures néfastes à l'équipe soignante).

1. Kilpatrick HC. Simplification du travail dans la pratique dentaire. Études appliquées de temps et de mouvement. Paris : Prélat, 1972.

Son utilisation correcte et complète est très importante. Elle offre de nombreux avantages, parmi lesquels :

- un relâchement total du patient, uniformément soutenu, des pieds à tête, sans sollicitation de points de tension ;
- une meilleure irrigation des centres cérébraux ;
- une meilleure visibilité, directe et indirecte, à l'intérieur de la cavité orale ;
- une meilleure accessibilité dans le travail à deux et à quatre mains ;
- une meilleure organisation de toute la zone de travail ;
- une plus grande facilité pour le travail assis.

Qualités fondamentales requises

- Dossier le plus fin possible.
- Possibilité de soutenir tout le corps du patient, bras compris.
- Autant que possible, mobilité indépendante pour le dossier et pour le siège.
- Possibilité d'être commandé aussi bien côté praticien que côté assistante.
- Tournant autour de l'axe vertical.
- Permettant la position de Trendelenburg (position d'un patient couché sur le dos et dont la tête est placée plus bas que les pieds (position dorso-sacrée déclive).
- Appui-tête ne gênant pas l'appui des épaules.

L'unit

L'unit constitue, sans aucun doute, l'appareillage fondamental de notre profession. En effet, il concentre l'ensemble des instruments dynamiques majeurs utilisés par le praticien. Ce terme regroupe tout le matériel qui, nécessitant un apport d'air comprimé, d'eau ou de courant électrique, a besoin pour fonctionner d'une alimentation électrique. Malgré la variété des modèles existants actuellement, il n'en reste pas moins que sa fonction de base est toujours la même, à savoir un assemblage intégré d'instruments rotatifs. Depuis un certain nombre d'années, il peut également contenir la lampe à polymériser, le bistouri électrique et le détartreur à ultrasons, etc. Nous n'entrerons pas ici dans le détail de chaque matériel, ce qui dépasserait largement le cadre de cet ouvrage.

Les instruments de base de l'unit restent toujours la turbine et les contre-angles (à différentes vitesses). Viennent s'y ajouter des instruments importants tels que la seringue à air-eau (air, eau, spray). Les grandes possibilités offertes actuellement par la miniaturisation, l'électronique et la modularité permettent des ajouts toujours nouveaux. Le travail à quatre mains est facilité par la séparation entre la partie instrumentale côté praticien et celle principalement utilisée par l'assistante. C'est la raison pour laquelle, dans les schémas ISO-DIN, nous trouvons toujours deux parties distinctes : l'une constituée par les instruments rotatifs, l'autre par le groupe aspiration-seringue air-eau. Quant à l'aspect des units, il faut bien reconnaître que la fantaisie des constructeurs n'a pas de limites : on trouve des units accrochés à une colonne (« arbre de Noël »), horizontaux, inclinés, séparés en deux ou en plusieurs parties, etc. Ils existent sous forme fixe, mobile sur kart ou coulissante dans leur ensemble ou en partie. On en trouve de plus ou moins lourds, plus ou moins robustes et même transportables dans une valise.

Les qualités théoriques idéales d'un unit ergonomique peuvent être résumées par la triade: choix entre fouets ou cordons pendants, récupération inerte, double possibilité de travail (à deux ou quatre mains).

▶ Avantages des instruments rotatifs sur cordons à fouets

Ils sont nombreux:

- repérage aisé et facile de chaque instrument;
- saisie facile (soulèvement simple et léger), souvent prédirigée, c'est-à-dire dans l'axe de la bouche;
- remise en place facilitée (contrairement aux instruments à replacer dans un carquois);
- aucun risque pour le patient (en particulier pour les yeux).

▶ Inconvénients des instruments rotatifs sur cordons à fouets

Souvent placés trop haut sur une tablette transpectorale, ils demandent au praticien une élévation du coude et de l'épaule, pouvant entraîner des pathologies de l'épaule et un déséquilibre de la posture ergonomique équilibrée.

▶ Un mot sur l'utilisation du crachoir

Le système d'évacuation des fluides à l'aide des aspirations de forte puissance permet d'imaginer la disparition des crachoirs. En effet, doublées des systèmes d'aspiration à basse vitesse, elles entraînent une évacuation presque totale de la salive et de l'eau des sprays. De plus, depuis la Covid, les normes d'hygiène se sont durcies et se renforceront dans le futur.

Cela signifie une utilisation permanente de l'aspiration à haute vélocité (AHV). En conséquence, soit le praticien travaille seul et doit s'imposer l'utilisation de cette dernière en permanence (ce qui n'est pas très facile), soit cela exige la présence permanente de l'assistante pour un véritable travail à quatre mains.

Si ces conditions sont remplies, les arguments **contre** la disparition du crachoir ne tiennent plus. En effet, les praticiens qui ne l'utilisent déjà plus vous diront tous que les patients n'éprouvent plus le besoin de se rincer en cours de soins puisque l'assistante évacue tous les fluides à l'aide de l'AHV et effectue un rinçage de la bouche à l'aide de la seringue à trois voies.

Par ailleurs, il est recommandé d'organiser un espace destiné au patient en dehors de la salle de soins afin que celui-ci puisse, à la fin de la séance, se rincer, voire se remaquiller pour les femmes. Cette recommandation est valable également pour les units qui possèdent un crachoir. En effet, cet espace permet de libérer la salle de soins plus rapidement. En tout état de cause, le crachoir restant la zone la plus contaminée du cabinet, sa disparition réduit ainsi les risques d'infections nosocomiales de tous types.

Nombreux sont les praticiens qui font passer le bon vouloir des patients au détriment des membres de leur équipe. Ainsi, nombreux sont ceux qui n'envisagent pas de travailler sans crachoir parce que quelques patients n'apprécieraient pas sa suppression. Or, le praticien qui présente une innovation avec une attitude embarrassée projette une image douteuse de l'utilité de cette innovation. Il transmet ce doute au patient et même à son assistante. Les avantages de ces changements ou de ces innovations doivent être expliqués tant au patient qu'à l'assistante. Le praticien convaincu de l'utilité de ce changement l'effectuera en dépit de l'opposition de quelques patients. Aujourd'hui, en un mot, le crachoir doit disparaître des cabinets dentaires.

Positionnement des units par rapport au fauteuil

Les quatre éléments du poste de travail (fig. 9.3)

- Fauteuil patient.
- Unit praticien.
- Unit assistante.
- Meuble.

Les quatre types de positionnement des units par rapport au fauteuil

Les relations entre le fauteuil du patient et l'unit dentaire conditionnent les « concepts de base » pour l'étude des différents systèmes de travail. Ils sont d'une importance fondamentale pour l'analyse de l'agencement des SO (fig. 9.4).

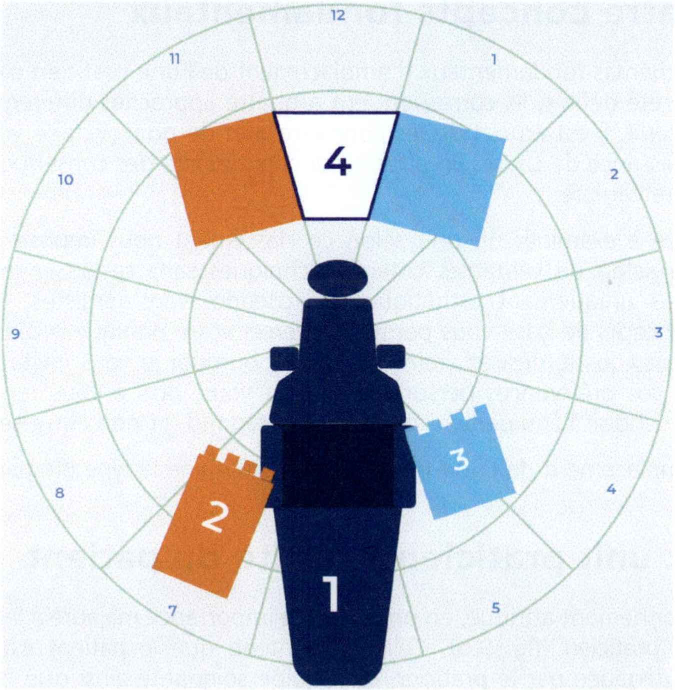

Fig. 9.3 Les quatre éléments du poste de travail : 1. Fauteuil 2. Unit Praticien 3. Unit Assistante 4. Meuble (© Binhas Global Dental School).

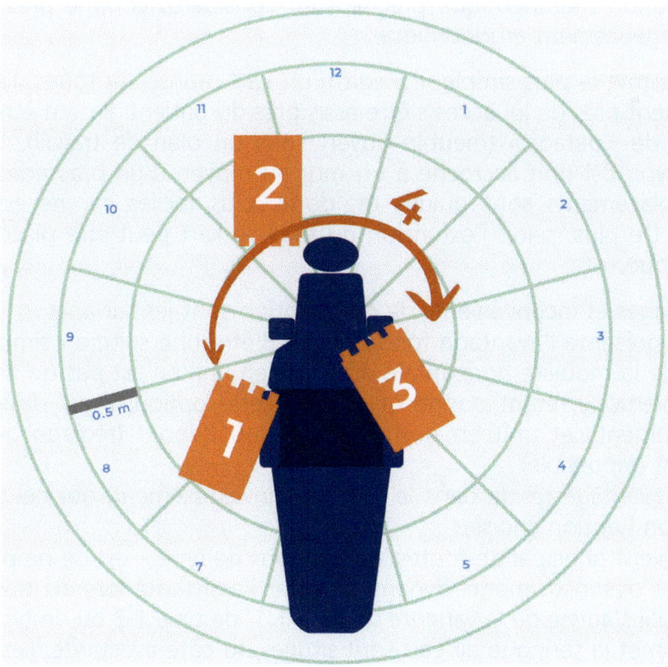

Fig. 9.4 Les quatre types de positionnement de l'unit praticien par rapport au fauteuil. À noter que le positionnement 4 concerne un unit qui peut passer de la position 1 à la position 3 (© Binhas Global Dental School).

Les quatre concepts fondamentaux

Quatre schémas fondamentaux d'emplacement de l'unit praticien par rapport au fauteuil ont été définis. Ils correspondent à quatre approches différentes de l'exercice au fauteuil. Il est crucial de les connaître afin de pouvoir faire votre choix en toute connaissance de cause. En effet, celui-ci entraînera des conséquences tout au long de votre carrière.

Apprendre à examiner un unit selon ce classement nous impose d'évaluer un équipement selon de véritables critères techniques sans se laisser influencer par des solutions uniquement esthétiques ou pseudo-avant-gardistes. Le choix fait selon les concepts de base vous permet d'exercer votre pratique professionnelle de la façon dont vous le désirez vraiment. C'est pourquoi je vous invite à faire votre choix selon vos préférences personnelles, chez vous, puis à vous rendre dans les dépôts pour choisir l'équipement qui vous correspond, et non l'inverse.

C'est l'emplacement de l'unit praticien qui détermine le type d'équipe.

Type 1: unit praticien à droite du patient

Ce positionnement attribue, en priorité, une importance majeure à la compétence clinique du praticien (fig. 9.5). Cela sous-entend que le patient est rassuré par l'assurance dégagée par le praticien et l'équipe soignante ainsi que par le professionnalisme de l'espace de travail. En même temps, dans cette option, on tend à réduire l'importance de la technologie puisque c'est le praticien et son équipe qui détiennent le savoir-faire thérapeutique. Dans cette approche, un diagnostic correct et une exécution thérapeutique précise sont considérés comme plus utiles qu'un unit ou un agencement ergonomique.

Dans sa forme la plus simple, il s'agit d'un kart monté sur roues. Le praticien le tire simplement près de lui après s'être assis près du patient. Il peut être rangé dans une espèce de « garage » (meuble ouvert sous un plan de travail). Une variante consiste à avoir cet unit accroché à un mur au moyen d'un bras articulé. Dans ce cas, les déplacements sont guidés et, donc, plus faciles car nécessitant moins d'attention. De plus, selon l'extension du bras, le kart peut être placé en position transthoracique.

Les avantages et inconvénients de cette option sont les suivants :

- le type 1 présente l'avantage fondamental d'être une solution simple et flexible vis-à-vis de la mobilité horizontale du praticien. Il n'en est pas de même pour la mobilité verticale, étant donné que, dans cette option, il est difficile d'utiliser indifféremment cet unit en position assise ou debout (réglage de la hauteur quasiment impossible) ;
- un autre avantage réside dans le coût de l'investissement, qui peut être raisonnable selon l'option choisie ;
- l'inconvénient principal de toutes les solutions de type 1 est de ne pas permettre le passage des instruments dynamiques par l'assistante lors du travail à quatre mains. Qu'il s'agisse de la variante de type 1.1, de type 1.2 ou de type 1.3, seules l'aspiration et la seringue air/eau sont situées du côté assistante. Les instruments rotatifs restent du côté du praticien, rendant impossible une assistance complète lors du travail à quatre mains. Évidemment, cette remarque ne tient plus si le

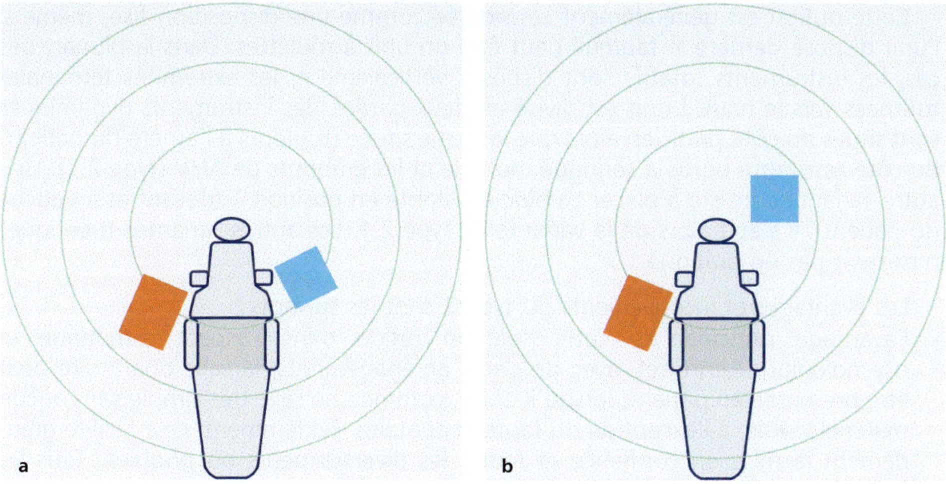

Fig. 9.5 a. Type 1.1 : kart assistante latéral, à gauche du patient.
b. Type 1.2 : kart assistante à gauche et à l'arrière du patient (© Binhas Global Dental School).

praticien travaille seul, comme c'est fréquemment le cas lors d'une première installation. Attention toutefois car, une fois l'habitude prise de travailler seul, il est ensuite difficile de se désaccoutumer de ce mode opératoire.

Type 2 : unit praticien à l'arrière du fauteuil

Ce positionnement vise surtout à rassurer le patient, en créant une atmosphère relaxante et dédramatisée. Pour obtenir cela, l'exposition d'instrumentations est réduite au minimum. Tout ce qui est de nature à effrayer ou à préoccuper le patient est systématiquement caché à sa vue (fig. 9.6).

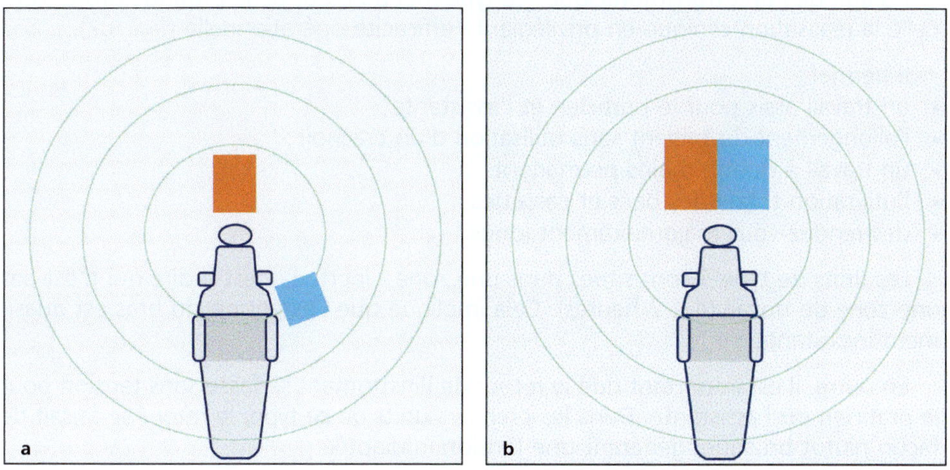

Fig. 9.6 a. Type 2.1 : kart praticien arrière, kart assistante à gauche du patient.
b. Type 2.2 : karts praticien et assitante arrière (© Binhas Global Dental School).

Cette option est généralement considérée comme une disposition fixe, même si l'unit disposé derrière le fauteuil peut être un unit à roulettes. Dans la plupart des cas, les instruments rotatifs sont disposés verticalement, les extrémités terminales tournées vers le haut. L'unit est divisé en deux parties : les instruments dynamiques sont situés du côté praticien alors que la partie située (toujours à l'arrière du patient) du côté assistante porte la seringue multiple et les embouts de AHV (type 2.2). Une autre variante consiste à placer ce bloc assistante en position 1 (devant et à gauche du patient). Il s'agit alors de la variante de type 2.1. Les autres variantes théoriques n'existent pas en pratique.

Les avantages et inconvénients du type 2 sont les suivants :

- l'avantage principal de cette solution réside dans l'aspect esthétique et psychologique : en effet, avec de petits aménagements, la salle opératoire peut être présentée au patient, lorsqu'il entre, comme une salle très simple sans aucun matériel visible, à l'exception du fauteuil dentaire. Évidemment, cela facilite grandement la mise en confiance et réduit les diverses peurs ou phobies. Tous les instruments rotatifs sont initialement cachés à la vue du patient et peuvent n'être sortis qu'au moment de leur utilisation ;
- de même, l'assistance lors du travail à quatre mains est plus réalisable que dans le type 1. Cependant, on ne peut toutefois pas parler, même dans ce cas, de travail à quatre mains véritable. L'emplacement des instruments rotatifs rend plus difficile la fluidité ergonomique du travail (changement de main pour les droitiers, à moins de laisser l'instrument sur la poitrine du patient, en l'utilisant comme une espèce de porte-instrument de secours...). De ce point de vue, le type 2 est pire que le type 1, en particulier pour le praticien qui travaille seul. Évidemment, les difficultés augmentent de façon considérable dans la position de travail à 12 heures puisque l'unit est alors situé dans le dos du praticien.

Type 3 : unit praticien devant et sur le patient (transthoracique)

Il s'agit de l'unit transthoracique. Ce type met au cœur de la pratique professionnelle la réalisation clinique en privilégiant l'efficacité opérationnelle (fig. 9.7).

Il permet :

- un travail assis pour le praticien et l'assistante ;
- l'allongement du patient sans utilisation d'un crachoir ;
- un travail à quatre mains permanent ;
- l'utilisation totale des bacs et cassettes ;
- des rendez-vous majoritairement longs.

Les units de type 3 sont situés dans une zone « inerte », c'est-à-dire qui n'est pas une zone de travail (4 à 7 heures). Cela implique que l'extension du bras est quasiment inexistante.

En outre, il est important que le retour de l'instrument se fasse sans tension pour le praticien ou l'assistante. Dans les premiers units de ce type, le retour se faisait de façon plutôt brusque, générant une tension inadaptée.

Ce type de positionnement permet à la fois la possibilité de travail à deux ou quatre mains : en effet, l'emplacement de l'unit en dehors de la zone de travail ainsi

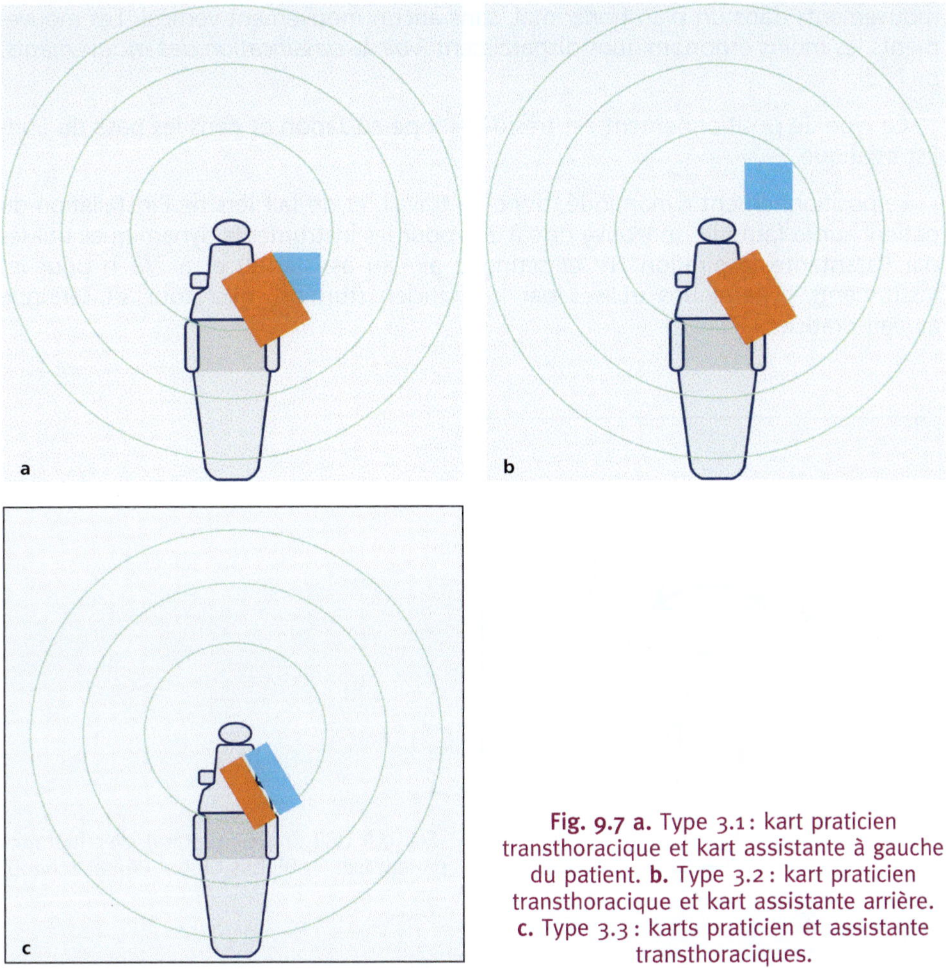

Fig. 9.7 a. Type 3.1 : kart praticien transthoracique et kart assistante à gauche du patient. **b.** Type 3.2 : kart praticien transthoracique et kart assistante arrière. **c.** Type 3.3 : karts praticien et assistante transthoraciques.

que l'usage des cordons pendants représentent une solution qui permet une totale double opérabilité (praticien seul et/ou avec assistante à quatre mains). Le transfert d'instruments peut être réalisé de façon parfaite et les parcours instrumentaux sont les plus courts possibles.

Type 4 : unit praticien latéral avec fauteuil patient fixe

Dans ce type de positionnement, le fauteuil patient est fixe. De plus, l'unit praticien peut être placé à droite ou à gauche d'un simple geste (fig. 9.8). Il s'agit du Signos Z300 (Morita) (fig. 9.9). Cet équipement a été conçu spécifiquement en fonction du point 0 de l'opérateur et est calibré selon son anthropométrie.

Il faut rappeler que la pulpe du doigt travaillant est le point 0. Ce type de fauteuil permet la réalisation de tous les actes en faisant intervenir uniquement des mouvements dans un plan horizontal, sans aucun mouvement vertical. Les mouvements les moins ergonomiques disparaissent *(voir la classification des mouvements, p. 173)*.

Ce type de positionnement est très développé au Japon et dans les pays du Sud-Est asiatique.

Le positionnement dynamique, donc de travail, et de fait lors de l'installation du patient sur le fauteuil, se trouve être à 2 h pour les instruments dynamiques utilisés par l'assistante (aspiration HV et seringue air/eau assistante) et à 7/8 h pour les instruments dynamiques utilisés par le praticien (turbine, microtour, et seringue air/eau praticien).

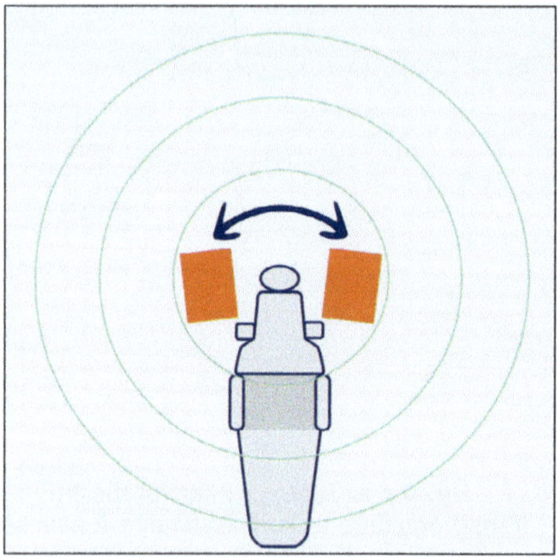

Fig. 9.8 Unit praticien latéral avec fauteuil patient fixe (© Binhas Global Dental School).

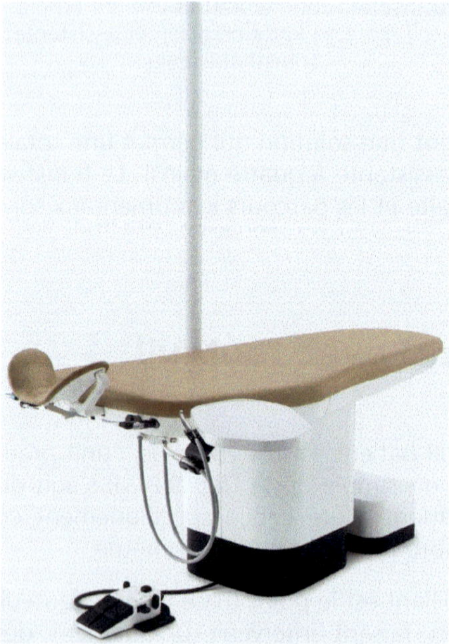

Fig. 9.9 Exemple de fauteuil patient fixe (avec l'aimable autorisation de J. Morita Europe GmbH).

C'est un concept de stabilité ergonomique indéniable et aboutie lorsque le patient est totalement allongé en décubitus dorsal, ce qui peut impliquer un équipement spécifique. Il est toutefois possible d'atteindre le même résultat avec des fauteuils à dossier inclinable à condition de les adapter en repensant l'organisation des équipements.

Le choix fondamental (celui que nous préconisons aujourd'hui) est de donner plus d'importance, en salle opératoire, aux solutions techniques favorisant l'ergonomie du praticien, plutôt qu'à celles esthétiques ou psychologiques favorisant plutôt (mais dans une certaine mesure seulement) certains patients. Notre choix est dicté par le constat que de nombreux praticiens souffrent de problèmes liés à de mauvaises postures de travail qui ont pour conséquence, dans de nombreux cas, des troubles de nature à entraîner des arrêts de travail. La salle de soins est l'endroit où le praticien passe le plus clair de son temps professionnel alors que le patient ne fait qu'y passer.

Le mobilier

Aujourd'hui pour organiser une salle de soins avec du mobilier, il faut anticiper à court ou moyen terme un exercice à quatre mains. Aussi, pour assurer une parfaite organisation, nous ajouterons au mobilier le système de bacs et cassettes.

La configuration la plus appréciée par les praticiens est celle d'une salle de soins la plus dépouillée possible (fig. 9.10). L'époque des grands meubles d'angle n'est plus de mise aujourd'hui, la majorité du stock étant conservé dans une autre salle, généralement la salle de stérilisation ou une salle dédiée au stock.

Aussi, proposons-nous la configuration suivante, qui a l'avantage d'être simple, esthétique et très fonctionnelle :

- un **meuble arrière bas à 3 modules** (fig. 9.11) :
  - module de gauche : tiroirs praticien ;
  - module central pour praticien et assistante ;
  - module de droite : tiroirs assistante ;
- un **meuble arrière supérieur** : pour l'organisation « bacs et cassettes ». Il est à noter qu'il est important de positionner ce meuble au mur à une « cote » précise en vue d'obtenir une ergonomie optimale pour le praticien et l'assistante (celle-ci dépend de la taille des deux opérateurs). Ce meuble peut bien entendu être utilisé même si vous n'avez pas mis en place les bacs et cassettes. C'est lui qui reçoit les réassorts de gants, masques, gobelets, serviettes en papier et autres consommables jetables ;
- un **meuble latéral** : il doit être configuré avec un lave-mains praticien et un poste de communication avec unité centrale informatique et écran plat sur plan de travail. Ce meuble peut aussi recevoir un unit latéral en position garage. Le fait de supprimer le traditionnel meuble « d'angle » permet d'une part d'**aérer l'espace**, et d'autre part d'avoir la place suffisante pour reculer le tabouret praticien ;

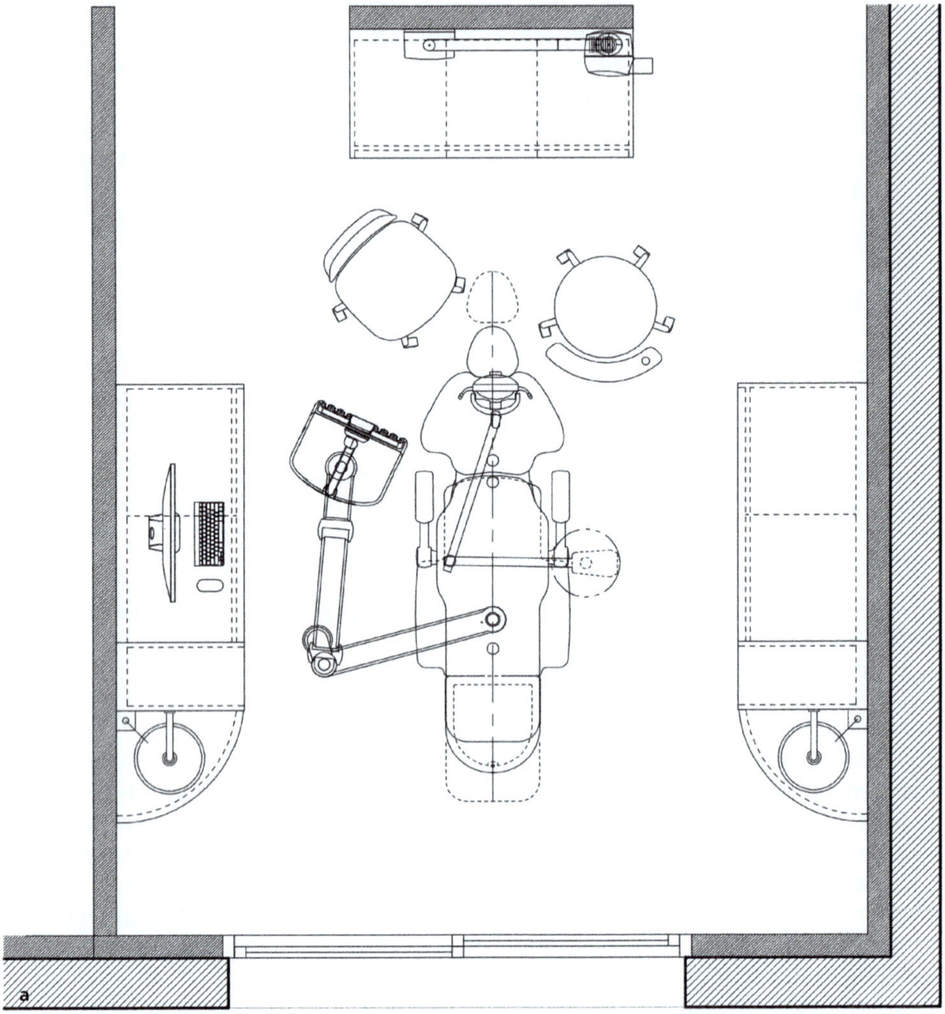

Fig. 9.10 Exemple d'aménagement d'une salle de soins (© Cabinet d'architecture WAT).

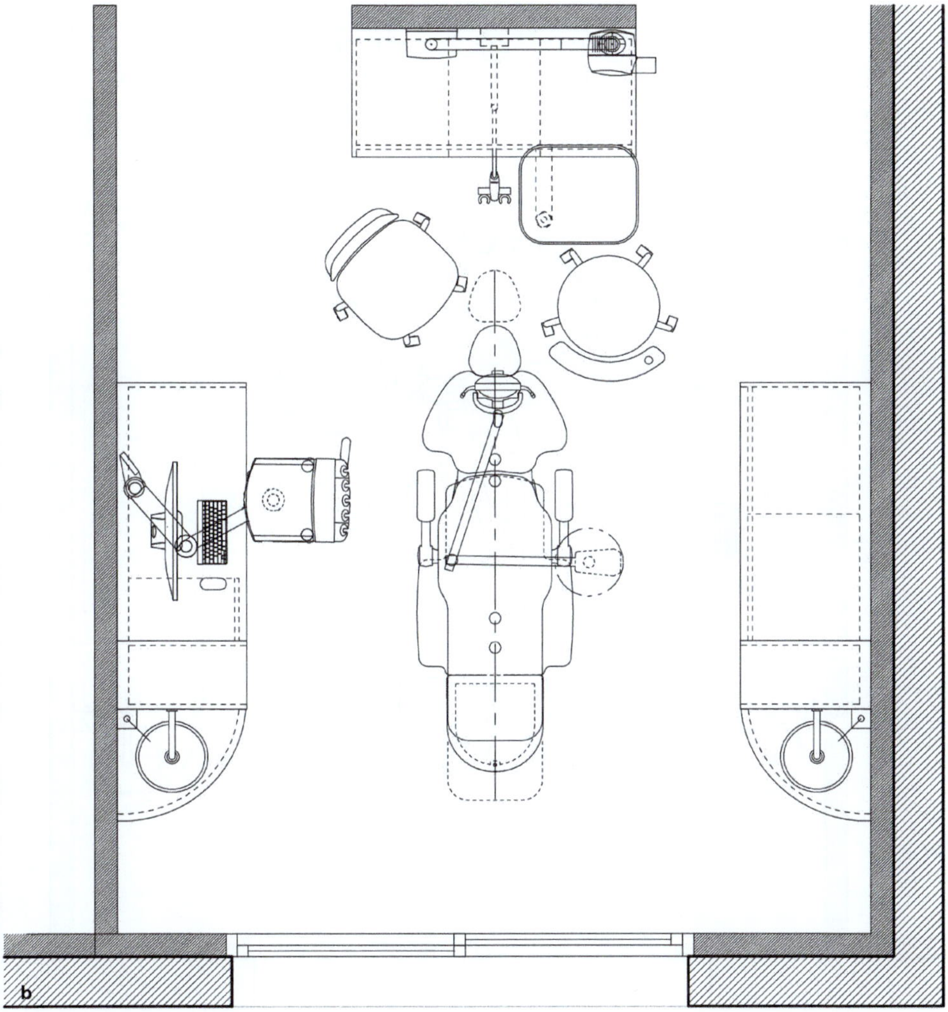

Fig. 9.10 *(suite)*

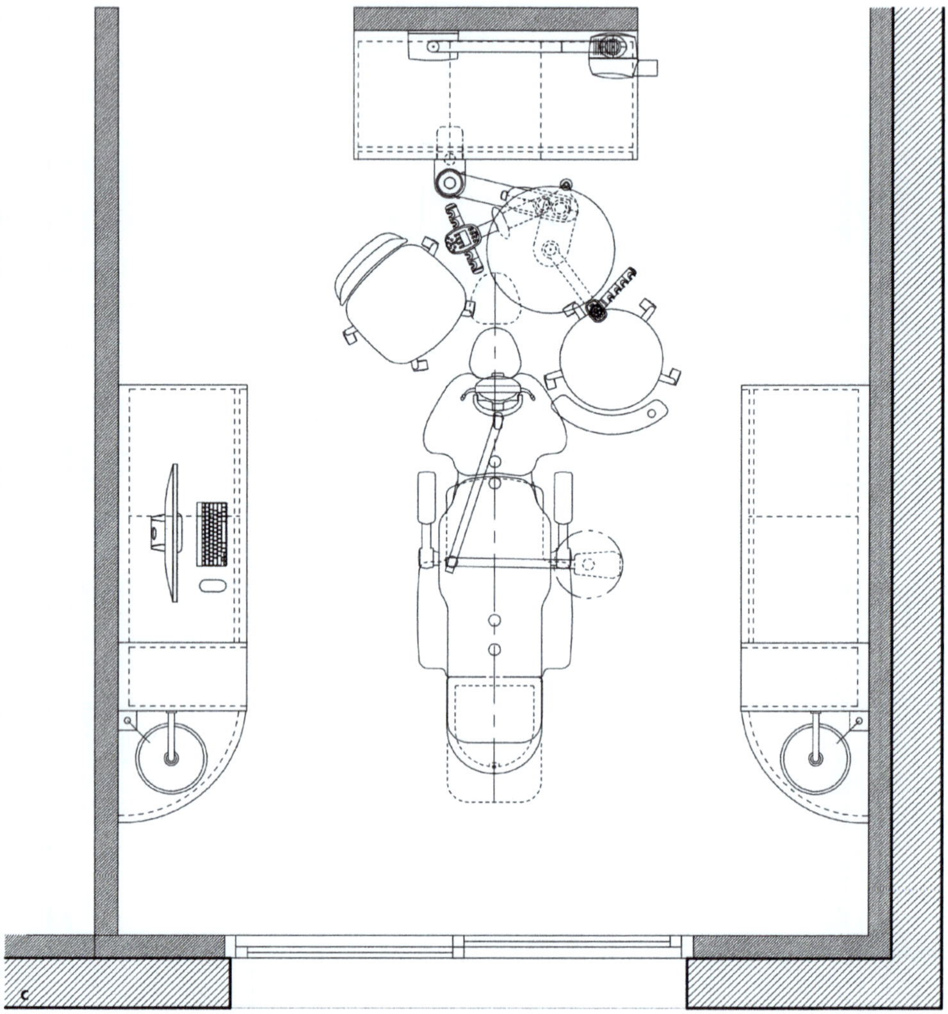

Fig. 9.10 *(suite)*

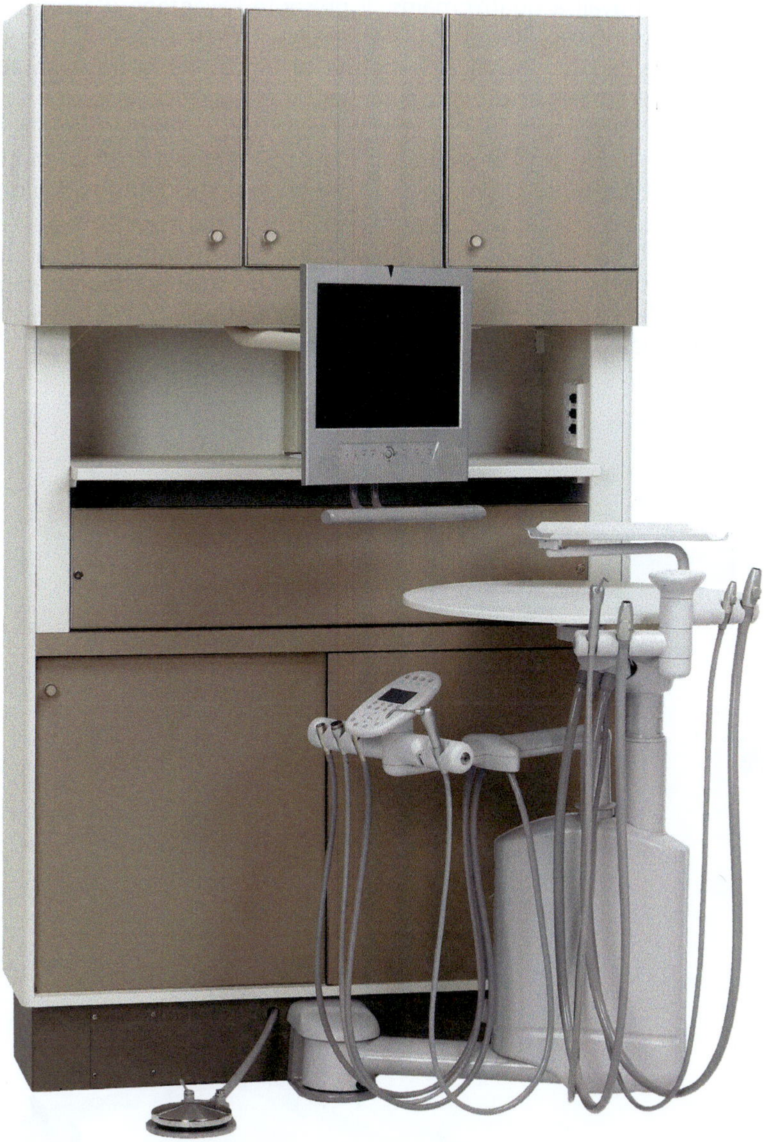

Fig. 9.11 Exemple de modèle de meuble arrière (© ADEC).

- un **meuble ou une tablette mobile** (fig. 9.12) : ils sont utilisés par le praticien s'il est seul au fauteuil ou plus généralement par l'assistante lors du travail à quatre mains. La tablette ou le meuble doivent être situés côté assistante au niveau de la têtière :
  - le meuble mobile a été conçu initialement par l'université d'Alabama pour optimiser le travail à quatre mains. Il présente l'avantage d'avoir un plan de travail coulissant vers l'avant ou l'arrière, permettant ainsi à l'assistante de placer le plateau de travail à la bonne distance. Un autre avantage est la possibilité de conserver des produits courants en stock sans que l'assistante ait à se lever. Les inconvénients sont qu'il peut être difficile à déplacer s'il est trop rempli et que le plan de travail n'est pas réglable en hauteur. Un autre inconvénient concerne la présence de tiroirs que nous tentons d'éliminer... ;
  - la tablette nue a de son côté l'avantage de la légèreté et, si le modèle est choisi correctement, elle peut être réglable en hauteur permettant ainsi à l'assistante de l'ajuster de la manière la plus ergonomique selon sa morphologie. C'est pourquoi elle a notre préférence. Rappelons à ce sujet qu'idéalement la hauteur du plateau de travail est définie en le plaçant environ 5 cm sous les coudes de l'opérateur.

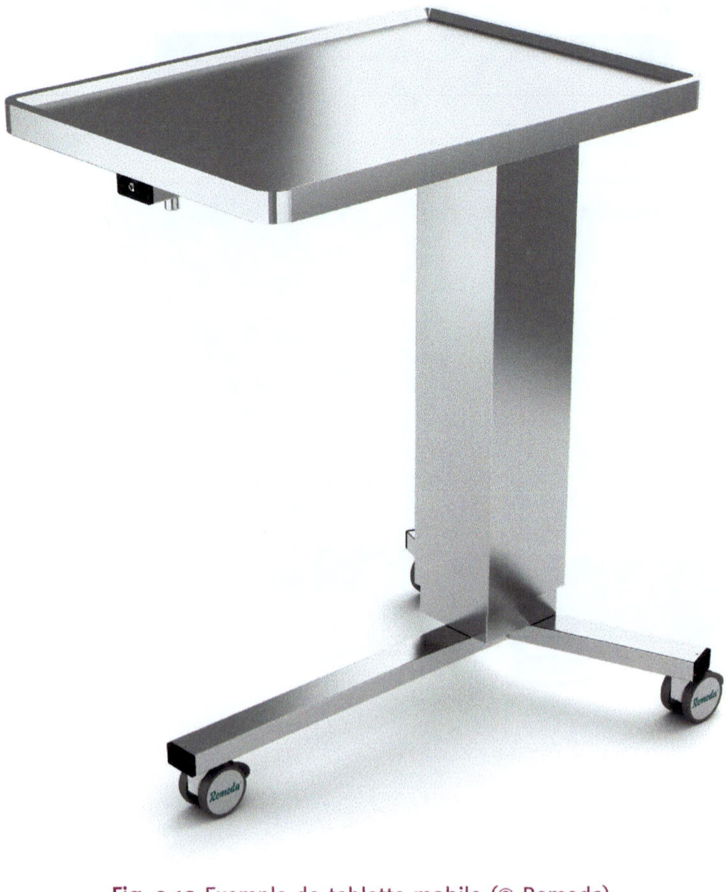

Fig. 9.12 Exemple de tablette mobile (© Remeda).

Agencement de la salle de soins

Dans ce chapitre sur l'environnement de travail, nous ne parlerons que de la salle opératoire (SO). En fonction des trois concepts ergonomiques décrits précédemment, et surtout en fonction du « concept 0 », le cabinet dentaire doit être organisé de manière efficiente en respectant les recommandations ci-après.

Positionnement de l'équipement et des opérateurs dans la salle de soins

Nous préconisons depuis de longues années que la salle consacrée aux soins dentaires soit exclusivement consacrée à cela. À savoir : une salle d'intervention avec uniquement tous les équipements dentaires, fauteuil, tabouret praticien et assistante, meubles de stockage, lavabo, radio, etc. Pas de bureau de consultation, pas d'objets personnels, pas de plantes. La raison en est simple : réduction de la surface de la salle opératoire qui, de ce fait, pourra être stérilisée rapidement entre chaque patient, gain de place dans le cabinet permettant d'avoir une seconde SO... Le bureau étant séparé des salles de soins.

Il faut abandonner l'idée d'un bureau de consultation, comme celui du médecin généraliste qui, lui, ne pratique pas d'actes chirurgicaux et peut se permettre d'avoir une table de consultation, des objets personnels, ses dossiers, des plantes vertes, etc.

L'arrivée du Sida, puis de la Covid, nous a donné raison : aujourd'hui, les salles opératoires doivent être désinfectées systématiquement et de façon approfondie.

En règle générale, l'accès au fauteuil par le patient doit se faire de façon naturelle, sans que celui-ci ait à contourner des obstacles (de la porte de la salle, l'accès est direct en ligne droite).

Les meubles de stockage sont placés le long du mur derrière le fauteuil.

Le praticien tourne le dos au meuble qui comprend, en général, le lave-main, et tout le nécessaire consommable stérile : gants, charlottes, masques, surchaussures, etc.

L'assistante est positionnée face au meuble de stockage. Entre elle et ce meuble de stockage se trouve la tablette support du plateau de travail et du bac à consommable. En un mot, tout le matériel que l'assistante présentera au praticien au cours de l'acte opératoire lors du travail à quatre mains.

Le fauteuil peut présenter, selon les configurations, une certaine angulation vis-à-vis du meuble de stockage, de telle sorte que les pieds du patient allongé soient tournés vers une partie non utilisée de la salle pour les passages. Il est en effet désagréable en position allongée pour un patient de sentir des personnes évoluer dans une zone qu'il ne peut pas voir. Pour se rassurer, le patient doit pouvoir voir toutes les personnes qui entrent et sortent de la salle de soins.

Afin d'éviter une contamination supplémentaire de cette salle, nous recommandons d'y recevoir uniquement le patient, pas de personnes accompagnantes.

Il serait inutile, en effet, de prendre des précautions draconiennes pour la stérilisation des instruments, la protection de l'équipe soignante, du patient, et d'y recevoir un accompagnant ne répondant pas à ce critère d'asepsie.

Pour faire une comparaison, il est impossible d'imaginer un accompagnant assistant à l'intervention d'un chirurgien dans la salle opératoire d'un bloc chirurgical hospitalier.

Les zones de la salle de soins

▶ La zone d'activités opératoires

La zone opératoire (fig. 9.13) correspond à la zone dans laquelle le praticien et son assistante interagissent au niveau de la bouche du patient.

À l'intérieur de cette zone, nous pouvons découper plus précisément 3 espaces (pour un praticien droitier ; pour un praticien gaucher, il faut inverser les zones opérateur et assistante) (fig. 9.14) :

- la zone praticien ou zone opérateur, qui correspond à la zone dans laquelle le praticien va se mouvoir. Elle se situe entre 9 h et 1 h mais idéalement dans la zone plus restreinte comprise entre 11 h 30 et 1 h afin que le praticien soit placé dans la zone sagittale médiane du patient ;
- la zone assistante : l'assistante se plaçant vis-à-vis du praticien, cette zone va donc se situer entre 1 h et 5 h ; le praticien travaillant idéalement autour de 12 h, l'assistante se placera entre 4 et 5 h ;

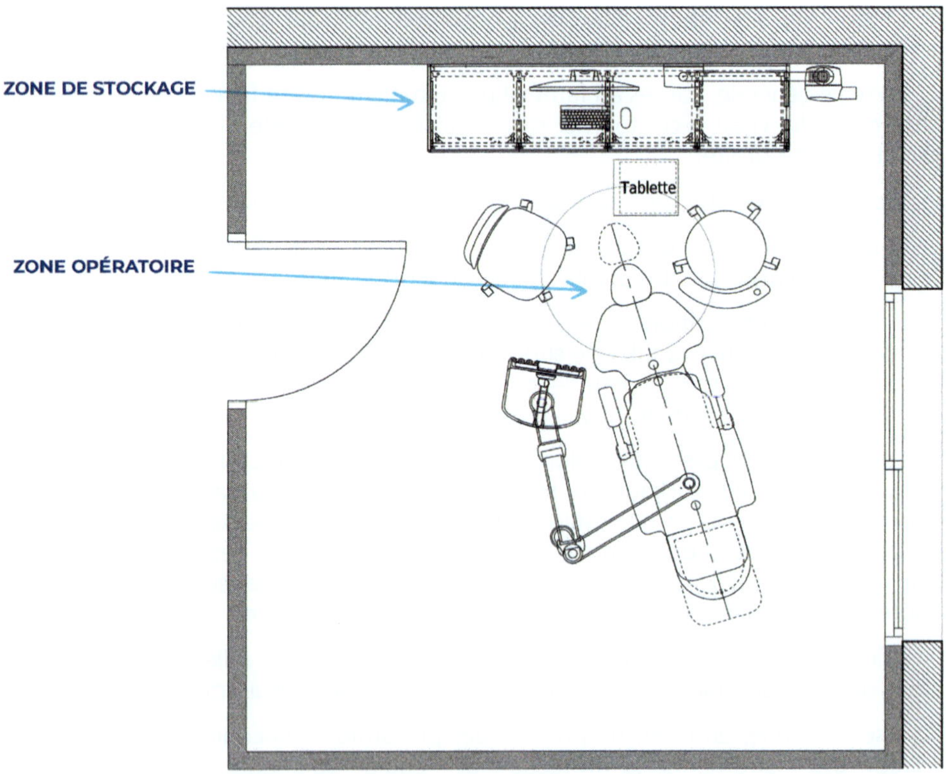

Fig. 9.13 La zone d'activités opératoires (© Binhas Global Dental School).

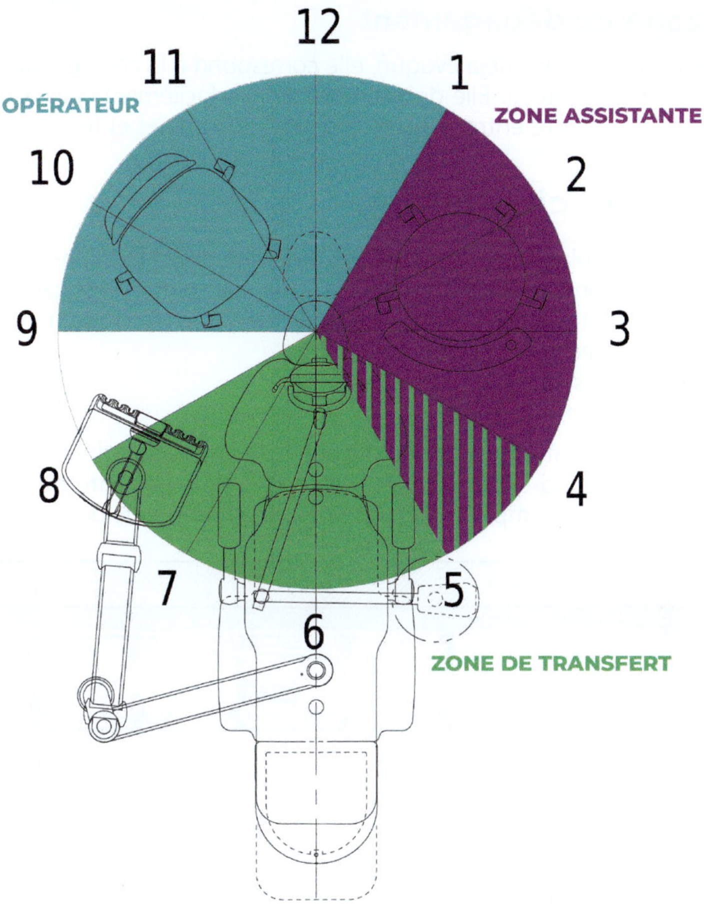

Fig. 9.14 Schéma du découpage en trois zones (© Binhas Global Dental School).

- la zone de transfert : elle correspond à la zone dans laquelle l'assistante et le praticien vont transférer les instruments (ce transfert sera évoqué dans un prochain chapitre). Elle se situe au niveau du thorax du patient, sous son menton, afin d'éviter de passer les instruments et les différents produits devant ses yeux, et exclure tout risque de chute et donc d'accident. Cette zone permet également que le patient ne voit pas toutes les manipulations d'instruments qui pourraient l'inquiéter.

▶ La zone de passage

Cette zone de passage correspond à la zone où l'assistante va se déplacer lorsqu'elle va préparer puis débarrasser le fauteuil, c'est-à-dire entre le fauteuil et les meubles.

▶ La zone de stockage

Comme son nom l'indique, il s'agit des meubles dans lesquels le matériel est stocké et qui vont donc être placés idéalement en regard de la zone de passage.

▶ La zone de dégagement

Comme nous l'avons déjà évoqué, elle correspond à la zone par laquelle le patient arrive et sort du fauteuil. Elle doit être accessible facilement, sans obstacle et idéalement en ligne droite entre la porte d'entrée du cabinet et le fauteuil.

Le sens de circulation

Le sens de circulation correspond aux différents trajets, circuits empruntés par les différentes personnes évoluant dans la salle de soins. Il est primordial que ces circulations soient étudiées afin d'éviter au maximum les croisements entre :

- le patient et l'équipe soignante ;
- le propre et le sale ;
- le propre, le sale et le patient.

Le sens de circulation doit donc découler de la position du fauteuil et des différentes zones citées ci-dessus. Sur le plan très simple présenté dans la figure 9.15, nous nous rendons compte qu'il existe peu de croisements de personnes.

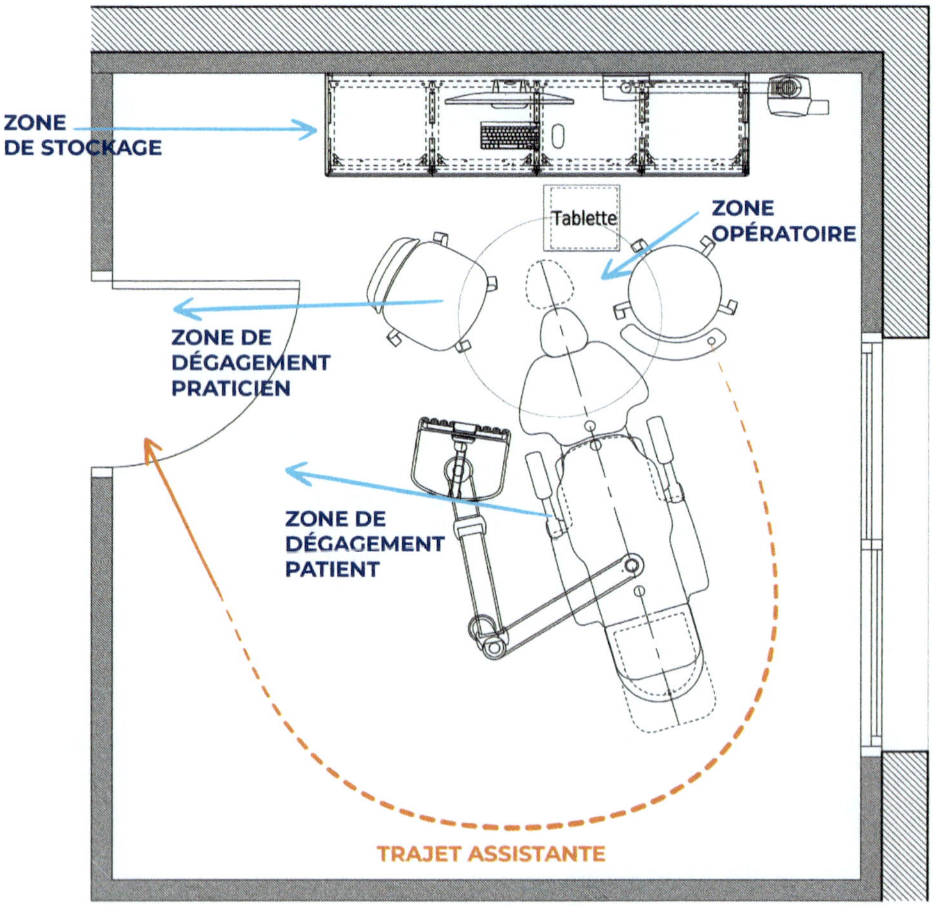

Fig. 9.15 Le sens de circulation dans la salle de soins doit être fluide pour éviter des croisements inutiles (© Binhas Global Dental School).

Les autres équipements de la salle de soins

Le matériel périphérique

Il est placé en salle de soins.

▶ Les différents matériels périphériques

Ceux-ci s'accumulent en salle de soins, aussi nous nous contenterons de les citer :

- radiographie murale fixée au mur derrière le praticien ou latéralement ; occasionnellement, elle peut être fixée au plafond ;
- capteur radiologique intraoral ;
- lampe à photopolymériser pour les collages ;
- détartreur piézo-électrique ou pneumatique ;
- aéropolisseurs à la poudre de bicarbonate, à utiliser après un détartrage ;
- air abrasion avec de la poudre oxyde d'alumine pour tissus durs « cariés » ;
- localisateurs d'apex ;
- micromoteurs d'endodontie pour la « rotation continue » ;
- mélangeurs (ciments, alginates et silicones) ;
- réchauffeurs de carpules anesthésiques et à composite ;
- instrumentations rotatives (contre-angle, pièce à main, turbines) ;
- caméra intraorale ;
- scanner intraoral (empreinte numérique) ;
- usineuse en CFAO (peut aussi être dans une autre pièce).

Dans un souci de simplification, dès que cela est possible, il est primordial de combiner les matériels périphériques : par exemple, l'Aquacare™ qui combine aéropolisseur et air abrasion, les micromoteurs d'endodontie qui intègrent la localisation de l'apex, le scanner intraoral qui permet la prise de photographies intraorales...

▶ Intégration du microscope opératoire dans l'organisation de la salle de soins

L'impact positif sur l'ergonomie et la qualité des traitements du microscope opératoire est désormais une donnée acquise. La présence d'un microscope opératoire impose une réflexion préalable sur l'organisation de la salle de soins. Dans l'absolu, la plupart des actes peuvent être réalisés avec l'aide du microscope.

Carren[1], en 2009, décrit les éléments suivants pour optimiser l'agencement d'une salle de soins intégrant un microscope opératoire (fig. 9.16) :

- le microscope doit avoir 6 niveaux de grossissement (minimum × 2,2) ;
- le fauteuil patient doit être mobile et la têtière doit être amovible entièrement ;

1. Carren, J. (2009). Optimisation de l'agencement d'une salle de soins intégrant un microscope opératoire. Revue d'Odonto-Stomatologie, 38(4), 245-252.
Carr G, Murgel C. The use of the operating microscope in endodontics. *Dent Clin North Am* 2010 ; 54 (2) : 191-214.

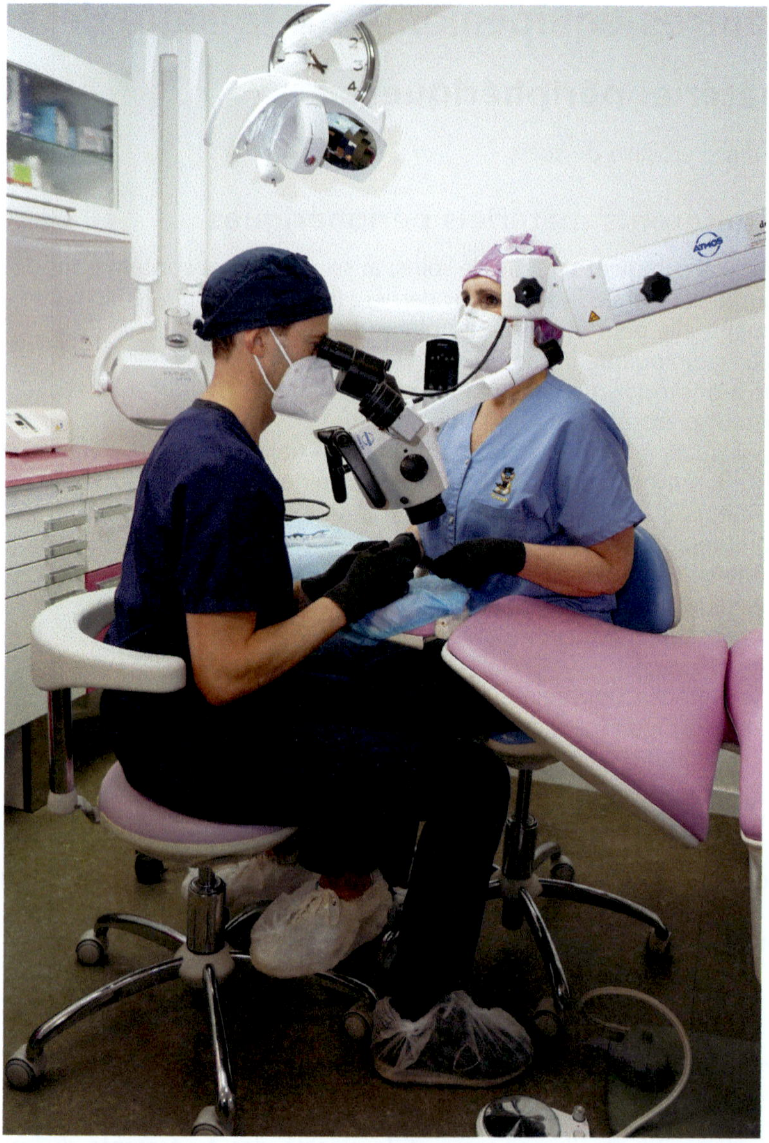

Fig. 9.16 Exemple d'organisation avec le microscope (© Binhas Global Dental School).

- les sièges praticien et assistante doivent être facilement réglables en hauteur et en inclinaison (bien que nous ne les préconisions pas, ces sièges existent avec des appuis lombaires et des accoudoirs) ;
- le support du microscope doit être intégré de façon à optimiser l'ergonomie ;
- l'oculaire de co-observation (assistante) doit être mobile selon deux axes et ses binoculaires doivent pouvoir s'incliner ;
- l'unit dentaire doit être un kart facilement maniable et positionnable ;
- la zone de travail de l'assistante doit être pensée en fonction du microscope ;
- l'informatique côté assistante doit lui être accessible sans déplacement de sa position de travail.

Le matériel périphérique hors salle de soins (avec arrivée en salle de soins)

▶ Le système d'aspiration (aspiration haute vélocité)

L'utilisation d'une aspiration chirurgicale de forte puissance entraîne un gain de temps et accroît l'hygiène au poste de travail.

Elle permet d'aspirer les fluides et les débris de bouche du patient (tartre, ciment, amalgame, etc.). Elle permet aussi de réduire la quantité de projection et d'aérosol, limitant ainsi la dispersion de tous types de micro-organismes dans l'air.

Aujourd'hui, avec une bonne AHV et une assistante bien entraînée *(voir « Le travail à quatre mains », p. 147)*, le patient ressent beaucoup moins le besoin de se rincer. Notre temps de production en est augmenté d'autant. Le choix d'une AHV efficace joue donc un rôle de première importance et ses avantages sont les suivants :

- gain de temps par la réduction, voire la disparition du rinçage au fauteuil ;
- élimination des débris et de l'eau, d'où une meilleure vision pour l'équipe de travail ;
- réduction de l'aérosol septique autour de l'équipement ;
- l'équipe dentaire travaille assise, pendant que le patient est en supination, ce qui accroît son confort.

On mesure la capacité d'une AHV par le volume d'air aspiré par minute. Son choix est fonction :

- du nombre de points d'aspiration fonctionnant simultanément. Le moteur d'aspiration est alors utilisé pour les aspirations de plusieurs fauteuils ;
- de la longueur des tuyaux entre le moteur et le point d'aspiration ;
- de la taille des tuyaux.

Il existe trois types de systèmes d'aspiration :

- la classique pompe à salive à effet Venturi, à proscrire absolument en raison du risque de contamination de l'eau potable ;
- les aspirations sèches avec une pompe centrale et à débit d'air très important. Elles fonctionnent sur le principe du fort pouvoir d'aspiration créé par la grande vitesse du flux d'air qui parcourt les tuyaux. Il n'y a aucun risque de contamination. Un fabricant (Durr Dental) propose un système automatique de nettoyage et de désinfection de tout le système (Hygosuc). Le même fabricant réunit désormais, dans le même appareil (le VS300 avec un débit d'air de 300 L/min), l'unité d'aspiration et l'unité de séparation. Le système d'aspiration sépare en continu les constituants solides et liquides de l'air aspiré. Ce système améliore la tolérance à la mousse. Il réduit donc les interruptions dues à la mousse ou à une trop grande quantité de liquide absorbé ;
- les aspirations à anneau liquide : les modèles actuels de ce type d'aspiration ne présentent plus de risque de contamination en raison de la suppression du bac de séparation et de l'absence de tout contrôle du trop-plein. De plus, la consommation d'eau a été réduite de 85 % par rapport aux pompes traditionnelles. Il est possible d'installer un séparateur d'amalgame et un système de désinfection des fluides aspirés sur ce type de pompe.

La désinfection et l'entretien des systèmes d'aspiration sont essentiels en raison du risque infectieux mais également en raison du risque de pannes fréquentes qu'entraîne un entretien insuffisant. Ils empêchent également l'apparition de mousse, de mauvaises odeurs et une perte de puissance du moteur. Il est fortement conseillé de renouveler périodiquement le filtre microbiologique selon les recommandations du fabricant.

De même, il faut être vigilant à vider le récupérateur d'amalgame lorsque celui-ci est plein.

En raison du fonctionnement continu de l'AHV, il va de soi que l'ensemble de ces points de vigilance doivent être accrus en cas de travail à quatre mains permanent.

▶ Le compresseur

Le compresseur est le véritable « poumon » du cabinet (fig. 9.17). Il alimente en air comprimé tous les instruments rotatifs. Sans lui, impossible d'exercer. Avant de faire son choix, plusieurs facteurs sont à considérer :

- le nombre de salles opératoires ;
- l'utilisation ou non d'appareils tels qu'aéropolisseurs, automates de nettoyage des turbines, pistolets à air pour le séchage des instruments en salle de stérilisation ;
- la présence éventuelle d'un laboratoire de prothèses ;
- l'emplacement de chaque équipement. En effet, il faut également prendre en compte la perte de puissance en air comprimé avec la longueur des tuyaux d'adduction de l'air ;
- il est nécessaire également d'anticiper une possible intégration de nouveaux équipements nécessitant de l'air comprimé ;
- enfin, l'air propulsé doit être sec, sans aucune particule en suspension (huile ou autre), pur et hygiénique.

C'est pourquoi nous recommandons vivement l'utilisation de compresseurs dentaires professionnels. En effet, l'investissement de départ est largement compensé

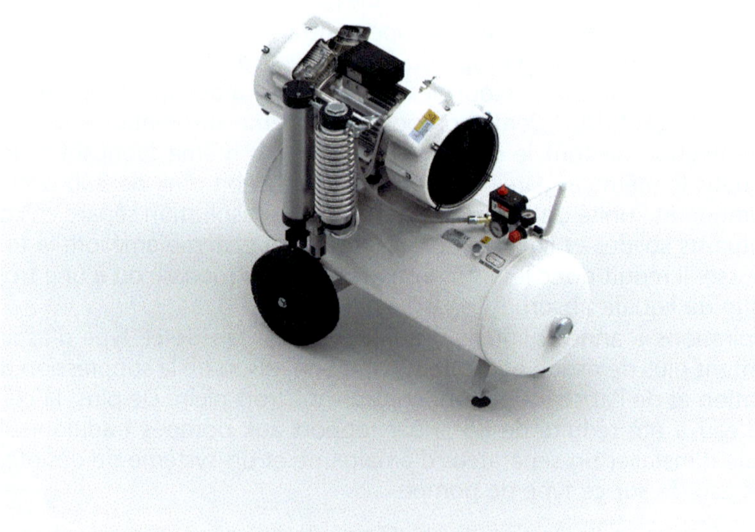

Fig. 9.17 Exemple de compresseur permettant de faire fonctionner l'ensemble des instruments rotatifs (© Nardi Compressori Medical).

par le temps gagné en évitant ainsi l'apparition de nombreux problèmes directs (pannes, entretien, réparations) et indirects (défauts de collage des composites, contamination, etc.). Les nouveaux compresseurs dentaires n'exigent aucun entretien. L'humidité est absorbée par un dessiccateur et un système de filtres augmente la pureté de l'air produit.

Le bruit est le problème majeur : tout compresseur, quel qu'il soit, peut émettre de 1,45 à 75 dB, ce qui vient perturber un exercice serein. Aussi, si c'est possible, son emplacement doit être prévu dans une véritable « salle des machines » spécifique, isolée phoniquement mais toutefois bien aérée.

Idéalement, cette dernière regroupe le compresseur, mais également le moteur d'aspiration chirurgicale et, quand elle est présente, l'armoire centrale de l'air conditionné. Il est donc nécessaire d'y réfléchir dès la conception.

Quand cette salle n'existe pas, il est possible de réaliser un coffrage isolant phoniquement le compresseur. Il en existe des spécifiques avec ventilateur intégré pour éviter la surchauffe. En raison de l'importance d'une production d'air suffisante, un bon investissement consiste en l'achat d'un compresseur avec un moteur double. Chaque moteur fonctionne de façon indépendante et, en cas de panne de l'un d'eux, l'air continue d'être produit. Le coût est moins élevé que celui de deux compresseurs différents. Signalons l'existence de compresseurs évolutifs sur lesquels un deuxième moteur peut être adjoint ultérieurement.

En outre, la capacité du compresseur doit être déterminée (nombre de litres d'air produits par minute), de préférence avec l'aide de votre fournisseur habituel.

Enfin, une dernière précaution s'impose : il est utile de « surdimensionner » la capacité du compresseur afin d'avoir une marge de sécurité d'environ 25 %.

Planning de maintenance préventive du matériel (MPM)

Quotidien

Matin

- Ouvrir le robinet général d'arrivée d'eau.
- Mettre en marche le compresseur et le moteur d'aspiration.
- Mettre sous tension tous les ordinateurs et les équipements de réseau.
- Mettre en route le système de chauffage ou de climatisation.
- Vérifier les journaux de sauvegarde des données pour s'assurer que les sauvegardes informatiques faites dans la nuit sont réussies.
- Vérifier que l'antivirus fonctionne et qu'aucune menace n'est détectée.
- Mettre sous tension tous les périphériques et équipements, y compris les imprimantes, les radios, les scanners, les caméras, les équipements de stérilisation et les unités de soins (fauteuil et unit).
- Rincer les conduites d'eau et les conduits d'aspiration sur les units avec la solution de traitement du fabricant.
- Compléter l'alimentation en eau des stérilisateurs et des systèmes d'eau autonomes.
- Remplir l'appareil à ultrasons avec de l'eau déminéralisée.

•••

- Vérifier les niveaux de nettoyant/lubrifiant sur l'appareil d'entretien des pièces à main.
- Ouvrir les logiciels d'imagerie et de gestion du cabinet. Effectuer les mises à jour, le cas échéant.

En cours de journée, entre chaque patient

- Rincer avec le produit de désinfection recommandé les conduits d'aspiration sur l'unit.
- Stériliser et lubrifier les pièces à main et autres instruments rotatifs.
- Désinfecter les surfaces avec le désinfectant recommandé selon les instructions (ne pas vaporiser directement sur l'équipement).

En fin de journée

- Rincer les conduits d'aspiration avec la solution de nettoyage recommandée pour ce système.
- Purger la cuve à ultrasons.
- Nettoyer et désinfecter tous les équipements et surfaces contaminés.
- Débrancher, charger et ranger correctement les petits équipements, s'assurer que les équipements de radiologie sont bien débranchés.
- Vérifier que les serveurs sont bien verrouillés pour éviter tout accès non autorisé.
- Exécuter les procédures de sauvegarde des données et installer les mises à jour des logiciels.
- Mettre hors tension les équipements en salle de soins et de stérilisation.
- Mettre hors tension le compresseur et le moteur d'aspiration.
- Couper le robinet d'eau général.

Hebdomadaire, mensuel et annuel

Hebdomadairement

- **Salle de soins :**
  - vider les collecteurs de solides dans les salles de travail. Tester les conduites d'eau et les traiter, le cas échéant ;
  - retirer les pièces à main et les coupleurs des tubulures, lubrifier les filets ;
  - inspecter les joints toriques des coupleurs et des moteurs électriques ;
  - nettoyer et inspecter les écrans d'éclairage des salles d'opération ;
  - remplacer la gaze du collecteur d'huile sur les systèmes de distribution ;
  - essuyer les surfaces avec une solution savonneuse douce pour éliminer les résidus de désinfectant de surface ;
  - exécuter une analyse antivirus complète sur les postes de travail. Exécuter et appliquer les mises à jour de Windows, si applicable ;
  - arrêter ou redémarrer les postes de travail.
- **Salle de stérilisation :**
  - exécuter le cycle du stérilisateur avec le test des *Bowie-Dick* ;
  - retirer les grilles et les plateaux du stérilisateur à chambre ;
  - nettoyer l'intérieur de la cuve avec une éponge nettoyante ;
  - remplacer le joint d'étanchéité en cas d'usure ;
  - lubrifier le joint de la cuve ;
  - inspecter les joints toriques des adaptateurs du nettoyeur de la pièce à main ;
  - remplacer le bac collecteur d'huile ;
  - nettoyer l'intérieur de la cuve de l'appareil à ultrasons.

•••

- **Salle des machines :**
  - nettoyer ou remplacer la boîte d'aspiration ;
  - vérifier l'indicateur d'humidité sur le compresseur ;
  - vérifier les fuites éventuelles.

Mensuellement

- **Salle de soins :**
  - démonter, nettoyer et lubrifier les composants du système d'aspiration ;
  - inspecter l'unité de radiographie intraorale pour s'assurer qu'elle ne présente aucun problème et vérifier l'intégrité du cône ;
  - vérifier que tous les units, les éclairages et les supports de moniteurs fonctionnent correctement ;
  - inspecter les embouts en caoutchouc pour le MEOPA afin de détecter les dommages et d'assurer le bon fonctionnement ;
  - nettoyer l'intérieur des meubles ;
  - vérifier le niveau du récipient de collecte du séparateur d'amalgame ;
  - remplacer le bidon lorsque le niveau de remplissage est atteint ;
  - recycler correctement l'amalgame selon les directives en vigueur.
- **Salle de stérilisation :**
  - nettoyer la chambre du stérilisateur avec la solution de nettoyage spécifiée par le fabricant ;
  - inspecter et nettoyer le joint du stérilisateur, le remplacer si nécessaire ;
  - essuyer les surfaces avec une solution savonneuse douce pour éliminer les résidus de désinfectant de surface sur les plans de travail ;
  - nettoyer les placards de stockage.
- **Ordinateurs :** arrêter ou redémarrer le(s) serveur(s) de données.

Annuellement

- **Salle de soins :**
  - lubrifier le point de pivot des tabourets opérateurs ;
  - vérifier les pressions des pièces à main ;
  - remplacer les filtres le cas échéant ;
  - inspecter les cordons de la pièce à main et des tuyaux d'aspiration. Les remplacer si nécessaire ;
  - inspecter les joints toriques de la seringue air/eau. Les remplacer si nécessaire ;
  - nettoyer à fond les meubles et tiroirs.
- **Salle des machines :**
  - effectuer l'entretien préventif de l'aspiration et du compresseur selon les recommandations des fabricants* ;
  - remplacer le filtre à eau principal, le cas échéant.
- **Ordinateurs :**
  - nettoyer/souffler pour enlever la poussière des boîtiers internes de l'unité centrale ;
  - assurer une ventilation adéquate de tous les côtés ;
  - revoir/modifier la configuration de la sauvegarde des données* ;
  - revoir/modifier la configuration de l'antivirus*.

* Peut demander l'intervention d'un technicien spécialisé.

10

Organisation clinique et paraclinique

Regroupement d'actes

Il s'agit d'un point clé dans l'optimisation de votre temps de travail. Il consiste en la réalisation, lors d'une séance de soins, de plusieurs actes (identiques ou non) afin d'éviter les pertes de temps inhérentes aux temps d'installation et de rangement de la salle de soins lors de l'arrivée et du départ du patient. Il permet également de rationaliser le matériel utilisé lors de cette séance.

Prenons un exemple : un patient a besoin d'un détartrage, d'un traitement d'endodontie, d'un onlay et d'un composite fauteuil.

Le praticien peut réaliser un acte par séance, soit 6 séances (détartrage, traitement d'endodontie, reconstitution coronaire, prise d'empreinte, pose de l'onlay et composite). Mais il peut également réaliser l'ensemble du traitement en deux séances, voire une seule s'il possède une usineuse dans son cabinet.

Attention : il n'est pas question de réduire la durée des actes, qui vous est propre, mais bien de gagner du temps sur l'installation et le départ du patient.

Le temps économisé par le regroupement d'actes peut être considérable. Faisons un petit calcul simple pour le démontrer.

Démonstration de l'intérêt du regroupement d'actes

▶ Réalisation en 1 séance de 1 acte pour tous les patients

- Hypothèse :
  - 8 heures de travail par jour ;
  - temps d'installation et de départ : 10 min ;
  - 12 patients vus par jour et 1 seul acte par patient ;
  - 3,5 jours travaillés par semaine et 45 semaines travaillées.
- Nombre de visites annuelles : 12 patients × 3,5 jours × 45 semaines = 1 890 visites/an, soit 1 890 actes réalisés.

- Temps annuel d'installation et de départ : 1 890 visites × 10 min = 18 900 min = 315 h.

▶ Réalisation en 1 séance de 3 actes sur chaque patient

- Même nombre d'actes réalisés dans l'année : 1 890.
- Nombre de visites annuelles : 1 890/3 = 630 (3 actes par visite).
- Temps annuel d'installation et de départ : 630 visites ×10 min = 6 300 min = 105 h.
- Temps gagné sur l'année en nombre d'heures : 315 h – 105 h = 210 h.
- Nombre de jours de travail gagnés sur l'année : 210 h/8 h = 26 jours.
- Nombre de semaines de travail gagnées : 26/3,5 = 7,5 semaines.

Vous pourrez faire de ce temps économisé ce que bon vous semble : travailler moins, travailler autant et augmenter votre chiffre d'affaires ou, plus probablement, un peu des deux, à savoir travailler moins tout en gagnant un peu plus ; tout dépend de vos objectifs personnels. En tout état de cause, votre niveau de stress et celui de votre équipe seront fortement diminués ; en revanche vous augmenterez votre sentiment de plus grande maîtrise de votre activité. Et comme pour toutes nos préconisations, vous pouvez agir progressivement, à votre rythme.

Gains de temps invisibles

Dans ce modèle de travail, les gains de temps invisibles sont :
- 3 stérilisations ;
- 3 paires de gants ;
- 3 temps d'installation ;
- 3 temps de départ ;
- 3 temps de nettoyage des mains (praticien + assistante)...

Nous avons pris l'exemple de 3 actes par séance mais il n'y a aucune limite au nombre d'actes que vous pouvez réaliser. Les seules limites sont votre fatigue et celle du patient. Avec l'expérience, ce qui semble fatigant au départ, pour l'un comme pour l'autre, devient au bout du compte une source de sérénité une fois l'habitude acquise.

Comment s'organiser pour optimiser ce système ? Une approche logique

Pour concevoir les séances de traitement, trois étapes sont nécessaires :
- le bilan (BIL) ;
- le plan de traitement global (PTG)
- le plan clinique directeur (PCD).

Afin d'organiser les séances de soins, il est primordial de connaître précisément les actes à réaliser. C'est pourquoi le bilan global doit être effectué lors de la première séance (ou de la deuxième, si la première séance a été une séance d'urgence).

Attention : il est important, durant cette phase, de noter de façon pragmatique l'état initial de la bouche du patient et non le traitement à réaliser. À titre d'exemple, il faut mieux dicter « carie distale sur 35 » que « onlay à réaliser sur la 35 ». L'intérêt est que cela permettra au patient de comprendre qu'il a des problèmes en bouche. Ce bilan doit lister l'ensemble des problèmes existants.

Le traitement à réaliser sera finalisé soit en fin de séance si le traitement est simple (en présence ou après le départ du patient), soit en l'absence du patient lors de l'étude du cas si le traitement est plus complexe.

Prenons l'exemple d'un nouveau patient venu en urgence pour la 46 (fig. 10.1). Lors de la deuxième visite, le bilan a été réalisé en utilisant un code couleur qui facilitera la compréhension lors de la présentation du plan de traitement. Les examens complémentaires (radiographies panoramiques et intraorales, photos, moulages d'étude physique ou numérique...) permettront d'affiner ce bilan initial réalisé au fauteuil.

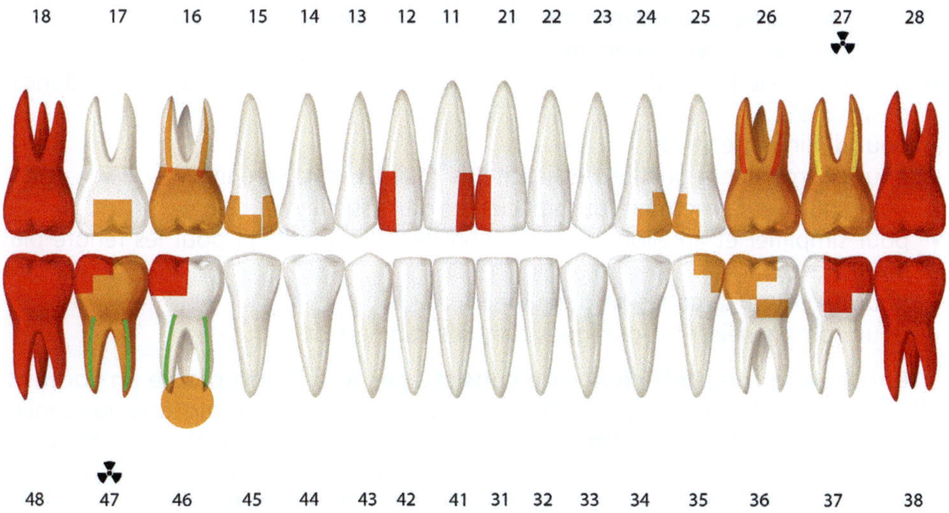

Fig. 10.1 Exemple de plan de traitement avec code couleur (© Droits réservés).

Une fois le bilan réalisé, il faudra ensuite établir le plan de traitement. Ce dernier sera présenté lors de la séance suivante au patient. Ce n'est que lorsque celui-ci l'aura accepté que nous pourrons alors établir le plan clinique directeur (PCD), qui nous permettra de déterminer le nombre de séances nécessaires. Celui-ci est constitué de l'ensemble des différentes séances de soins (en regroupant au maximum les actes lorsque c'est cliniquement possible), classées dans l'ordre chronologique de réalisation. Le but est de déterminer le nombre optimal de séances de traitement grâce au regroupement d'actes. Contrairement au plan de traitement, il définit donc aussi la chronologie de réalisation et le contenu de chaque séance. Bien évidemment, s'il n'existe qu'un ou deux actes à réaliser, le plan de traitement peut être proposé lors de la séance de bilan.

Procédures efficientes et protocoles

Ainsi déterminées à partir du plan clinique directeur, les séances sont parfaitement planifiées. Elles doivent être réalisées dans les meilleures conditions possibles, en intégrant tous les actes prévus.

Pour cela, des procédures efficientes permettent de réaliser chaque acte avec un minimum de matériel et de temps. Elles doivent s'appuyer sur des protocoles parfaitement définis et connus de toutes les personnes concernées.

Définition et objectifs

Même s'il existe une différence entre les termes « processus », « process », « procédure » et « protocole », nous utiliserons ce dernier terme pour décrire la suite d'opérations nécessaires à la réalisation d'une tâche. Il s'agit d'une *check-list* exhaustive des différents actes, étapes, matériels et matériaux à mettre en place pour réaliser un acte, de l'installation du patient sur le fauteuil jusqu'à son départ.

L'objectif de ces protocoles est que chaque membre de l'équipe du cabinet dentaire connaisse et s'approprie cette succession de tâches à réaliser :

- pour que ces actes deviennent des routines ;
- pour réduire le temps de réalisation, le matériel et les matériaux utilisés (et donc le gaspillage) ;
- pour diminuer le stress ;
- pour augmenter la qualité, l'efficacité, la maîtrise et la sérénité ;
- pour soulager la mémoire du praticien et de l'assistante ;
- pour simplifier et améliorer la réalisation des traitements et pour les rendre plus prédictibles ;
- pour accentuer la cohésion d'équipe ;
- pour homogénéiser les pratiques dans les cabinets de groupe.

Encore une fois, l'efficience ne consiste pas à réaliser un acte en courant. Elle consiste à le réaliser plus vite en s'appuyant sur des protocoles rationnels, réfléchis et parfaitement maîtrisés et en évitant les tâtonnements inutiles. Savoir précisément où l'on va est la meilleure façon de gagner du temps. Ce n'est qu'ainsi que l'on parvient à maintenir un haut niveau clinique tout en optimisant son temps de travail et en réduisant son stress. C'est pourquoi les protocoles sont si importants.

Modalités de réalisation

Afin de construire ce protocole, il est indispensable de répondre aux questions suivantes :

- quoi faire ?
- quand le faire ?
- qui doit le faire ?
- et comment le faire ?

Certains praticiens, devant l'ampleur de ce qui leur semble insurmontable, reportent sans cesse le moment de rédiger ces protocoles. La meilleure façon de s'y mettre est de prendre conscience de toutes les pertes de temps, de tous les gaspillages, du stress que l'absence de protocoles entraîne.

En réalité, rien ne vous empêche de les réaliser progressivement, l'un après l'autre, mais le plus tôt possible.

Les protocoles constituent un système dynamique. Selon votre activité, vos formations, vos échanges, ces protocoles pourront être modifiés, complétés, supprimés. **Ce système doit être vivant**.

▸ Quoi faire ?

C'est le contenu. Un protocole correspond à une *check-list* exhaustive de tout ce qui va entrer en jeu dans la réalisation d'un acte. Il doit s'appuyer à la fois sur des données scientifiques et sur l'expérience. Chaque praticien, chaque assistante pourra s'approprier cette liste, y intégrer des visuels, des notes. Le fond étant commun à chacun, la forme peut néanmoins différer. Nous recommandons, toutefois, d'utiliser un fond commun pour l'ensemble de l'équipe.

▸ Quand le faire ?

Les protocoles doivent être réalisés pendant ce que nous appelons le temps improductif investi. C'est-à-dire le temps de travail hors patient. Nous recommandons de noter sur le planning le moment où vous aurez décidé de le rédiger. Cependant, si la rédaction se fait hors patients, il est important de s'observer durant les soins et de noter toutes les étapes que vous suivez instinctivement.

▸ Qui doit le faire ?

Ces protocoles sont destinés à l'ensemble de l'équipe du cabinet dentaire. Il est donc primordial que tous en aient une connaissance précise. Le praticien contrôlant souhaitera tout réaliser lui-même. Le praticien pressé demandera à son assistante de l'écrire... Quelle que soit la personne qui s'en charge, le plus important est que chaque personne qui travaillera avec ce protocole l'ait validé.

L'idéal est qu'ils soient réalisés conjointement par toute l'équipe ou tout du moins par le couple dentiste-assistante.

▸ Comment le faire ?

De nombreux principes de rédaction existent ; aucun n'est meilleur qu'un autre car chaque personne possède une façon d'apprendre et de retenir qui lui est propre. Néanmoins, le document doit être simple et court, facilement utilisable en cours de soin.

Il peut prendre la forme :
- d'un texte ou d'une liste (fig. 10.2) ;
- d'un texte avec image (fig. 10.3) ;
- d'un tableau (fig. 10.4) ;
- d'un logigramme (fig. 10.5).

1. Anesthésie
2. Photo préopératoire
3. Dépose de l'ancienne obturation à l'aide d'une fraise (diamantée pour du composite, transmétal pour de l'amalgame) puis nettoyage de la carie (fraise boule tungstène puis céramique)
4. Matriçage automatrix, coin(s) interdentaire(s) ± Teflon
5. Sablage Aquacut
6. IDS :
- mordançage acide orthophosphorique 30 s
- rinçage eau 20 s aspiration
- mise en place du rouleau salivaire
- application *primer* à frotter 20 s, séchage 10 s
- application adhésif à frotter 20 s, séchage 10 s
7. Mise en forme de la cavité à l'aide d'une fraise Golay cylindrique courte diamantée bague rouge
8. Polissage meulettes Komet polissage céramique bleue violette blanche
9. Empreinte numérique
10. Mise en place du Telio, polymérisé 20 s

Fig. 10.2 Préparation et empreinte inlay composite ou céramique.

Enregistrement de l'anatomie des dents et des tissus mous en un seul temps opératoire à l'aide d'un porte-empreinte et de deux silicones à deux viscosités

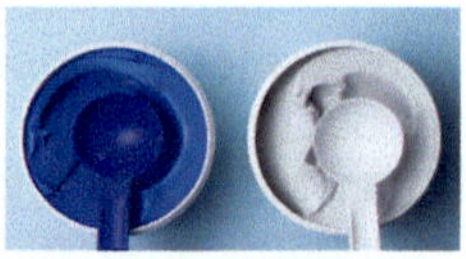

Préparation

1. Après éviction gingivale, choix du porte-empreinte adapté à la taille de l'arcade (soit la taille est prise sur un modèle de travail précédent, soit en bouche par le praticien) ou porte-empreinte individuel
2. Nettoyage et séchage de la préparation, canule pompe à salive en place

Empreinte

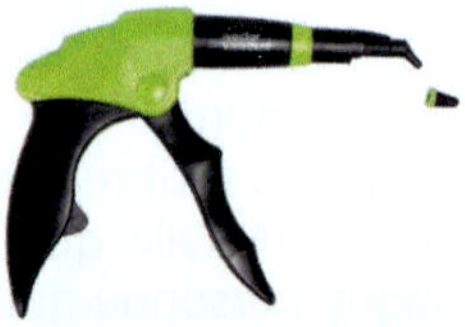

- Prélever une dose de base et de catalyseur à l'aide des cuillères-mesures colorées
- Tendre le pistolet de silicone fluide au praticien qui va injecter le matériau au niveau des préparations
- Malaxer pendant 2 minutes le silicone *putty* en écrasant bien le matériau
- Le placer dans le porte-empreinte et le tendre au praticien
- Écarter la commissure de la lèvre à l'aide de la canule pompe à salive pour aider le praticien à insérer le porte-empreinte en bouche
- Attendre la prise pendant 3 minutes 15 secondes
- Retirer le porte-empreinte et vérifier la bonne définition des anatomies
- Placer le porte-empreinte dans un sachet à prothèse

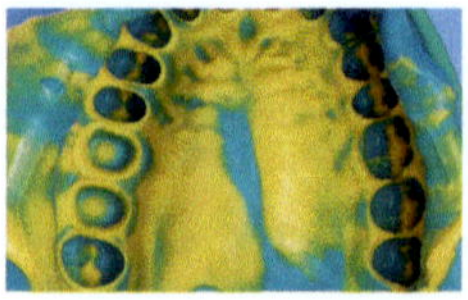

Fig. 10.3 Empreinte double mélange.

	Étapes opératoires	Matériel
1	Mise en place de la cartouche d'anesthésie dans le container	Container
2	Mise en place de l'aiguille sur le container	Cartouche 1/200 000
3	Vissage du container sur la pièce à main Quicksleeper	Aiguille
4	Injection sous-muqueuse	Pédale
5	Injection intra-osseuse	Pièce à main QS
6	Replacement capuchon sur l'aiguille	Aspiration
7	Remise à zéro	
8	Dévissage du container	

Fig. 10.4 Anesthésie Quicksleeper.

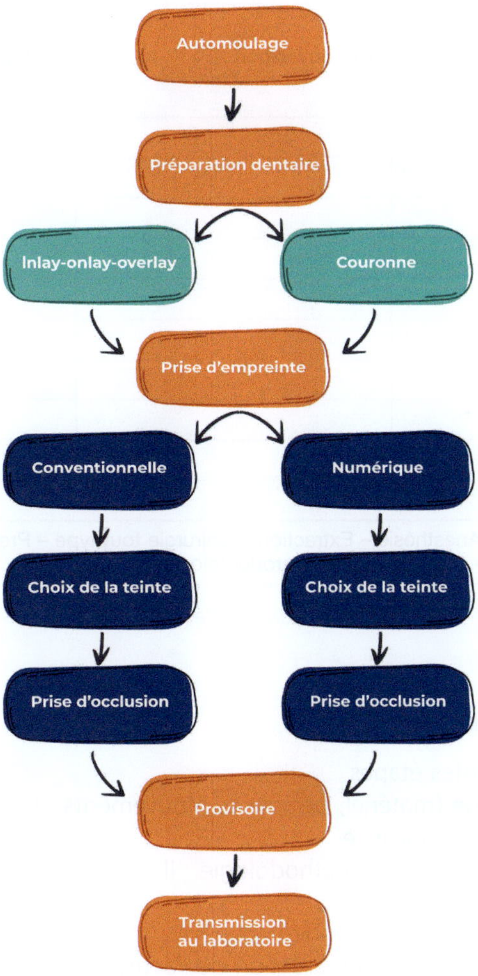

Fig. 10.5 Exemple de logigramme pour formaliser un protocole (© Binhas Global Dental School).

Étapes de réalisation

Quelle que soit la solution choisie, ce sont toujours les mêmes étapes de réalisation.

▸ Étape 1 : préparer

- Choisir une situation parmi les actes les plus fréquents (fig. 10.6).
- Décider de la personne qui va élaborer le protocole.
- Décider à qui s'adresse le protocole.
- Réaliser l'acte en notant toutes les étapes opératoires.
- En fin d'acte, relire pour vérifier que rien n'a été oublié.
- Décider de l'outil (texte, liste, tableau, etc.).

Date :		**Nom praticien :**

	Dénomination	**Catégorie**
Acte 1		
Acte 2		
Acte 3		
Acte 4		
Acte 5		
Acte 6		
Acte 7		
Acte 8		
Acte 9		
Acte 10		
Composite – Digue – Anesthésie – Extraction – Chirurgie tout type – Prothèse fixe – Prothèse mobile – Endodontie – Occlusodontie – Parodontologie		

Fig. 10.6 Mes 10 actes les plus fréquents.

▸ Étape 2 : élaborer

- Décrire les différentes étapes.
- Décrire la logistique (matériel, personne, mouvements...).
- Inclure les points de vigilance.
- Formaliser le protocole/la méthodologie. Il existe différentes techniques de rédaction :
  - rédiger le protocole de mémoire ;
  - dicter simultanément à la réalisation de l'acte ;
  - se filmer et rédiger en différé.
- Valider le protocole.

▶ Étape 3 : mettre en œuvre et suivre le protocole

- S'astreindre à l'appliquer.
- Le mettre à jour régulièrement à chaque changement de réalisation de l'acte (fréquence trimestrielle).

Dans nos cabinets, nous utilisons la solution du tableur, qui est simple, visuelle, modifiable, rapide à utiliser au quotidien, avec la possibilité d'ajouter ou soustraire des détails/points de vigilance en fonction de chacun.

Pour commencer, nous inscrivons les grandes étapes (fig. 10.7) : par exemple « Mise en place du matériel », « Isolation », « Préparation », « Réglages »...

Puis, pour chaque étape, nous allons déterminer chaque opération nécessaire à la réalisation de l'étape (fig. 10.8).

Par exemple, dans l'étape « Coffrage », nous posons la matrice, le coin interdentaire, l'anneau puis nous foulons la matrice.

Pour chacune de ces opérations, il est aisé de connaître le matériel à utiliser (fig. 10.9). Ainsi, pour mettre en place la matrice, nous utilisons une précelle et la matrice. Dans l'idéal, la photo du matériel particulier doit être intégrée dans la case de la colonne suivante (fig. 10.10). Ici, c'est le cas pour la matrice car il n'est sans doute pas nécessaire de mettre la photo d'une précelle.

Dans la colonne « Séquence opératoire », il s'agit de noter qui (de l'assistante ou du praticien) fait quoi (lors de cette opération), par exemple (fig. 10.11) :

- *« L'assistante tend la matrice »* ;
- *« Le praticien insère la matrice »*.

Vous trouverez ci-dessous un modèle de tableau rempli progressivement afin de vous en faciliter la mise en place.

	Étapes	Actes	Matériel	Photos	Qui
1	Prise teinte				
2	Préparation matériel				
3	Préparation cavité				
4	Isolation champ opératoire				
5	Coffrage				
6	Préparation surfaces				
7	Mise en place composite				
8	Dépose matrice				
9	Dépose champ opératoire				
10	Réglage occlusion				
11	Polissage				

Fig. 10.7 Lister toutes les étapes du protocole.

	Étapes	Actes	Matériel	Photos	Qui
1	Prise teinte				
2	Préparation matériel				
3	Préparation cavité	Taille Aspiration			
		Contrôle exérèse complète			
4	Isolation champ opératoire				
5	Coffrage	Pose matrice			
		Coin			
		Clamp			
		Foulage matrice			
6	Préparation surfaces	Mordançage			
		Rinçage			
		Adhésif			
		Séchage			

Fig. 10.8 Indiquer le détail des actes pour chaque étape (ici, les 6 premières).

	Étapes	Actes	Matériel	Photos	Qui
1	Prise teinte		Teintier		
2	Préparation matériel	Préparation compules composite	Pistolet Compules composite		
3	Préparation cavité	Taille Aspiration	Fraise microcavité		
			Fraise boule céramique		
		Contrôle exérèse complète	Sopro Life		
4	Isolation champ opératoire		Digue *vs* coton		
5	Coffrage	Pose matrice	Précelle Matrice Gold Garrison		
		Coin	Précelle Coin transparent		
		Clamp	Pince clamp Clamp		
		Foulage matrice	Instrument Composite		

•••

	Étapes	Actes	Matériel	Photos	Qui
6	Préparation surfaces	Mordançage	Acide phosphorique		
		Rinçage	Spray eau puis air		

Fig. 10.9 Décrire le matériel nécessaire.

	Étapes	Actes	Matériel	Photos	Qui
1	Prise teinte		Teintier		
2	Préparation matériel	Préparation compules composite	Pistolet Compules composite	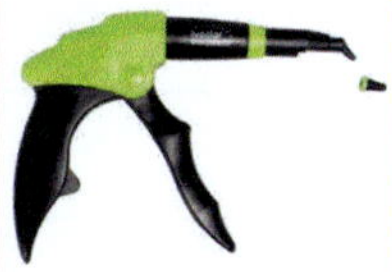	
3	Préparation cavité	Taille Aspiration	Fraise microcavité		
			Fraise boule céramique		
		Contrôle exérèse complète	Sopro Life		
4	Isolation champ opératoire		Digue vs coton		

Fig. 10.10 Ajouter les photos du matériel (ici, pour les 4 premières étapes).

	Étapes	Actes	Matériel	Photos	Qui
1	Prise teinte		Teintier		A donne teintier
					P place teintier et donne la teinte
2	Préparation matériel		Pistolet Compules composite Godet Adhésif Microbrush	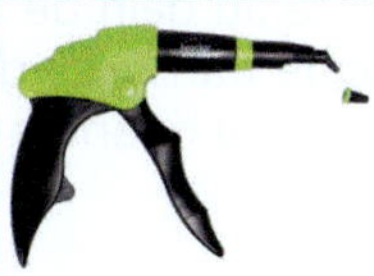	A choisit les compules et les place sur le pistolet
3	Préparation cavité	Taille Aspiration	Fraise microcavité		P fraise A aspire
			Fraise boule céramique		
		Contrôle exérèse complète	Sopro Life		P vérifie avec la caméra

•••

	Étapes	Actes	Matériel	Photos	Qui
4	Isolation champ opératoire		Digue *vs* coton		Protocole digue *vs* coton *vs* clamp
5	Coffrage	Pose matrice	Précelle Matrice Gold Garrison		A donne matrice
					P insère matrice
		Coin	Précelle Coin transparent		A donne le coin
					P insère le coin

Fig. 10.11 Définir qui fait quoi.

D'autres colonnes peuvent être facilement ajoutées : trucs/astuces, points de vigilance, chronométrage des opérations ou des grandes étapes...

Le but est de détailler chaque geste, chaque étape, chaque matériel afin que chaque personne du cabinet soit au courant de la procédure. Nous savons pertinemment que cette fiche de procédure sera travaillée puis mise de côté au bout d'un certain laps de temps. Mais vous verrez qu'il est très bénéfique pour toute l'équipe du cabinet de se poser, de réfléchir, d'écrire ces procédures car, irrémédiablement, des questions vont se poser sur la pertinence de telle ou telle étape, de tel ou tel matériel ou séquence opératoire... Comme toujours, écrire ce que l'on fait permet d'assurer une cohérence, une réflexion dans notre pratique quotidienne.

Conditions à réunir

- Le mieux est de débuter par des procédures simples avec des objectifs facilement atteignables.
- Il est évidemment nécessaire de dégager le temps nécessaire à son élaboration ; ce temps « perdu », ou plutôt improductif, investi sera récupéré au centuple grâce au gain de temps réalisé lors de chaque acte « protocolé ».
- Il doit s'inscrire dans une démarche d'amélioration de notre pratique, qu'elle soit qualitative ou quantitative.

Des protocoles pour la vie du cabinet peuvent suivre la même méthodologie. Par exemple, la procédure préopératoire qui consiste à décrire les opérations à réaliser pour l'installation du patient, la procédure postopératoire pour le départ du patient... L'utilisation à la fois de texte, logigramme et tableau est aussi possible pour décrire des protocoles plus complexes. Le tout est de déterminer la meilleure méthode pour chacun afin de se l'approprier au mieux.

Exemple de protocole en parodontologie (fig. 10.12)

Parodontologie

Objectifs
- Prévention et traitement des maladies parodontales.
- Information sur la corrélation entre maladies parodontales et santé générale.
- Préservation maximale des dents : principe du gradient thérapeutique.

Recommandations diverses
- Examen parodontal également chez l'enfant et l'adolescent.
- Sonde parodontale graduée.

⇒ *Absence d'inflammation gingivale = procédure 1.*
⇒ *Présence d'inflammation gingivale et absence de poche parodontale = procédure 2.*
⇒ *Présence d'inflammation gingivale et présence de poche parodontale = procédure 3.*

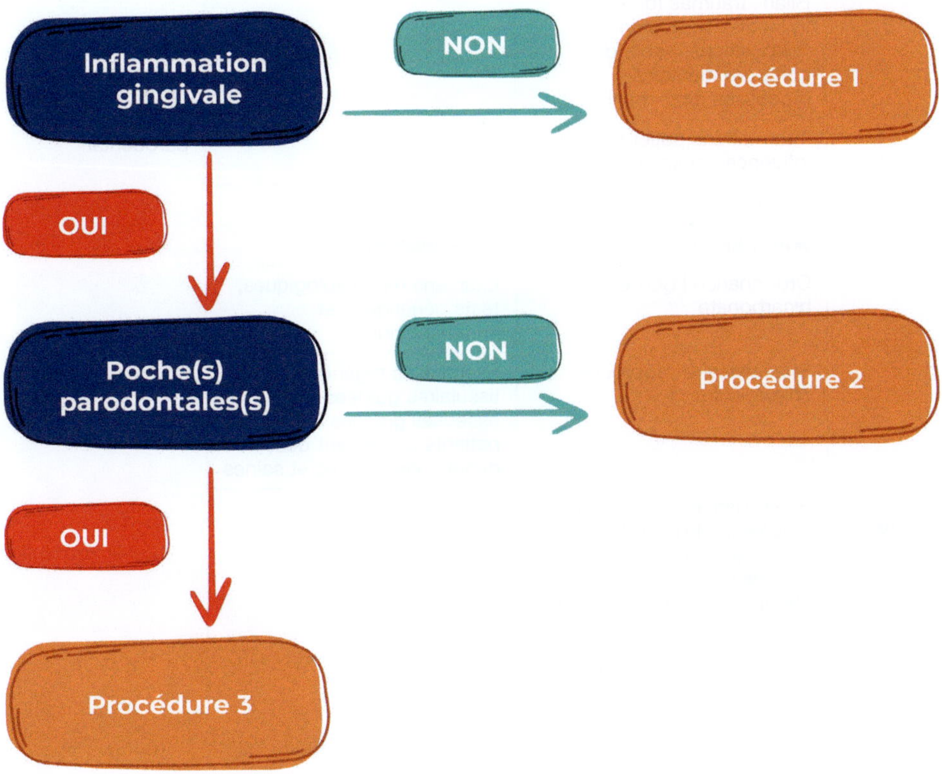

•••

Procédure 3

	Protocole personnel	Recommandations éventuelles	Références bibliographiques
RDV 2	Anamnèse parodontale	Histoire de la maladie parodontale, âge de son apparition	HAS Référentiel de l'ADF : prévention du risque parodontal
	Informations patient : hygiène de vie	Tabagisme, alcoolisme, toxicomanie, stress...	
	Informations patient : influence sur la santé générale	Diabète, lésions cardio-vasculaires, lésions pulmonaires, naissance prématurée	
	Informations patient : prédispositions génétiques et maladies systémiques	Sida, ostéoporose, hémopathie	
	Informations patient : influence chez la femme	Grossesse, règles, ménopause	
	Bilan radiographique long cône, *charting* parodontal, photos intrabuccales		
	Bilan : traumas (directs et indirects), occlusion, malpositions, habitudes comportementales répétitives (tics, manies...)		
	Informations patient : influence occlusion		
	Anesthésie		
	Surfaçage(s)	1 à 4 séances	
	Ordonnance H_2O_2 et bicarbonate	Examens microbiologiques, tests génétiques et immunologiques	
RDV 3	Si nécessaire : approche chirurgicale	Éventuelles régénérations tissulaires guidées et osseuses guidées lorsque les patients présentent des dents conservables et saines	
	Réévaluation des mesures d'hygiène et de la disparition de l'inflammation clinique 2 semaines après la thérapeutique, puis tous les 3 mois		
	Maintenance parodontale adaptée		

Fig. 10.12 Exemple de protocole en parodontologie (© Binhas Global Dental School).

11

L'organisation des plateaux de travail : les bacs et les cassettes

Principes et modalités

Le chirurgien-dentiste effectue quotidiennement des actes répétitifs. Dans 95 à 98 % des cas, ce sont toujours les mêmes instruments qui sont utilisés pour réaliser un acte donné. C'est pourquoi il est utile de rationaliser les actes et les mouvements. L'énergie et le temps gagnés sont considérables. Il n'est pas normal de se tourner de nombreuses fois dans la journée pour atteindre un tiroir et y prendre un instrument ou un produit.

La simplification du travail a été définie comme « *la manière la plus rapide et la plus simple de pratiquer l'art dentaire* »[1]. Elle implique ainsi la remise en ordre de l'équipement, des instruments et des matériaux de manière simple afin de permettre une planification efficiente des procédures.

Principes

Le principe organisationnel est très simple (fig. 11.1) : dans la cassette, il faut regrouper tous les instruments nécessaires à un acte opératoire et, dans le bac, tout le consommable nécessaire au même acte. La cassette et le bac correspondant à l'acte sont placés sur les plans de travail. Tout le matériel est ainsi placé dans ces deux conteneurs, ce qui évite au praticien et à l'assistante de rechercher des instruments dans les tiroirs.

Avantages du système de bacs et cassettes

- Il réduit le temps de changement d'instruments.
- Il réduit la confusion.
- Il améliore la vitesse et l'efficacité : « *[Le] travail devient plus facile et est donc accompli en un temps réduit* »[2].
- Il réduit la fatigue visuelle.

1. Kilpatrick HC. *Simplification du travail dans la pratique dentaire. Études appliquées de temps et de mouvement*. Paris : Prélat, 1972.

2. *Ibid.*

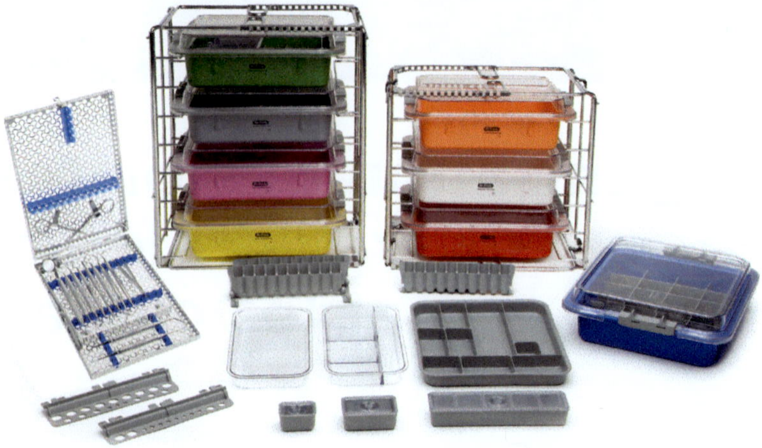

Fig. 11.1 Les bacs et cassettes pour une organisation optimale des plateaux de travail (avec l'aimable autorisation de HuFriedyGroup).

- Il réduit les efforts et le stress.
- Il rend le milieu de travail plus détendu.
- Il permet d'augmenter la qualité des traitements.
- Par rapport au travail antérieur de l'assistante, il permet un net gain de temps et de sécurité (moins de manipulations dangereuses et répétées des instruments souillés). En effet, décontamination, nettoyage, brossage, rinçage, séchage, tri, emballage sous sachet individuel, stérilisation, rangement des instruments propres, ouverture des sachets et repositionnement des instruments stérilisés sur la cassette sont réalisés **sans contact** avec ceux-ci.
- La préparation d'une cassette est simple et peut être exécutée par une assistante ou un aide dentaire débutant et non formé.
- Le praticien ne perd pas de temps à chercher les instruments et travaille plus confortablement.
- Le soin se déroule de manière continue. Le patient n'a plus tendance à bouger et à tourner la tête, ce qui libère l'opérateur de la nécessité fatigante des différentes corrections de la position du rayon lumineux du scialytique.
- La présence du bac à proximité de l'assistante lui évite de se déplacer pour atteindre le tiroir contenant un produit déterminé.

L'application de quelques principes directeurs permet d'accroître considérablement l'efficacité.

Planification

L'organisation des cassettes et le choix des instruments à y inclure doivent être définis selon l'ordre chronologique d'utilisation des instruments pour chaque acte. C'est le principe des procédures (décrites dans le *chapitre 5*). Celles-ci dépendent des préférences de chaque praticien. Ce système permet à l'assistante de planifier le nombre de cassettes nécessaires en fonction de la journée du lendemain. Indiquons que les instruments utilisés lors de rares occasions doivent être emballés individuellement et placés dans les tiroirs (laissés libres par la mise en place des bacs et cassettes).

Nombre minimal d'instruments

La détermination du nombre minimal d'instruments implique les étapes suivantes :

- pour chaque procédure, l'assistante doit déterminer les instruments qui sont utilisés le plus souvent et ceux qui ne sont pas utilisés habituellement ;
- dans cette liste, le praticien sélectionne les instruments qu'il pense être nécessaires ;
- le principe fondamental est d'éliminer autant d'instruments que possible ;
- les instruments à double tête doivent être préférentiellement utilisés et les instruments choisis doivent aussi souvent que possible être utilisés pour plusieurs actes. Les instruments utilisés rarement devraient être éliminés de la cassette standard. Les instruments utilisés seulement de temps en temps peuvent être placés sur les cassettes subsidiaires ou emballés individuellement dans un tiroir facilement accessible. Ils seront alors demandés par le praticien selon les besoins.

Ce principe doit également être appliqué aux fraises. Leur nombre doit être réduit au minimum. Elles doivent être placées dans des séquenceurs de couleurs différentes sur le plan de travail. Il est important de n'utiliser que des séquenceurs de petite taille. Ainsi, il devrait y avoir un séquenceur individuel pour les fraises utilisées lors des actes fréquents, un séquenceur pour les préparations (inlays, onlays, overlays, veneerlays, facettes, couronnes), et un pour le polissage. Les séquenceurs doivent être autoclavables (métal ou plastique antimicrobien) et de différentes couleurs (codification).

Standardisation

Constat : chaque praticien effectue les actes de manière spécifique et avec différents instruments. Une fois déterminé l'ordre chronologique préféré, il devrait toujours utiliser dans le même ordre les instruments destinés à un même acte. Cela est une condition essentielle pour obtenir un mode de travail rationalisé et fonctionnel. Une bonne connaissance des étapes des différentes procédures et du mode de travail du praticien aide considérablement l'assistante à être plus efficace. Cela lui permet aussi d'effectuer de façon efficace et fluide les actes à exécuter. Le résultat clinique s'en trouve amélioré.

Anticipation

L'anticipation est la clé de la simplification, d'un fonctionnement sans heurt et d'un travail de qualité. Cela réduit de façon très importante les tensions entre praticien et assistante. Au minimum, l'assistante doit connaître l'instrument ou le matériau nécessaire juste avant que le chirurgien-dentiste en ait besoin.

Utilisation

Afin de réduire au minimum le transfert d'instruments et de travailler avec un minimum d'à-coups avec l'assistante, chaque instrument devrait être conservé dans la main du praticien jusqu'à la fin de son utilisation. Il est inutile et inefficace de reposer l'instrument ou de le transférer à l'assistante si c'est pour l'utiliser de nouveau.

Emplacement

Il est étonnant de constater qu'un nombre élevé de praticiens travaillant à quatre mains replacent eux-mêmes les instruments dans une cassette placée de leur côté. Cela signifie que c'est le praticien et non l'assistante qui change les instruments. Celle-ci écarte les tissus mous et effectue l'aspiration mais, dans ce cas, **sans transférer d'instruments** ! Cela réduit considérablement l'intérêt d'un travail à quatre mains. Ainsi, la cassette doit, en cas de travail à quatre mains, être placée du côté de l'assistante. En revanche, dans le cas d'un exercice sans assistante, le praticien aura la cassette de son côté.

L'emplacement des bacs doit être défini selon leur fréquence d'utilisation. Ceux qui sont les plus utilisés seront rapprochés de l'assistante. Des meubles hauts spécifiques, derrière l'axe du fauteuil, permettent d'entreposer un nombre important de bacs, mais un meuble spécifique peut être disposé du côté de l'assistante afin qu'elle y ait accès facilement.

Le séquenceur doit être placé du côté du praticien s'il change lui-même les fraises. Il sera placé du côté de l'assistante si c'est elle qui effectue ce changement.

Disposition de la salle de soins

Pour la salle de soins, comme nous l'avons déjà indiqué, nous sommes partisans des **plans de travail mobiles**. Ils sont faciles à déplacer de part et d'autre de l'opérateur et l'assistante peut y déposer le bac et la cassette appropriés à l'acte envisagé. Ils sont de plus très faciles à entretenir.

Au fauteuil

Après ouverture, l'emballage peut servir de champ stérile. Il est important d'ouvrir le sachet de stérilisation ou le *wrap* (feuille de stérilisation en papier crêpé renforcé de couleur bleu clair) qui protège la cassette devant le patient.

L'acte étant achevé, l'assistante doit ôter les salissures telles que les compresses et les débris et les déposer sur le champ en papier, puis vérifier que les instruments sont bien placés selon l'ordre établi. La présence des deux bagues sur les instruments peut l'y aider. La cassette doit être fermée à l'aide du couvercle puis apportée en stérilisation pour y subir le cycle complet de stérilisation. Les déchets doivent être placés dans le pot à Dasri prévu à cet effet et le bac replacé dans son rangement.

La seule contrainte du système est la nécessité de l'élimination immédiate des pâtes molles collantes et des ciments, mais elle existe aussi dans toutes les autres méthodes de travail.

Les systèmes de cassettes

Avant toute chose, rappelons que ce système ne doit pas vous exonérer de la nécessité de conserver les cassettes sous emballages stériles. De même, rappelons ici que tous les instruments, **y compris les instruments rotatifs**, doivent être stérilisés et conservés sous emballage stérile jusqu'à utilisation.

La cassette est un ensemble de deux plateaux, perforés de nombreux évents et qui s'emboîtent à l'aide d'une charnière. Le premier joue le rôle de la base, l'autre de couvercle. Des rails en silicone de couleur servent de support pour les instruments, ou de rails compresseurs pour empêcher tout déplacement indésirable de ces derniers lorsque la cassette est fermée.

Les instruments à main sont classés dans l'ordre de leur utilisation au fauteuil grâce aux systèmes de double baguage des instruments. Ils y restent parfaitement arrimés pendant le nettoyage, le rinçage et la stérilisation. C'est uniquement lors de l'acte que les instruments sont sortis de la cassette.

Une cassette doit être assez grande pour contenir le nombre d'instruments nécessaires à un acte et d'une taille qui permette son insertion dans l'autoclave. Par ailleurs, elle doit posséder un système de maintien strict des instruments. Il s'agit généralement de supports siliconés.

Les supports d'instruments doivent être souples pour ne pas érafler les instruments et éviter le bruit. Ils maintiennent fermement les instruments. Les supports colorés en silicone permettent d'organiser le cabinet selon le traitement et l'opérateur.

Les cassettes sur le marché existent en métal ou en plastique autoclavable. Les cassettes en acier inoxydable poli par électrolyse offrent la meilleure résistance à la corrosion. Elles sont caractérisées par leur aspect brillant. Nous conseillons leur utilisation.

Les évents des cassettes doivent être les plus grands possibles pour laisser passer les ondes ultrasonores du nettoyage, le jet de la douchette pour le rinçage et la vapeur sous pression de la stérilisation. Le dessin de la cassette est très important.

Les loquets de fermeture doivent être faciles à manipuler par un opérateur ganté. Les charnières doivent être facilement démontables pour un meilleur nettoyage.

Une large variété de dimensions de cassettes est proposée : DIN[1] (dimensions : 290/184/34 mm), 1/2 DIN (dimensions : 152/184/34 mm) et 1/4 de DIN (dimensions : 268/176/34 mm). Ainsi, vous pourrez mieux choisir les cassettes en fonction des instruments utilisés pour les traitements.

1. DIN : *Deutsches Institut für Normung*, agence allemande de normalisation.

La conception des cassettes

Les étapes à suivre sont les suivantes :

- rassembler tous les instruments normalisés pour un acte ;
- contrôler que chaque instrument est bien placé dans l'ordre chronologique d'utilisation ;
- utiliser un système de maintien de la stérilité jusqu'à l'ouverture de la cassette.

Dès que la cassette standard a été créée, nous préconisons d'en faire une photographie. Cette dernière est alors placée sur un mur de la salle de stérilisation. Cela facilite l'apprentissage et fait gagner un temps très important. De plus, cela permet aux cassettes d'être créées, vérifiées, nettoyées et stérilisées très rapidement. Enfin, le risque d'erreur est diminué.

Le stockage des cassettes

Les systèmes supports de cassettes existent en différentes tailles. Nous en recommandons l'utilisation pour une facilité d'accès pour l'assistante. Ils doivent être placés dans le meuble situé derrière le fauteuil ou même sur le plan de travail arrière. Ils doivent être accessibles par l'assistante mais aussi par le praticien et être situés à portée de bras.

Le système complet bacs et cassettes

Il s'agit d'une amélioration du système des cassettes utilisées seules. Comme nous l'avons déjà indiqué, le bac, complément indispensable de la cassette, regroupe tout le consommable nécessaire à un acte. Il comprend les matériaux appropriés, les blocs de mélange et les spatules. Il n'est pas nécessaire de stériliser le bac puisqu'il ne comporte aucun instrument. Une fois utilisés, les flacons doivent être désinfectés à l'aide d'un spray ou d'une lingette désinfectante.

En ce qui concerne les matériaux à empreinte (même si ceux-ci sont progressivement remplacés par les empreintes numériques), nous recommandons :

- alginate : préparer des doses de poudre à l'avance, conservées en mini-boîtes hermétiques ou dans des sachets en plastique faciles à placer dans les bacs, d'où un gain de temps et d'efforts ;
- pistolets à silicone *light* ou à prise d'occlusion ainsi que les boîtes de matériaux à empreinte de grande taille sont, en raison de leur encombrement, stockés dans des tiroirs profonds. Ils sont donc placés plus loin que le plan de travail.

Les codes couleurs

L'identification des instruments par un système de code couleurs plutôt que selon leur forme est plus rapide, plus facile et moins fatigante. Ce système diminue le temps de recherche et de remise en place.

Ainsi, les cassettes devraient être identifiables à l'aide d'un code couleurs, spécifique à chaque type d'acte : les cassettes pour composite seraient d'une certaine couleur, celles de digue d'une autre, celles pour l'endodontie d'une autre encore, etc. Des encres colorées résistant à la chaleur et à l'humidité existent à cet effet. Des marqueurs colorés (*permanent steam sterilization markers*, *autoclave markers*), spécifiquement conçus pour la stérilisation, peuvent être utilisés, permettant d'identifier les cassettes à l'aide d'une encre indélébile résistant à la vapeur d'eau et à la température. Dépourvue de toluène, cette encre ne dégage pas d'odeur (Pharmethica, Santelia, Sterilmed France, Steriking...).

Les paramètres peuvent varier selon les marques. Cette peinture peut également être utilisée pour les instruments.

Les adhésifs indicateurs

Ils existent également en plusieurs couleurs. Ils sont recommandés lorsque le système d'emballage avec *wrap* est utilisé. Ces rubans servent également à assurer la fermeture de l'emballage. Ils sont constitués d'une bande autocollante permettant d'identifier le contenu des cassettes et, en même temps, de contrôler la stérilisation. Les rouleaux se présentent en 2 cm de large et 55 cm de long.

Les instruments rotatifs et d'endodontie

Des séquenceurs de la même couleur que celle de la cassette sont recommandés pour les fraises et les instruments d'endodontie. Signalons qu'il existe des clips porte-fraises avec indicateurs de couleur en Téflon. Il est ainsi possible de choisir la même couleur que celle des cassettes. Enfin, signalons l'existence de séquenceurs avec des barrettes supports des instruments d'endodontie ou de fraises, de différentes couleurs. En cas d'utilisation de boîtes d'endodontie complètes, celles-ci doivent être traitées comme des cassettes normales.

Compatibilité avec les appareils de stérilisation et de nettoyage

À l'heure actuelle, les fabricants d'autoclaves, de cuves à ultrasons et de lave-instruments de type thermodésinfecteurs ont développé des appareillages adaptés aux cassettes. Il existe aussi des lave-instruments et des autoclaves de type hospitalier permettant le traitement de nombreuses cassettes en un seul cycle pour les cabinets de groupe.

Il nous paraît désormais inapproprié d'acheter des équipements de petite contenance, même pour remplacer des unités récemment tombées en panne. La différence de prix n'est pas dissuasive.

Composition d'une cassette et d'un bac

Dans une cassette de composite, par exemple, le praticien trouve la seringue d'anesthésie, le miroir, la sonde, les précelles, la canule d'aspiration (AHV : aspiration haute vélocité), deux instruments à sculpter (boule/olive et spatule), la pince de Miller, le séquenceur de fraises avec les quatre ou six fraises que nécessitent l'acte, le pistolet à composite, une boîte contenant les matrices ainsi qu'une pince à anneaux et une pince de Krill. Même s'il n'utilise pas toujours tous les instruments, ils sont cependant contaminés. Mais ni le nettoyage ni la stérilisation n'altèrent les instruments de qualité.

Le bac correspondant contient tous les produits et articles ne pouvant être stérilisés, comme les carpules et aiguilles d'anesthésie, les cotons, le gel d'acide orthophosphorique, le *primer*, l'adhésif, les compules de composite, la lampe à polymériser, le papier à articuler... Le nettoyage du bac doit être réalisé fréquemment. Après cette opération, l'assistante recharge les produits et complète les accessoires non stérilisables. Ces manipulations sont plus aisées et plus sécurisées qu'avec des tiroirs.

Remarques : les daviers sont emballés dans des sachets individuels. La dent ou la racine peut casser en cours d'intervention et nécessite selon les cas différentes sortes de daviers, luxateurs, fraises...
Pour la bonne marche du système, il ne faut jamais ouvrir plus d'une cassette à la fois, sinon l'assistante doit à nouveau trier les instruments des différentes cassettes, ce qui lui prendra beaucoup de temps.

Exemple de composition d'une cassette et d'un bac à composite

Cassette à composite

- 1 seringue d'anesthésie.
- 1 sonde.
- 1 précelle.
- 1 miroir.
- 1 spatule de bouche.
- 1 ou 2 instrument(s) à sculpter.
- 1 canule d'aspiration.
- 1 séquenceur de fraises.
- 1 pince de Crill.
- 1 pince à crampons.

Bac à composite

- Carpules d'anesthésie.
- Rouleaux de coton.
- Gel de mordançage.
- *Primer + bonding + microbrush*.
- Composite *flow*, *universal flow*, de restauration.
- Coins interdentaires.
- Papier à articuler.
- Strips, disques à polir.
- Matrice et porte-matrices.

Nombre de cassettes nécessaires

Le nombre de cassettes nécessaires dépend de plusieurs facteurs, dont :

- le nombre de patients vus par jour ;
- le nombre de fauteuils utilisés ;
- la fréquence de chaque type d'actes : un cabinet d'omnipratique n'aura évidemment pas le même nombre de cassettes de composite qu'un cabinet pratiquant la parodontologie ou l'implantologie ;
- le temps de stérilisation requis.

Pour chaque acte, une cassette de secours, stérilisée et emballée, doit toujours être disponible. En cas de faute d'asepsie, la cassette en cours peut être immédiatement remplacée. De même, il est utile de prévoir plus de cassettes d'endodontie que nécessaire, soit pour les urgences, soit en cas d'exposition accidentelle de la pulpe.

Pour exemple, une distribution possible (à adapter à chaque pratique) pour un omnipraticien qui reçoit deux patients par heure pourrait ainsi prévoir :

- 3 ou 4 cassettes d'examen (y compris urgences et prothèse totale) ;
- 3 cassettes de composite ;
- 3 cassettes d'endodontie ;
- 4 cassettes de prothèse conjointe (classique et inlay-onlay) ;
- 1 cassette de prothèse adjointe ;
- 2 cassettes de chirurgie ;
- 2 cassettes de détartrage/surfaçage.

En salle de stérilisation

Dès qu'elle quitte sa place au fauteuil, l'assistante, qui a préalablement déposé la cassette dans le bac de prédésinfection en salle de soins, se dirige vers la salle de stérilisation où elle transfère les cassettes souillées dans le thermodésinfecteur ou dans la cuve à ultrasons. Le champ en papier est jeté à la poubelle.

Dès lors débute le cycle de stérilisation.

La règle fondamentale de la stérilisation n'a pas changé : « *On ne peut stériliser les instruments que s'ils sont propres.* » C'est pourquoi nous suggérons l'utilisation de solutions détergentes de qualité qui éliminent toutes les souillures et salissures (présence de sang). De nouvelles solutions à base d'enzymes sont apparues sur le marché, de même que des solutions détergentes bactéricides. Nous mettons cependant les utilisateurs en garde contre certains liquides ou produits de décontamination qui précipitent les protéines sanguines et rendent le nettoyage plus difficile. Une action de brossage est alors impérative ! En présence d'une eau de rinçage trop dure, un rinçage à l'eau déminéralisée empêche la formation d'un voile blanchâtre sur les instruments et les cassettes.

Après le cycle de nettoyage et de rinçage, les cassettes doivent être ouvertes et inspectées. Les produits stérilisables ou à usage unique (par exemple : pompe à salive, compresses...) y sont incorporés. Après avoir été verrouillées, les cassettes sont emballées dans un nouveau champ en papier non tissé autoclavable et introduites dans l'autoclave ; elles sont ensuite rangées dans une armoire de type passe-plat située entre l'office et la salle de soin. Les bacs sont stockés de la même manière dans une autre armoire.

Signalons la possibilité d'utiliser des champs plutôt que des sachets thermosoudés pour assurer le maintien de la stérilité. Ils servent lors de l'intervention comme champs stériles, pour déposer toutes les salissures et pour enlever par frottement les pâtes molles ou collantes et les ciments des spatules et des autres instruments. L'assistante réemballe ensuite les cassettes avant de les ramener à l'office et évite ainsi la contamination des lieux traversés. Les paquets formés à l'aide des champs prennent moins de place en épousant mieux le contenu.

La manière d'emballer de type hospitalier empêche l'introduction d'air vicié, de micro-organismes et de bactéries.

Deux contrôles de stérilité sont disponibles (fig. 11.2). Une bande autocollante imprimée : « Composite », « Examen »... sert à fermer et à reconnaître le contenu du paquet en le maintenant clos. Elle change de couleur lorsque les paramètres de stérilisation (température et durée) ont été atteints. Une autre bandelette, également thermosensible, peut être disposée dans la cassette au niveau des instruments.

Le séchage de l'emballage avant sa sortie de l'autoclave est très important pour le maintien de l'asepsie du contenu. Le papier étant semi-perméable, il pourrait laisser entrer les micro-organismes et bactéries s'il est mouillé. Les cassettes emballées dans un champ restent stériles pendant 30 jours au moins dans des conditions normales de rangement.

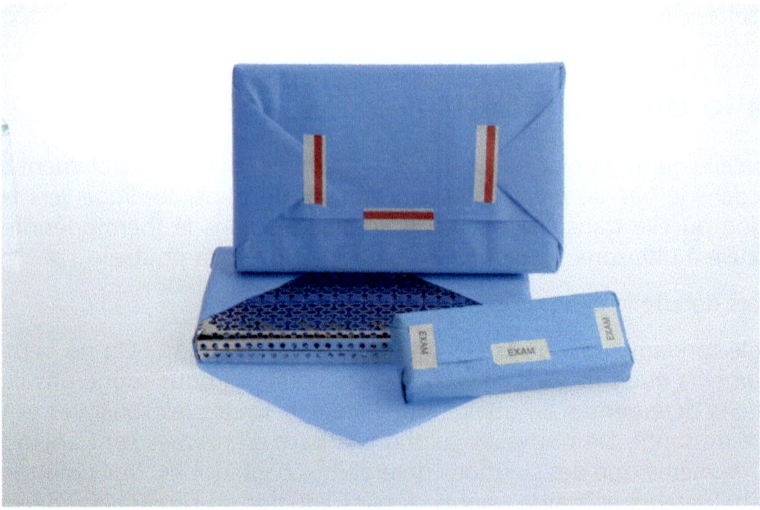

Fig. 11.2 L'emballage en salle de stérilisation (avec l'aimable autorisation de HuFriedyGroup).

Les réticences

▶ Le problème financier

De fausses idées concernant le problème financier peuvent freiner certains chirurgiens-dentistes à réaliser cette réorganisation. Outre le nombre réduit de cassettes nécessaires à couvrir tous les actes (étant donné la rapidité de leur nettoyage et de leur stérilisation qui se font en continu), ils omettent de prendre en compte les bénéfices tels que le gain de temps par une rationalisation des actes et du carnet de rendez-vous, la meilleure occupation de l'assistante avec une diminution des manipulations, la meilleure présentation du cabinet et l'économie substantielle de produits de décontamination et d'emballage. Comme pour tous les investissements, il y a lieu de les prévoir à long terme. Une cassette considérée individuellement est onéreuse ! Si elle résiste pendant plusieurs années sans dommage en apportant les avantages décrits ci-dessus, elle ne l'est plus. N'oublions pas également que l'affûtage des instruments souffre beaucoup moins.

Il s'avère, en pratique, que le coût d'un tel investissement est amorti en moins d'un an. De plus, les cassettes présentent de gros avantages en termes de contamination croisée, avec moins de risques et moins de manipulations. Attention, elles doivent toutefois être emballées pour maintenir la stérilité des instruments jusqu'à leur utilisation. Mettons-nous à la place des patients qui viendront se faire soigner dans un climat de plus grande confiance. Le travail n'est-il pas valorisé par la présentation de locaux et d'équipements dont la propreté et l'hygiène ne peuvent être mises en doute ?

Ce système entraîne indubitablement un accroissement de la qualité, un meilleur confort et une hygiène optimale.

▶ La résistance de l'assistante

Avec ce système, le temps de présence de l'assistante en salle de stérilisation pour le traitement des instruments est divisé par deux et mieux réparti tout au long de la journée. Pourtant, de nombreuses craintes existent chez certaines assistantes dont les principales sont :

- la peur de l'inconnu ou de la nouveauté ;
- les instruments ne seront pas bien nettoyés ;
- la remise en place des instruments prendra trop de temps ;
- l'utilisation de sachets est plus pratique ;
- le problème de la gestion des cassettes ;
- l'absence de tiroirs.

Autant dire qu'il s'agit souvent d'arguments indiquant une résistance (naturelle) au changement.

Conclusion

Ce concept de travail fait gagner du temps, l'assistante n'a plus la tâche ingrate de manipuler des instruments dangereux et souillés pendant la décontamination, le nettoyage, le brossage, le séchage et le tri. De plus, il est impossible de laisser tremper un tiroir dans une solution désinfectante nettoyante comme vous pouvez le faire avec un bac.

Lors de l'acquisition du système de cassettes, nous conseillons de fermer le cabinet le premier jour de manière à bien l'organiser. Une fois ce travail terminé, ni le praticien ni l'assistante n'auront la crainte d'avoir oublié un instrument lors de la préparation de l'acte.

Le jour où l'assistante est malade, la formation d'un remplaçant ne sera plus ressentie comme un cauchemar par le praticien, les cassettes et les bacs étant déjà préparés et à disposition, les photos des cassettes et des bacs affichées en salle de stérilisation.

III

Optimiser son exercice au fauteuil (« Ergofficacité® »)

12

Ergonomie et empreintes numériques

Depuis quelques années, les concepts cliniques et certaines révolutions matérielles ont profondément transformé la pratique dentaire.

Ainsi, les empreintes numériques ont fait leur entrée dans de nombreux cabinets. Les fabricants ne cessent d'améliorer leurs produits pour proposer aux praticiens des caméras de plus en plus ergonomiques. Nous avons pu voir une diminution de leur poids, de leur encombrement, du câble et la modification de l'orientation du miroir.

Lors de **l'utilisation de la caméra**, l'habitude va permettre au praticien d'acquérir une ergonomie de moins en moins traumatisante. En effet, certaines zones (pas forcément les mêmes que pour les soins) sont difficiles d'accès. Ainsi, pour un droitier, au maxillaire et à la mandibule, toutes les faces occlusales et palatines ou linguales ainsi que les faces vestibulaires du secteur gauche vont être très accessibles. Les autres surfaces vont nécessiter – comme pour les soins – de faire tourner la tête du patient afin de faciliter leur accès. La prise stylo, comme celle d'un instrument dynamique, est idéale afin de mobiliser les mêmes muscles que ceux utilisés lors des soins.

Toutes les fonctionnalités de la caméra permettant de s'affranchir d'une souris ou d'un écran tactile vont être les bienvenues : les boutons permettant le changement d'arcade et la prise d'occlusion, la possibilité de piloter l'interface à partir de la caméra...

De même que pour **l'écran** qui affiche le dossier du patient avec les informations importantes, les radios et les photos, l'écran correspondant à la caméra numérique devra être placé à un endroit face au praticien afin d'éviter les torsions de classe IV.

Lors de son choix, hormis son coût et son interface, **l'ergonomie de la caméra** de prise d'empreinte numérique doit être prise en compte car les torsions du corps inhérentes à son utilisation vont jouer un rôle important dans les TMS.

13

Le travail à quatre mains

Présentation

Aujourd'hui, l'organisation d'un cabinet dentaire ne permet plus à un praticien solo de répondre à toutes les sollicitations et normes que génèrent les soins des patients. Au minimum, une assistante réalisera les tâches de secrétariat et de stérilisation. Mais une assistance au fauteuil, le plus souvent possible, conduit le praticien à se concentrer sur ce qu'il sait le mieux faire et là où il est le plus efficient: la production au fauteuil. Un travail à quatre mains efficace optimise le temps du praticien. Nous y reviendrons en détail.

Un petit rappel historique du travail à quatre mains

Dans les années 1940, une pénurie de chirurgiens-dentistes s'annonce aux États-Unis. Les services de santé publique décident de développer un programme en vue d'accroître l'efficacité clinique et d'augmenter la production des praticiens.
Les conséquences de ce programme vont permettre de développer le concept du travail à quatre mains nationalement et internationalement.
Depuis, pratiquement tous les pays européens ont mis en place ce système, sauf la France!

Le mythe du travail à quatre mains: un praticien et une assistante qui utilisent leurs deux mains pratiquent le travail à quatre mains! Mais dans la réalité, l'assistante n'est souvent présente en salle de soins que pour aspirer et spatuler.

Or, dans le travail à quatre mains, l'assistante dentaire doit être formée pour **travailler en synergie avec le praticien**. Elle doit connaître l'organisation et les protocoles pour être efficace. Et les équipements doivent répondre aux règles de l'ergonomie (fig. 13.1).

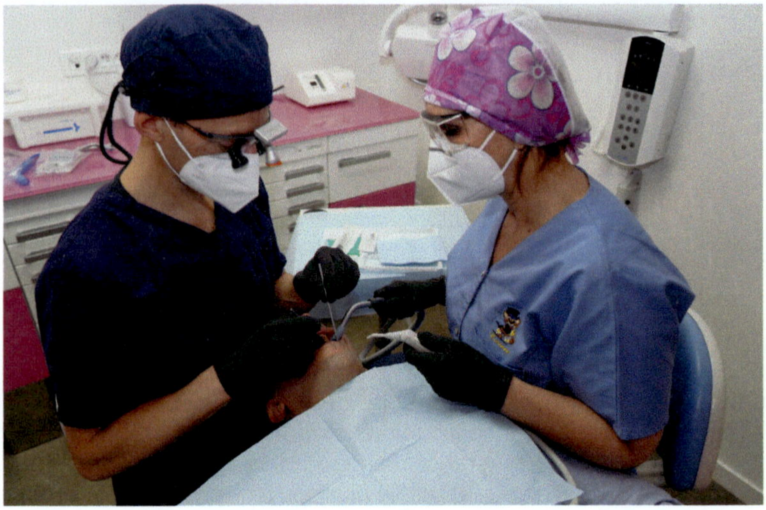

Fig. 13.1 Le travail à quatre mains pour optimiser le temps de travail (© Binhas Global Dental School).

Petit rappel préalable

Gants

Privilégiez les gants de taille et d'ajustement appropriés et évitez les gants ambidextres ou de taille unique. S'ils sont trop grands et s'ils sont mouillés, les gants mal ajustés obligent le praticien à serrer plus fort pour maintenir la prise sur l'instrument. S'ils sont trop serrés, les gants risquent de comprimer les structures neurovasculaires des doigts et de la main. Il doit en être de même pour les assistantes.

Équipements de protection individuelle (EPI)

Le port d'équipements de protection individuelle (EPI) peut entraîner des problèmes ergonomiques s'il n'est pas réalisé de manière optimale. Cela est particulièrement vrai depuis le Covid-19 en raison des exigences accrues en matière d'EPI. Les problèmes ergonomiques liés aux EPI peuvent inclure des troubles de la vision, une perte de dextérité, une fatigue accrue et une diminution du confort.

Recommandation : essayez si possible différents types d'EPI pour déterminer celui au meilleur confort et au meilleur ajustement. Réfléchissez à la façon dont le port de l'EPI affecte les mouvements dans le bloc opératoire et la nécessité éventuelle de déplacer l'équipement, l'éclairage et les sièges pour améliorer l'accès pendant les procédures (FDI).

Dextérité manuelle

La pratique de la dentisterie a cette particularité de s'exercer dans un espace réduit. La plupart des structures dentaires sont confinées dans une zone limitée et cachée de la cavité buccale. C'est pourquoi elle nécessite un œil aiguisé et une main habile. Sinon, les conséquences peuvent s'avérer délicates pour le patient. Pour obtenir une excellente habileté manuelle, il est important d'être expert en dextérité manuelle. Cela est fondamental pour le praticien et l'assistante. Dans le travail à quatre mains, la dextérité est encore plus essentielle. Heureusement, tout le monde peut devenir plus adroit avec un bon entraînement.

Bien s'asseoir

Positions de chacun pour une ergonomie optimale

Nous abordons ici les positions pour le bien-être optimal de l'équipe et pour une meilleure exécution des actes.

« Vous devez adapter le siège à votre corps et non l'inverse. »

Dans une position idéale, à son domicile ou au cabinet, le praticien est assis dans ce que l'on appelle une posture neutre. Une posture neutre peut être établie en s'asseyant le buste droit, avec le poids uniformément réparti. Les jambes doivent être séparées, les pieds à plat sur le sol.

Lors de la réalisation des soins, nous constatons une tendance générale à dévier de la position neutre. Parmi ces déviations, citons la flexion du tronc vers l'avant, la flexion accentuée du cou, la torsion du torse, les déviations des poignets et les prises trop énergiques des instruments. Ces mauvaises postures peuvent entraîner des courbatures, des engourdissements et des picotements, qui peuvent tous accélérer l'apparition des troubles musculo-squelettiques.

Si les avantages évidents de la posture assise en termes de confort pour l'opérateur sont universellement reconnus, l'absence de bonnes connaissances ergonomiques empêche de comprendre comment utiliser de façon appropriée les sièges opérateurs et adopter les postures correctes.

N'accordant que peu d'importance, voire aucune à leurs besoins en ce qui concerne les postures assises, les praticiens et/ou les assistantes se contentent souvent d'un siège inadapté sans se soucier de leur confort ou de leur posture. Pendant des années, le confort du patient est resté au premier plan. Et le niveau de confort des praticiens et des assistantes n'était pas vraiment une priorité.

Heureusement, l'évolution de la dentisterie à quatre mains a ouvert la porte à l'efficacité ergonomique et à la santé musculo-squelettique. Ce nouvel état d'esprit, dont nous faisons la promotion depuis longtemps, a créé un désir plus fort d'adopter des habitudes de travail qui permettent une plus grande efficacité, tout en réduisant le stress et les tensions musculo-squelettiques (« Ergofficacité® »).

Équilibre de la colonne vertébrale

Lorsque nous regardons une vue latérale d'un corps humain en bonne santé, nous nous souvenons des quatre courbes de la colonne vertébrale. La première courbe est une courbe vers l'arrière au niveau du coccyx, suivie d'une courbe vers l'avant au niveau du bas de la colonne vertébrale, puis d'une courbe vers l'arrière au niveau du haut de la colonne vertébrale et, enfin, d'une courbe vers l'avant au niveau du cou (fig. 13.2).

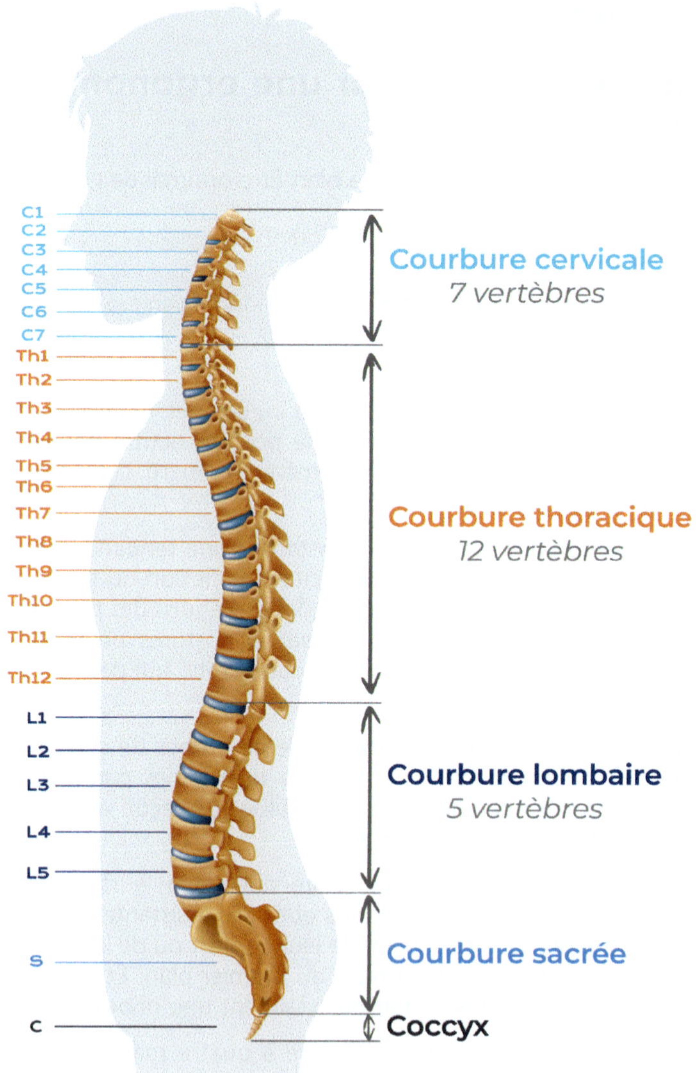

Fig. 13.2 Anatomie de la colonne vertébrale (© Binhas Global Dental School).

Rappelez-vous que les deux courbes avant contrebalancent les deux courbes arrière, ce qui permet à l'ensemble du tronc de rester en équilibre sur le centre de gravité. L'équilibre est important lors de l'exécution de tâches, en particulier en position assise. Par conséquent, la conception et la bonne utilisation du siège opérateur deviennent des éléments essentiels.

Nombre de praticiens ont tendance à trop se pencher en avant. Cette posture avachie augmente la pression sur les disques intervertébraux et fait travailler davantage les muscles et les ligaments du dos.

Directives de posture pour la pratique dentaire

Au cours des années 2020 et 2021, avec deux experts internationaux, le Dr Jean-Michel Laffont a travaillé à la réalisation d'un *leaflet*, publié par la FDI : *Ergonomie et posture : recommandations aux professionnels de la santé bucco-dentaire* [1]. Nous vous en recommandons fortement la lecture car il synthétise les principes de base de la nouvelle ergonomie dentaire, enfin débarrassée de ses vieux blocages intellectuels.

La posture ergonomique ne doit pas être quantifiée avec des angles ou des mesures bien précises. Celles-ci, en réalité, ne font que compliquer un problème relativement simple à résoudre. Pour être ergonomique, la posture doit être ressentie par chaque individu. Vous-même devez la ressentir. En effet, chaque être humain est différent de son voisin (petit, grand, gros, maigre, homme, femme, jambes longues, jambes courtes, tronc long, tronc court), et il est absolument impossible de normaliser quantitativement une posture individuelle.

La solution à une bonne posture ergonomique est l'intégration, la perception, la compréhension et l'utilisation de la proprioception.

Faites donc appel à vous-même pour trouver, ressentir une posture ergonomique. C'est celle dans laquelle vous êtes, naturellement, à l'aise. Bien sûr, nous pouvons vous guider et vous accompagner pour trouver cette posture idéale. Mais c'est vous et vous seul qui pouvez éviter les désordres musculo-squelettiques ou autres liés à une mauvaise posture en trouvant spécifiquement la meilleure position pour vous.

Pour vous y aider, voici quelques préceptes majeurs à respecter pour apporter une solution durable aux mauvaises postures. Suivez-les à la lettre et la mise en œuvre personnelle de la proprioception fera spontanément le reste. Ne laissez pas votre attention sur les soins aux patients vous distraire de ces directives.

Posture du praticien

▸ Définir la « position de référence individuelle » (PRI)

Cette position du praticien est la plus ergonomique (fig. 13.3). C'est celle qui lui permet d'effectuer le transfert d'instruments dans les meilleures conditions tout en prévenant l'apparition des TMS.

1. Version française téléchargeable sur le site de la FDI : <https://www.fdiworlddental.org/ergonomics-and-posture-guidelines-oral-health-professionals>.

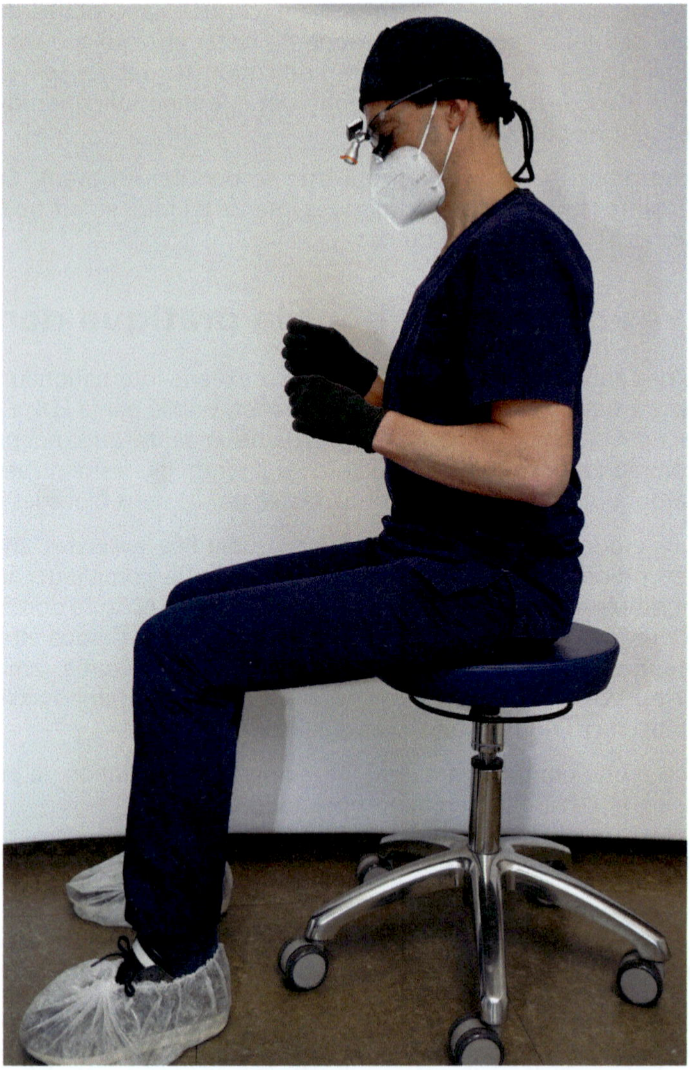

Fig. 13.3 La position de référence individuelle (PRI) est la position la plus ergonomique pour un praticien (© Binhas Global Dental School).

Afin de la définir et de s'adapter aux variations morphologiques, physiques ou de handicap, forcément individuelles, l'utilisation de la proprioception est indispensable.

Il s'agit de trouver votre « point 0 », avec le dos droit et le siège opérateur réglé à une hauteur parfaitement adaptée à votre morphologie.

▶ Trouver votre « position de référence individuelle » (PRI)

Afin de trouver votre PRI, vous devez suivre scrupuleusement la chronologie des trois étapes suivantes.

Étape 1 : régler la hauteur de votre siège praticien (à réaliser en dehors de votre zone de travail)

Le mieux est de procéder à ces réglages les yeux fermés, en proprioception. Focalisez-vous sur votre ressenti et sur votre bien-être.

- Asseyez-vous sur votre siège opérateur en y posant les fesses et la moitié des cuisses : l'assise se trouvera environ à la hauteur de la tête du péroné.
- En faisant varier la hauteur du vérin, faites monter ou descendre l'assise jusqu'à ressentir exactement la hauteur qui vous conviendra. La position obtenue doit être stable et confortable. Les deux pieds reposent bien à plat sur le sol et les deux ischions sur le siège opérateur (voir fig. 13.3). Si vous réalisez cette expérience dans des conditions optimales de concentration, vous parviendrez à sentir une différence de hauteur, même très faible.
- Cette hauteur idéale **doit être conservée une fois pour toutes**, en plaçant, par exemple, un repère visuel sur le vérin (fig. 13.4). Ainsi, en cas de modification apportée éventuellement par un autre praticien, ou lors du nettoyage du tabouret, il sera simple de retrouver l'emplacement idéal de l'assise. De plus, vous n'avez plus à vous soucier de ce réglage, c'est ce que vous faites également tous les jours dans votre automobile (préréglages automatiques) ou lorsque vous réglez la selle de votre vélo. Pour rappel, toute variation, même minime, pourrait provoquer des TMS.

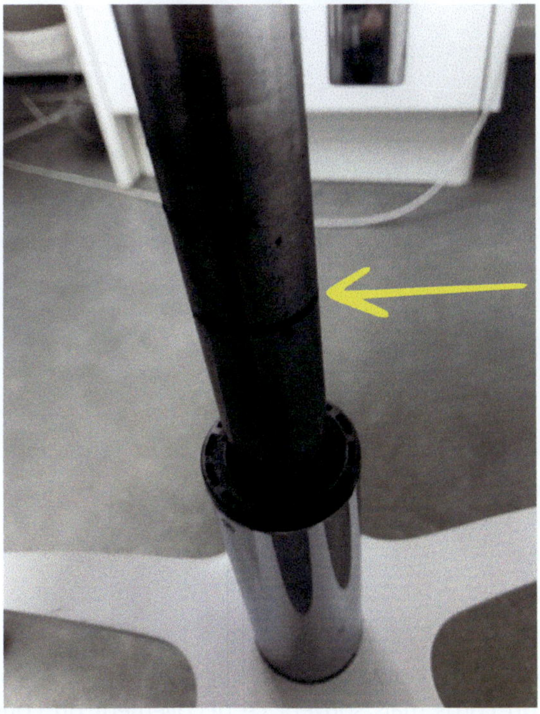

Fig. 13.4 Repère visuel sur le vérin (© Binhas Global Dental School).

Étape 2 : contrôler que votre dos est droit

Pour identifier correctement si votre dos est droit, collez celui-ci contre un mur. Repérez de façon consciente les points de votre dos en contact avec le mur. Vous serez alors en mesure de ressentir, une fois assis sur le tabouret opérateur, si vous êtes penché trop en avant ou trop en arrière (fig. 13.5).

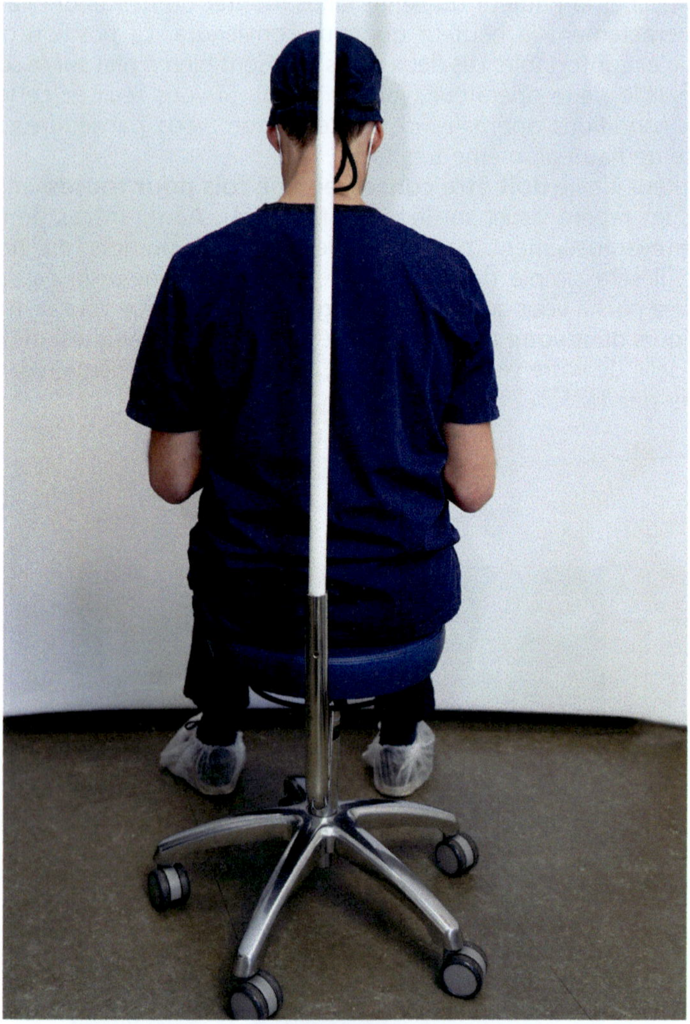

Fig. 13.5 Le dos doit être droit (© Binhas Global Dental School).

Étape 3 : trouver votre « point 0 » en pratique

- Les épaules sont relaxées.
- Les bras sont et restent collés au corps. Les coudes relaxés peuvent être légèrement décollés du corps mais souvent ce décollement du coude doit éveiller les soupçons d'une mauvaise position.

- La tête est très légèrement penchée en avant, de 15° environ.
- Les avant-bras sont légèrement relevés.
- Les deux mains sont dans le plan médian sagittal.
- Le point 0, décrit précédemment *(voir p. 38)*, se situe généralement au niveau de la pointe du cœur, à 25-35 cm de la ligne bipupillaire. Comme déjà indiqué, pour trouver cette position du haut du corps, le praticien peut prendre un téléphone dans ses mains, taper un SMS avec les deux pouces, et figer cette position (fig. 13.6).

En respectant ces trois étapes, vous serez certain de trouver votre position de référence individuelle (PRI).

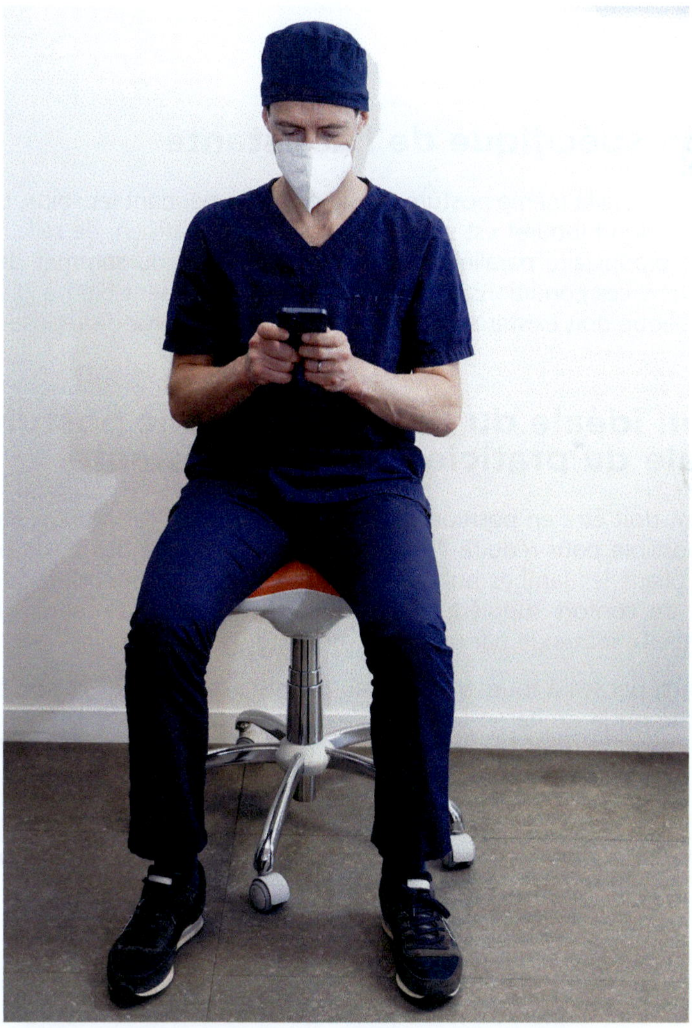

Fig. 13.6 Trouver le point 0 (© Binhas Global Dental School).

Remarque importante : attention, nous vous proposons cette position assise rectifiée comme position de référence active et dynamique au cours des actes opératoires ; la posture sera verrouillée par les muscles antérieurs et dorsaux, les épaules tirées vers l'arrière. Mais, comme nous le disions dans les chapitres sur les TMS, ces troubles interviennent très fréquemment lors de positions prolongées. Cette PRI ne doit donc pas être une position figée pendant toute la durée de l'acte opératoire. Comme un conducteur de voiture s'assoit dans son siège dans une position individuelle et prend des pauses régulières pour détendre ses muscles et articulations, nous préconisons également une position passive, de repos (par exemple, lors d'une polymérisation, d'une empreinte ou d'une attente quelconque), où les muscles dorsaux vont se relâcher, les épaules légèrement tomber. De plus, comme nous le verrons plus tard, des pauses entre les patients, et des exercices d'assouplissement/étirement doivent être effectués très régulièrement.

Position spécifique de l'assistante

L'assistante aura la même posture que le praticien pendant les soins. En revanche, la hauteur de son tabouret est supérieure à celui du praticien, de telle sorte que sa vision, plan bipupillaire parallèle au sol, soit au niveau du sommet de la tête du praticien. Dans ces conditions, pour que ses pieds reposent bien à plat, une couronne métallique doit exister sur le pied du siège pour servir de repose-pieds.

Position idéale du patient pour une posture optimale du praticien et de l'assistante

Le patient doit être en position de décubitus dorsal. Il est allongé sur un plan le plus plat possible pour réduire l'hyperextension de la tête. Ses pieds peuvent être relevés en pliant les jambes au niveau des genoux (cela apportera, de plus, une impression de confort supplémentaire et aura l'avantage de réduire la courbure lombaire, mieux soutenue par un appui amélioré sur le fauteuil).

Par ailleurs, pensez à tourner la tête du patient : celle-ci peut et doit être tournée sur la gauche ou la droite en fonction des secteurs à visualiser. Elle peut aussi être basculée en arrière, non pas par une rotation de la première cervicale C1 et de la base du crâne, mais par une courbure plus douce au niveau de C2, C3, C4, C5, C6, C7.

Pour éviter que le praticien ne se penche en avant, pensez toujours à **remonter le plus haut possible la tête du patient sur la têtière**.

En conclusion, un bon équilibre de la colonne vertébrale, une position adéquate et une meilleure santé musculo-squelettique peuvent améliorer la qualité des soins aux patients ; ces habitudes de travail sont bénéfiques pour tous.

Les sièges opérateurs

▶ Tabouret assistante

Le tabouret de l'assistante devrait être équipé de cinq roulettes mobiles et d'un anneau ou d'une forme plate à la base (pour soutenir les pieds), avec une assise réglable en hauteur. Comme l'assistante doit être placée plus haut que le praticien, le tube support du siège doit souvent être remplacé par un tube plus long.

▶ Tabouret praticien

Le siège opérateur doit donc permettre au praticien d'adopter cette position ergonomique et proprioceptive. Le vérin sera parfaitement adapté à la taille du praticien.

Nul besoin de siège complexe car ces derniers vont venir corriger des défauts de posture qui peuvent être corrigés par la simple proprioception. Par exemple, le dossier du siège opérateur ne doit pas être utilisé pour s'adosser. Normalement, **le dossier ne devrait être utilisé que pour les phases de repos** et non durant les phases de travail. Le support lombaire n'est donc pas nécessaire en position dynamique.

Un tabouret plat avec un petit dossier d'une hauteur de 5 à 10 cm peut parfaitement suffire. Il doit également être équipé de cinq roulettes à la base, d'une assise réglable en hauteur et en inclinaison et d'un support lombaire réglable. Le dossier, s'il existe, doit être centré au niveau lombaire (fig. 13.7).

Concernant les repose-bras (fig. 13.8), les avis sont partagés. Certains les déconseillent car ils gênent l'imbrication et le rapprochement nécessaires de l'assistante et du praticien. D'autres, à l'inverse, estiment qu'ils peuvent aider à réduire la fatigue

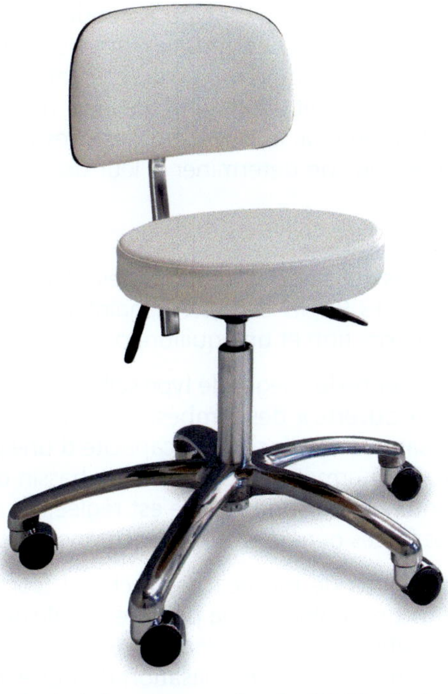

Fig. 13.7 Exemple de tabouret avec dossier (© Gharieni Group GmbH).

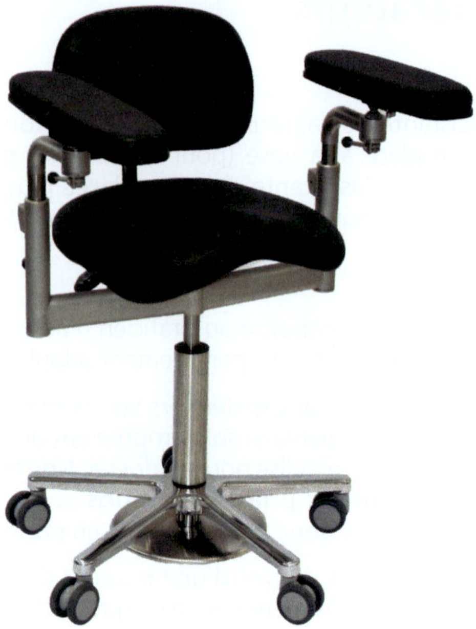

Fig. 13.8 Exemple de tabouret avec repose-bras (© Brumaba Operating Table Système).

en évitant aux avant-bras d'être en permanence en extension. En réalité, la fatigue des bras et des avant-bras provient d'une mauvaise position initiale de ces derniers. S'ils sont en permanence en extension, il n'est pas étonnant qu'ils soient fatigués au bout d'un moment. Aucun accessoire de type accoudoir ou repose-bras ne devrait, dans l'absolu, être utilisé. Ce sont les muscles qui doivent permettre de tenir la position. En effet, leur usage continu diminue la sollicitation des muscles et entraîne une perte de leurs fonctions. Cet effet peut devenir délétère en entraînant une nécessité constante de leur emploi. Ils devraient donc rester une aide exceptionnelle mais jamais un besoin. À vous de déterminer si leur usage vous est adapté ou pas.

▶ Les sièges en forme de selle

De nombreux praticiens (et surtout praticiennes et assistantes) ont adopté les sièges de type selle (fig. 13.9). Ils semblent maintenir le bassin en équilibre et stable, assurant ainsi une fonction et un équilibre optimaux de la colonne vertébrale.

La différence principale entre les sièges de type selle et les tabourets conventionnels est donc cette position « ouverte » des jambes. Cette position est, de plus, censée améliorer la circulation sanguine et faciliter la capacité d'une personne à s'asseoir ou à se lever de son siège. Elle permet de positionner le bassin de façon que la lordose physiologique soit maintenue. Lorsque la selle est réglée, les cuisses créent un angle ouvert avec le tronc ; les forces générées sont donc transmises vers les pieds.

Côté inconvénients, si vous ne montez pas à cheval (comme le fondateur de la selle Bambach®), il est fort probable que la posture initiale des jambes ouvertes vous incommodera. Cette position exerce également une pression considérable sur la zone pelvienne et, par conséquent, son utilisation doit être intégrée à votre routine quotidienne progressivement.

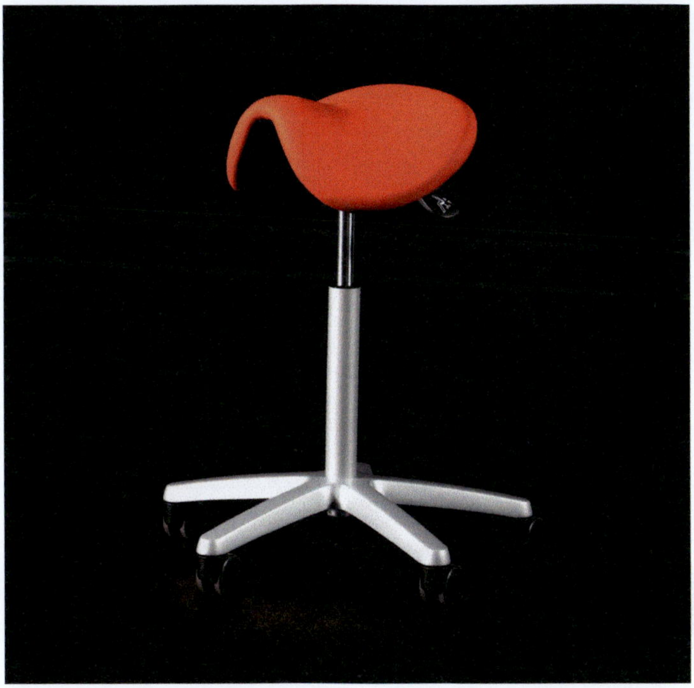

Fig. 13.9 Exemple de siège en forme de selle (© XO).

La position associée est peu ergonomique, non pas la position en elle-même mais les appuis des pieds au sol. En effet, les mouvements nécessaires pour faire fonctionner la pédale avec son pied droit (pour un praticien droitier) vont systématiquement créer un déséquilibre, ce qui peut entraîner des malpositions associées (le pied droit est préconisé car si la pédale est à gauche, cela empêche le rapprochement du tabouret de l'assistante).

Là aussi, donc, c'est à chacun de faire son choix en fonction de ses préférences propres.

Posture assistante

L'assistante doit avoir la même PRI sur son tabouret. Elle doit donc respecter les mêmes consignes que celles que nous venons de présenter pour le praticien. Toutefois, quelques différences inhérentes à sa position de travail existent :

- afin d'avoir une vision plus ouverte sur la bouche du patient, l'assistante doit être positionnée plus haut que le praticien de façon à avoir les yeux au niveau du sommet du crâne de celui-ci (fig. 13.10) ;
- un tabouret à vérin long doit être privilégié. Si l'assistante est plus grande que le praticien, elle pourra se positionner sans accessoire supplémentaire. Si elle est aussi grande, ou plus petite, elle pourra poser ses pieds soit sur les branches qui supportent les roulettes, soit sur un anneau repose-pied solidaire du vérin (fig. 13.11) ;

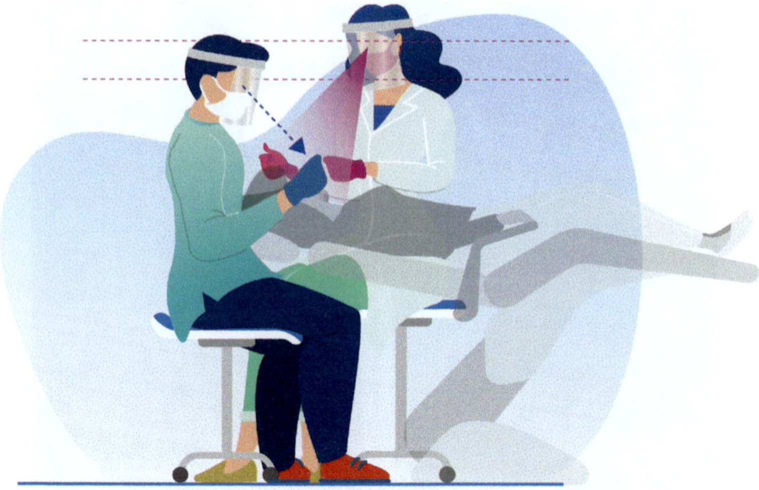

Fig. 13.10 Positionnement optimal de l'assistante (avec l'aimable autorisation de la FDI World Dental Federation)

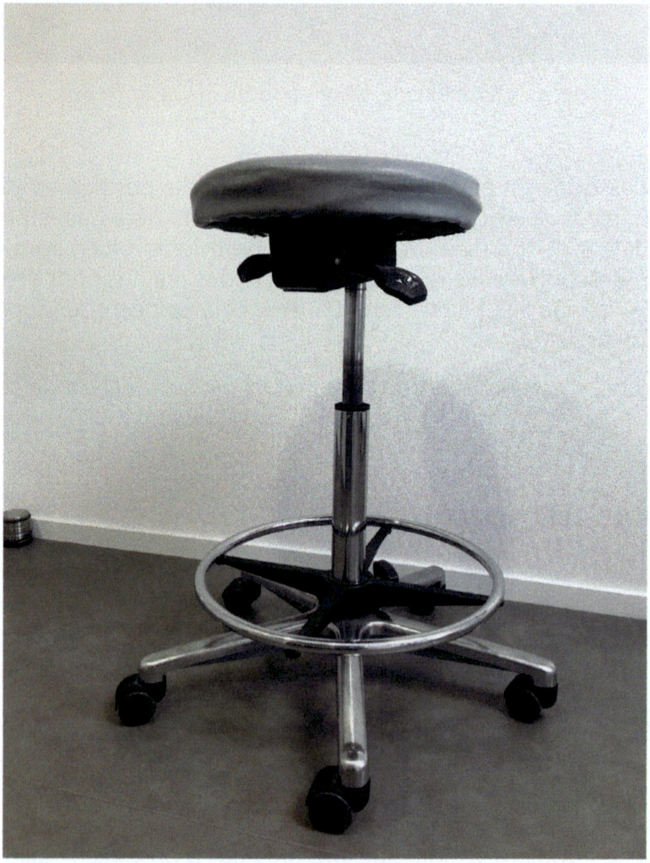

Fig. 13.11 Exemple de tabouret à vérin avec repose-pieds (© Binhas Global Dental School).

- une autre solution de choix peut être l'installation d'une estrade sur laquelle le tabouret de l'assistante sera placé.

Positions relatives praticien-assistante

Une fois que le praticien a sa position effective, que l'assistante est assise sur son tabouret à la bonne hauteur, tous deux doivent maintenant se positionner de part et d'autre du fauteuil. Dans la grande majorité, et l'erreur est très courante, les binômes praticien-assistante sont très éloignés l'un de l'autre mais aussi de la tête du patient. Il est indispensable de pallier ce problème sans quoi des postures ergonomiques seront impossibles. Le trinôme praticien, assistante et tête du patient doit être **très rapproché** et en contact. Le meilleur moyen de s'en rendre compte est de vérifier que praticien et assistante ont bien les coudes collés au tronc lorsqu'ils travaillent.

Différentes dispositions praticien-assistante sont possibles :

- jambes praticien et assistante côte à côte (fig. 13.12) : cette position pourrait être utilisée lorsque le praticien se situe en position midi ou 1 h, calé sous le dossier du fauteuil. L'assistante n'a alors d'autre choix que de se positionner à côté du praticien mais cela l'oblige à réaliser une torsion du tronc pour effectuer le travail à quatre mains ;
- les deux jambes de l'assistante serrées entre les jambes en V du praticien (fig. 13.13) : cette position oblige le praticien à écarter les jambes afin que l'assistante vienne se positionner entre ces dernières. Cette position n'est pas ergonomique pour le praticien sauf si celui-ci utilise une selle ;
- jambes du praticien et de l'assistante imbriquées en quinconce (fig. 13.14) : cette dernière disposition présente l'avantage d'entraîner des positions ergonomiques pour le praticien et l'assistante et d'éviter les torsions prononcées du tronc de l'assistante lorsqu'elle assure le transfert d'instruments.

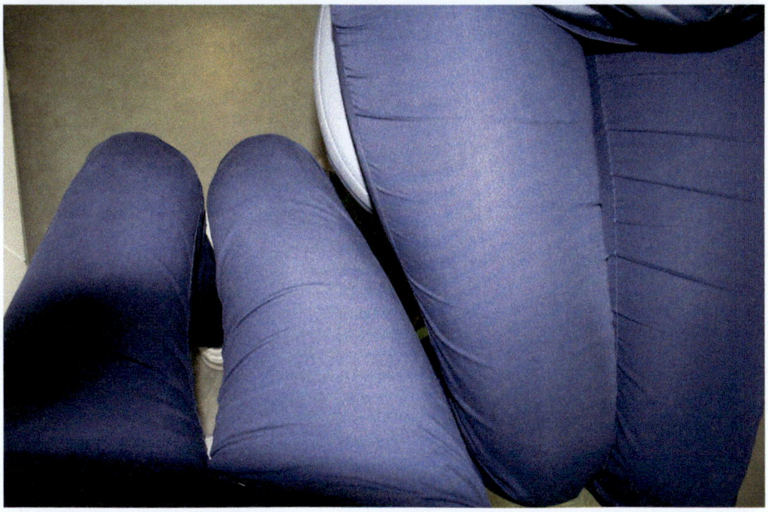

Fig. 13.12 Les jambes du praticien et de l'assistante sont côte à côte (© Binhas Global Dental School).

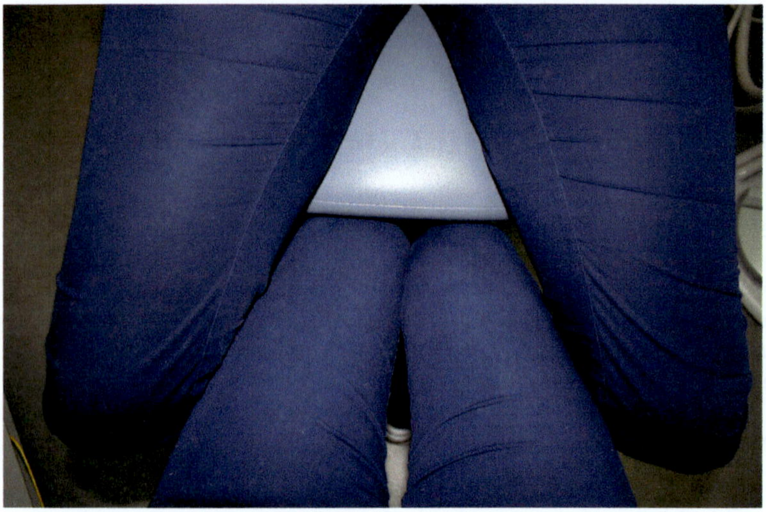

Fig. 13.13 Les deux jambes de l'assistante sont serrées entre les jambes en V du praticien (© Binhas Global Dental School).

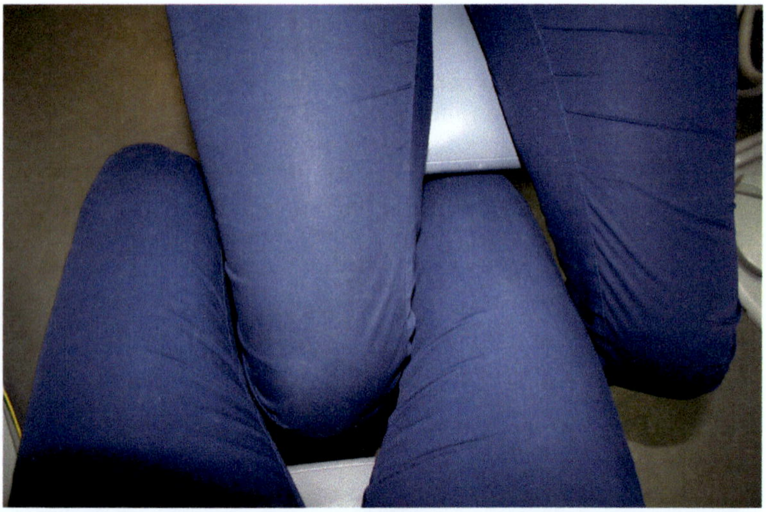

Fig. 13.14 Les jambes du praticien et de l'assistante sont imbriquées en quinconce (© Binhas Global Dental School).

Grâce à la position surélevée de l'assistante, une position intermédiaire peut être trouvée : le praticien étant à midi, son genou gauche se place entre les cuisses de l'assistante, son genou droit touchant le genou gauche de l'assistante.

Il est important pour les deux protagonistes de se sentir à l'aise avec ces positions très rapprochées. Il s'agit de positions professionnelles qui ne doivent évidemment pas produire d'ambiguïté (fig. 13.15).

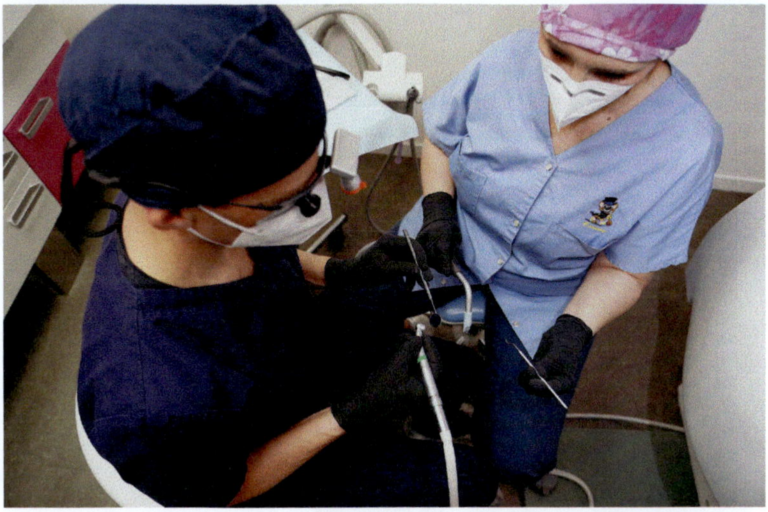

Fig. 13.15 La proximité entre le praticien et l'assistante est indéniable (© Binhas Global Dental School).

Le design du dossier du fauteuil entre ici en ligne de compte. Un dossier large apporte certes du confort au patient mais empêche le praticien et l'assistante de s'approcher au plus près de sa tête. De même, l'épaisseur du dossier peut compromettre le passage des jambes sous celui-ci et obliger le praticien et l'assistante à se décaler ou à relever le patient. Tout cela aboutit à modifier, de façon importante, la PRI. Il existe également des fauteuils dentaires avec des bases très imposantes qui ne permettent pas la bonne position du fait que la pédale ne peut être placée au bon endroit et impose au praticien de se décaler de sa position idéale.

La pédale

L'assistante et le praticien se tenant très proches, leurs tabourets le sont évidemment également. Les roulettes ont donc une emprise importante au sol et peuvent interférer avec la pédale qui actionne les instruments dynamiques.

Encore une fois, il va être nécessaire, en dehors d'une période de travail, que le praticien et l'assistante se positionnent et déterminent la position optimale de la pédale (fig. 13.16 à 13.18).

Cette pédale doit être positionnée au niveau du pied droit pour le praticien droitier, et au niveau du pied gauche pour le praticien gaucher. **Elle doit être placée là où se situe le pied et non là où il y a de la place**, des torsions de la posture en découleraient irrémédiablement. C'est pourquoi certains la rendent inamovible **en la fixant au sol** avec des rubans adhésifs.

D'un point de vue postural, des pédales sans fil à appui haut-bas doivent être privilégiées (fig. 13.19).

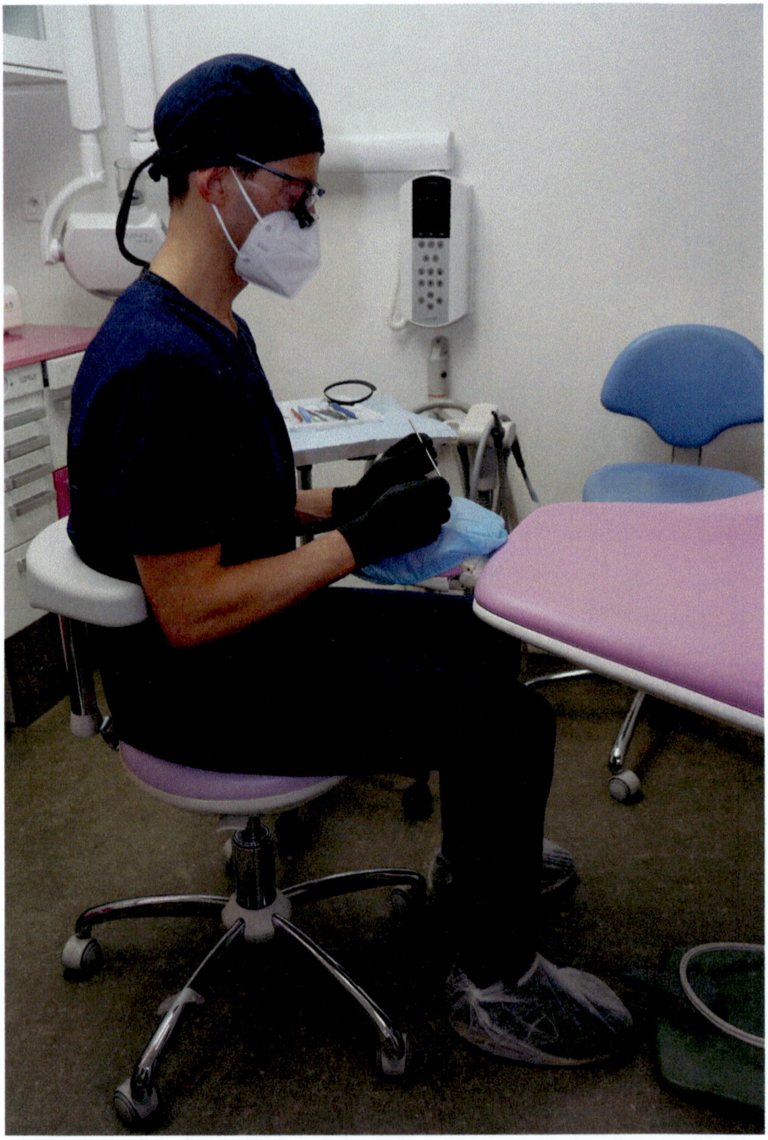

Fig. 13.16 La position de référence individuelle (PRI) sans pédale (© Binhas Global Dental School).

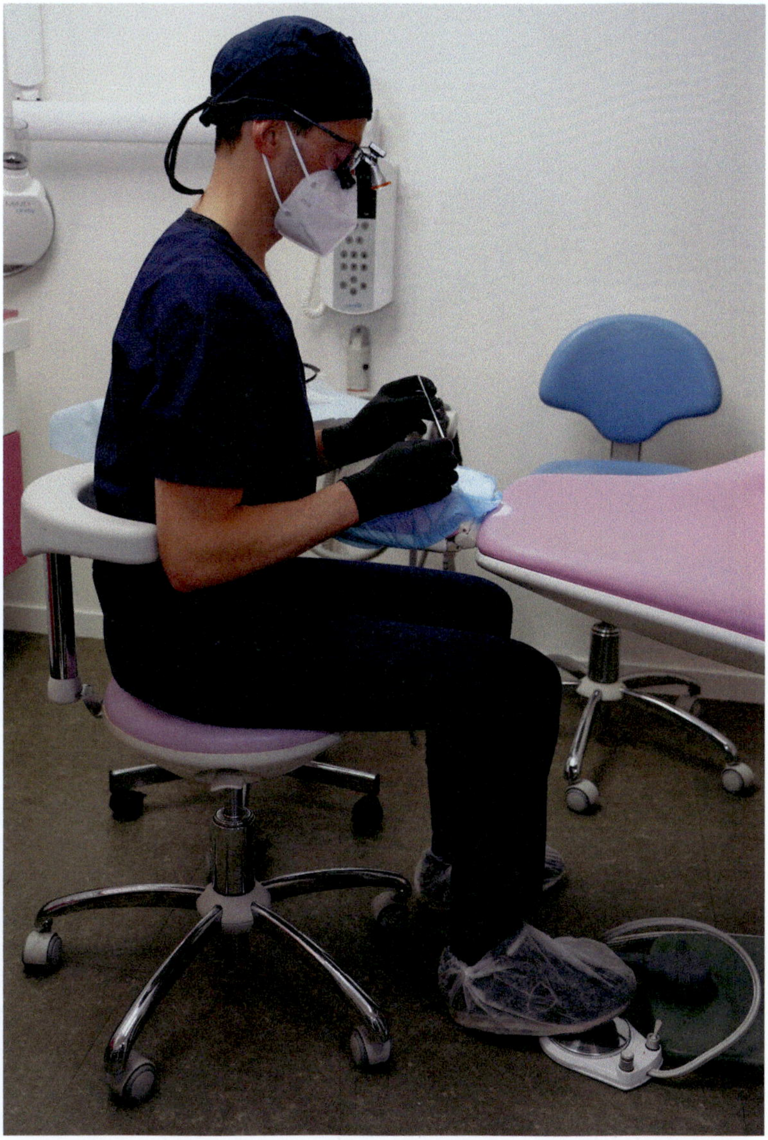

Fig. 13.17 PRI avec pédale (© Binhas Global Dental School).

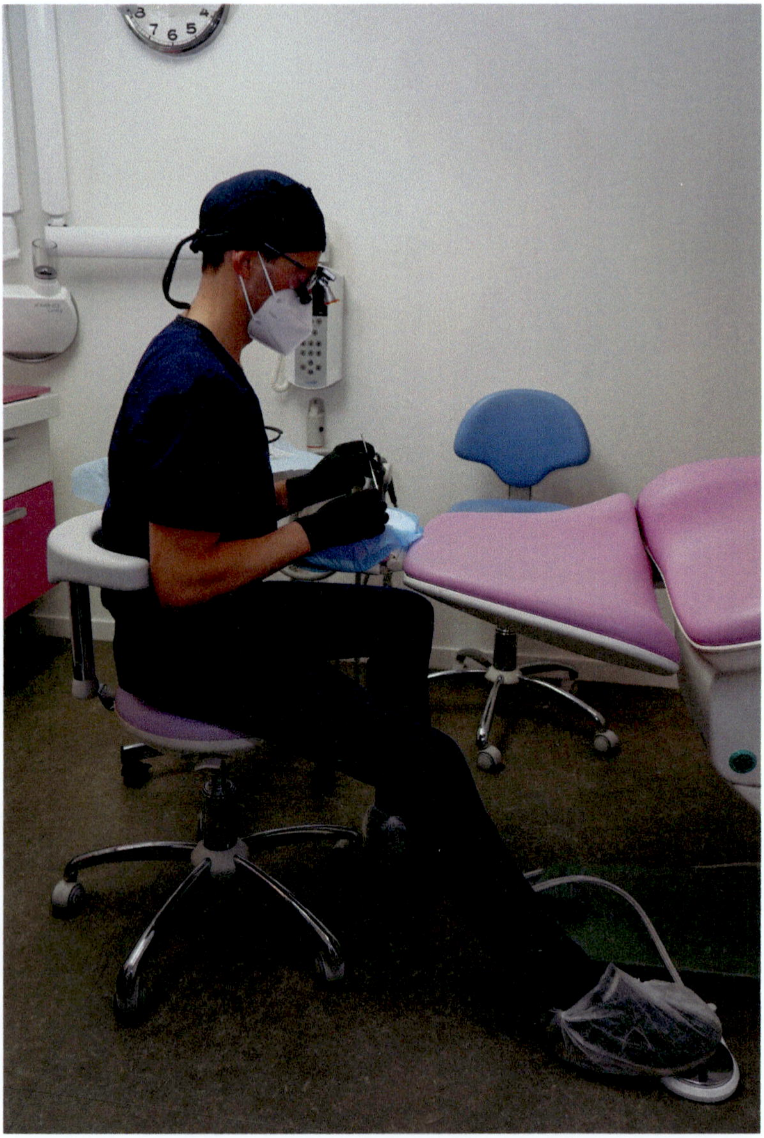

Fig. 13.18 La pédale est positionnée trop loin du pied du praticien (position non ergonomique) (© Binhas Global Dental School).

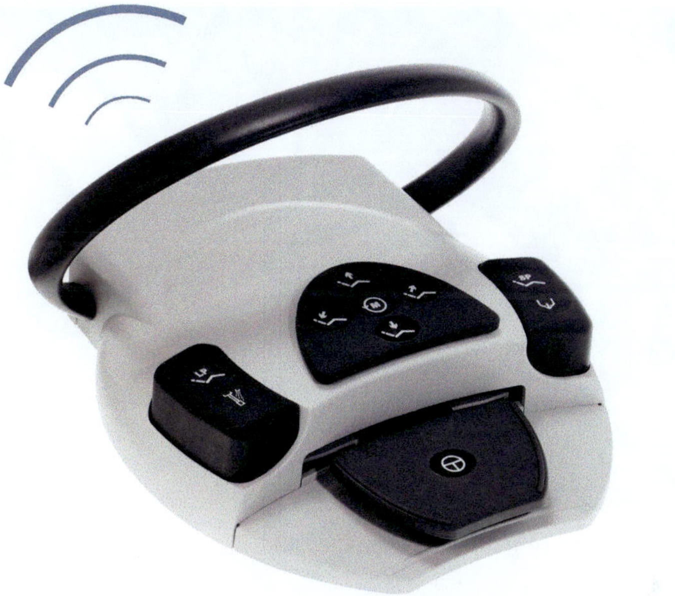

Fig. 13.19 Exemple de pédale sans fil à appui haut-bas (© KaVo).

***Check-list* pour déterminer les positions de travail**

1. Positionner le fauteuil à plat.
2. Le praticien se positionne sur son tabouret avec ses mains à la bonne distance de ses yeux (PRI et point 0).
3. Le praticien se glisse sous le dossier du fauteuil en position midi. Le fauteuil est positionné à la bonne hauteur, la têtière au niveau des doigts du praticien.
4. L'assistante se met en position.
5. Toutes les positions fauteuil dentaire et tabourets praticien et assistante sont figées et notées.

Le transfert d'instruments

Définition

Le transfert d'instruments est le processus qui consiste à transférer les instruments et les matériaux de et vers l'opérateur, dans la zone de transfert, au moment précis où celui-ci en a besoin (fig. 13.20). Il est le pilier de toute l'ergonomie au fauteuil et du travail à quatre mains. Il doit permettre de travailler plus intelligemment, pas plus vite.

Cela réclame pour le praticien comme pour l'assistante une concentration de tous les instants.

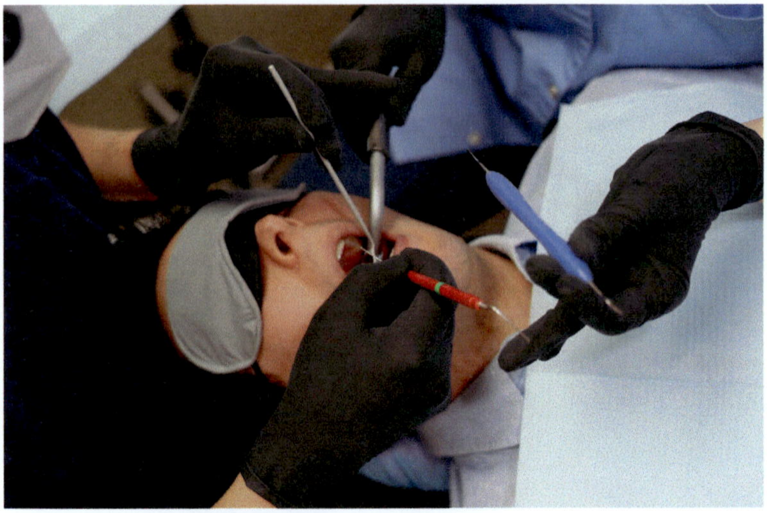

Fig. 13.20 Le transfert d'instruments (© Binhas Global Dental School).

Avantages de la technique de transfert d'instruments à quatre mains

Ils sont multiples :

- séquences opératoires standardisées ;
- réduction du temps passé au fauteuil pour le patient ;
- augmentation de la productivité ;
- moins de fatigue, moins de stress et moins de maux liés à la posture.

Objectifs du travail à quatre mains dans la technique de transfert d'instruments

▸ L'efficacité

Celle-ci s'obtient en :

- réalisant les mêmes traitements plus rapidement par élimination des mouvements inutiles ;
- réduisant au maximum le nombre d'instruments ;
- faisant le tri, réfléchissant aux besoins ;
- préparant des séquences instrumentales, comme par exemple des cassettes.

Ces principes simples permettent à l'équipe d'avoir l'essentiel de ce dont elle a besoin pour effectuer l'acte (fig. 13.21).

Pour cela il est préconisé de mettre en place des procédures comme celles recommandées dans le *chapitre 5*.

Une fois cette procédure déterminée, elle devra être connue par l'assistante pour une meilleure efficacité au fauteuil.

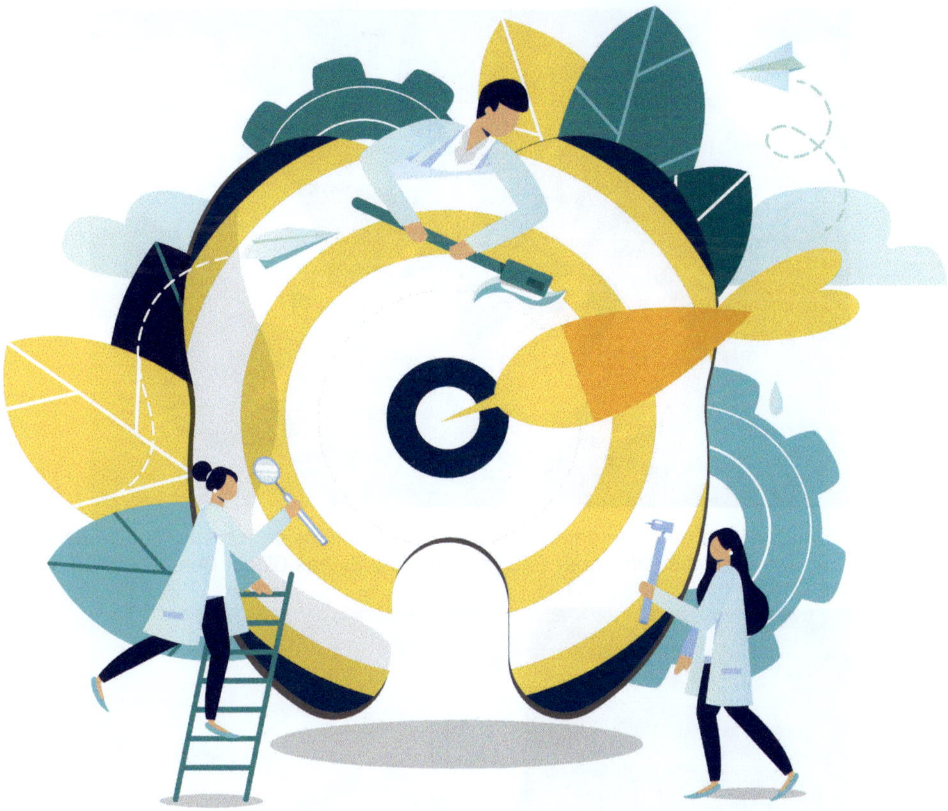

Fig. 13.21 L'efficacité et l'optimisation sont les objectifs du travail à quatre mains (© Freepik).

▶ La qualité de travail en bouche

La mise en place du travail à quatre mains au cours du transfert d'instruments permet une meilleure précision dans les gestes et donc une meilleure efficacité au poste de travail ; les gestes sont plus fluides, plus précis, moins saccadés et l'équipe donne une image plus professionnelle (fig. 13.22).

▶ Un meilleur bien-être de l'équipe clinique

Il est obtenu grâce à une meilleure position de chacun au fauteuil : moins de contorsions, moins de mouvements de classe 4 ou 5 pour aller chercher les instruments et les consommables ainsi qu'une meilleure visibilité dans la bouche du patient et donc une pratique plus efficiente.

▶ Une plus grande maîtrise

Grâce à l'utilisation des techniques appropriées de contrôle des fluides, l'équipe clinique possède une maîtrise dans son exercice quotidien. Plus la bouche du patient sera exempte de débris salivaires, mieux elle sera éclairée et plus le travail de l'équipe clinique sera efficace (fig. 13.23).

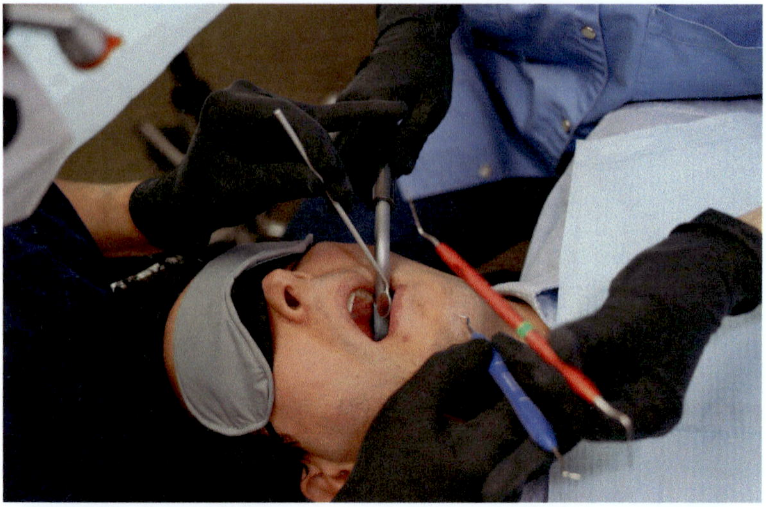

Fig. 13.22 Une position optimale dans le travail à quatre mains permet une qualité de soins en bouche et un bien-être pour tout le monde (© Binhas Global Dental School).

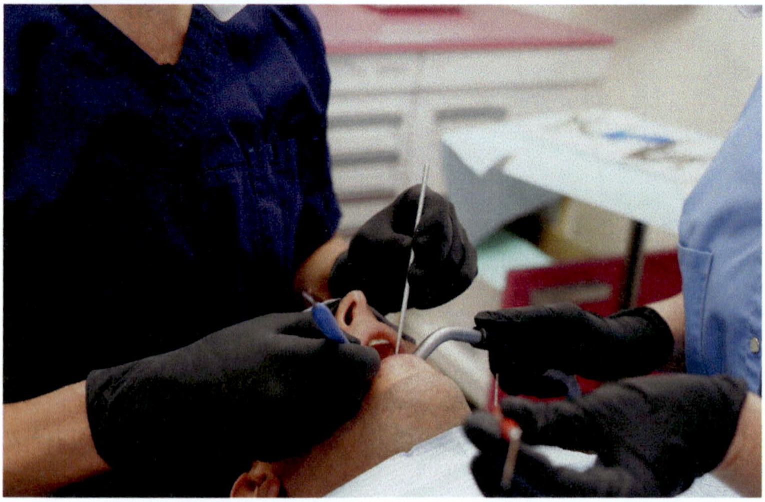

Fig. 13.23 Plus la bouche du patient est aspirée, plus la visibilité est bonne (© Binhas Global Dental School).

▶ La sérénité

La diminution des mouvements parasites permet à l'équipe de soins de travailler dans une atmosphère de bien-être en sachant quoi faire, à quel moment, et cela dans les meilleures conditions posturales et organisationnelles (fig. 13.24).

Vous l'aurez compris, le travail à quatre mains dans la mise en place du transfert des instruments va vous permettre d'être plus efficient au fauteuil.

Il permet au praticien de ne pas déplacer ses yeux du champ opératoire, d'être focalisé sur celui-ci. Tous les matériaux et matériels doivent venir dans son champ visuel. Ce principe s'applique à tous les cabinets dentaires, quel que soit leur niveau.

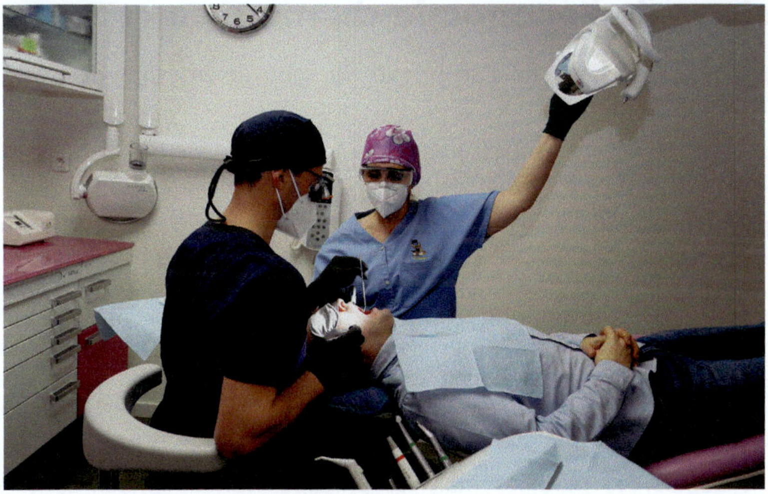

Fig. 13.24 L'organisation et la maîtrise du travail à quatre mains favorisent la sérénité (© Binhas Global Dental School).

Ce transfert d'instruments limite tous les mouvements inutiles qui engendrent des pertes de temps et de fatigue. En moyenne, 300 000 mouvements inutiles sont produits par an et par dentiste (fig. 13.25) ! Cela fait réfléchir n'est-ce pas ?

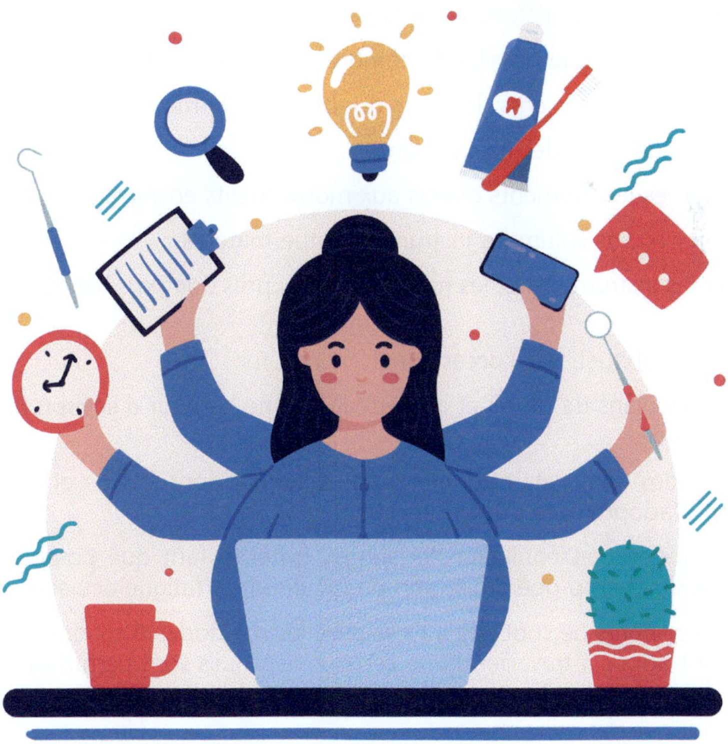

Fig. 13.25 La multiplication des mouvements inutiles dans la journée d'un praticien et d'une assistante est une source de grande fatigue (© Binhas Global Dental School).

Principes de l'économie du mouvement

Les principes généraux de l'économie du mouvement sont déjà très anciens (Gilbreth[1] de 1911 à 1921).

M. Gilbreth était ingénieur et adepte du taylorisme. Il a réduit tous les mouvements de la main en une combinaison de 17 mouvements de base.

En appliquant sa méthode d'étude des mouvements au travail, il a découvert que la clé pour améliorer l'efficacité du travail était de réduire les mouvements inutiles. Non seulement certains mouvements étaient inutiles, mais ils causaient de la fatigue aux employés. Ses efforts pour réduire la fatigue comprenaient la réduction des mouvements, la refonte des outils, le placement des pièces et la hauteur des bancs et des sièges, pour lesquels il a commencé à élaborer des normes de travail. Les travaux de Gilbreth ont ouvert la voie à une compréhension contemporaine de l'ergonomie.

Ils ont depuis été modifiés mais les principes fondamentaux sont restés les mêmes. Les données expérimentales recueillies pendant plus de trente ans dans les principales industries ont permis d'établir que les interruptions occasionnelles du rythme de travail peuvent faire baisser l'efficience jusqu'à 40 %.

Au terme de cette recherche, 22 principes ont été identifiés. Ils n'ont pas été améliorés depuis.

Dans le cadre de cet ouvrage et pour simplifier, nous estimons suffisant de mentionner ici les 10 principes suivants.

1. Réduire autant que possible le nombre de mouvements.

2. Utiliser les mouvements du corps qui prennent le moins de temps.

3. Réduire l'ampleur des mouvements.

4. Préférer les mouvements directs aux mouvements en zigzag.

5. Préparer au maximum les instruments et le matériel.

6. Placer les instruments et les matériaux aussi près que possible de la bouche du patient.

7. Prévoir l'habituel, pas l'occasionnel.

8. Placer les plans de travail et les plateaux à une hauteur d'environ 5 cm sous le niveau du coude.

9. Utiliser des tabourets et d'autres équipements dont le type et la conception permettent d'adopter une posture correcte.

10. Bien répartir et équilibrer l'éclairage. Éviter autant que possible les allers-retours hors du champ opératoire afin de minimiser la fatigue oculaire.

Certains confrères ne sont pas à l'aise avec les méthodes d'économie de mouvements. Ayant appris à travailler d'une certaine façon, ils sont perturbés s'ils doivent procéder différemment. Nous pouvons les comparer au conducteur qui n'apprécie

1. Gilbreth FB. Motion Study : a Method for Increasing the Efficiency of the Workman. New York : D. Van Nostrand Company, 1921.

pas les avantages des vitesses automatiques et préfère passer les vitesses manuellement. Cela implique pourtant plus de mouvements et aussi une plus grande concentration. Néanmoins, à ces praticiens aussi, certaines phases du travail simplifié peuvent être très utiles.

Classification des mouvements

Les mouvements sont classés en cinq catégories fondamentales, des plus simples aux plus complexes.

Nous allons nous pencher sur les cinq premières classes d'économie du geste.

▶ Classe I : mouvement des doigts uniquement

Il consiste en une préhension des doigts qui se referment sur l'outil ou se déplacent avec lui, ne nécessitant aucun effort : signal pour le transfert d'instruments, prise en main par l'assistante de l'instrument utilisé (fig. 13.26).

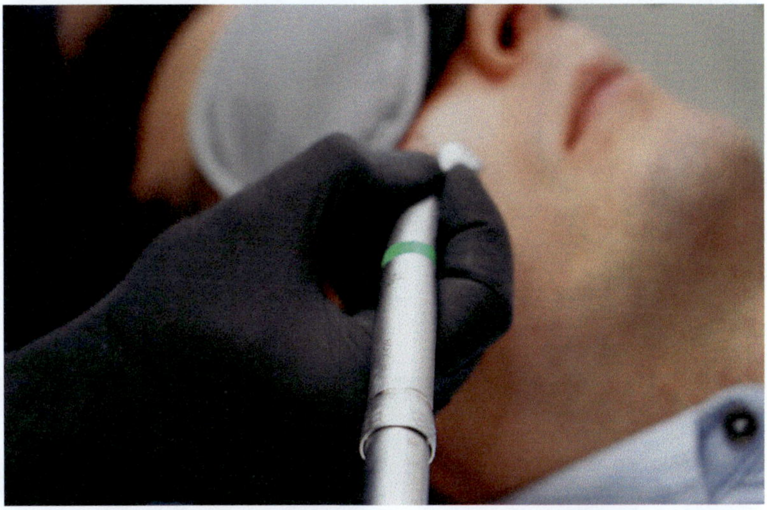

Fig. 13.26 Mouvement de classe I (© Binhas Global Dental School).

▸ Classe II : mouvement des doigts et du poignet

Ce type de mouvements ne fait intervenir que les doigts et le poignet (fig. 13.27), et ne demande que peu d'effort (transfert de certains instruments).

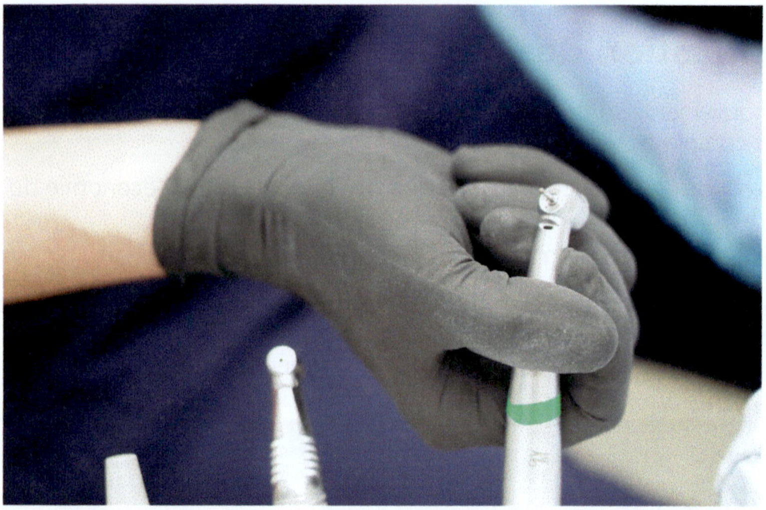

Fig. 13.27 Mouvement de classe II (© Binhas Global Dental School).

▸ Classe III : mouvement des avant-bras

C'est un geste plus complexe (fig. 13.28), qui fait intervenir trois articulations : doigts, poignet et coude (par exemple, utiliser un vibreur, faire fonctionner un bouton de commande...).

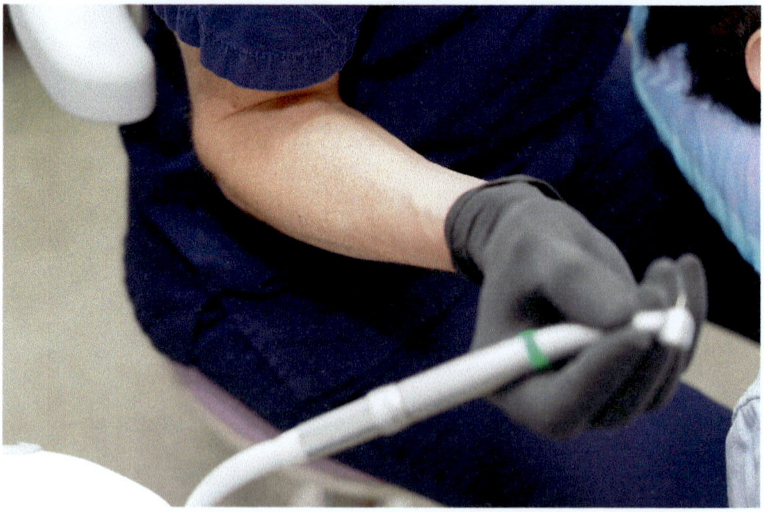

Fig. 13.28 Mouvement de classe III (© Binhas Global Dental School).

▶ Classe IV : mouvements complets des bras à partir de l'épaule

Ces mouvements sont réalisés pour saisir un instrument qui se trouve hors du champ opératoire (fig. 13.29). Ils font intervenir quatre parties du corps : doigts, poignet, bras et épaule. Ils entraînent une forte mobilité et une réadaptation oculaire trop répétitive (par exemple, ajuster le scialytique, prendre un instrument dynamique).

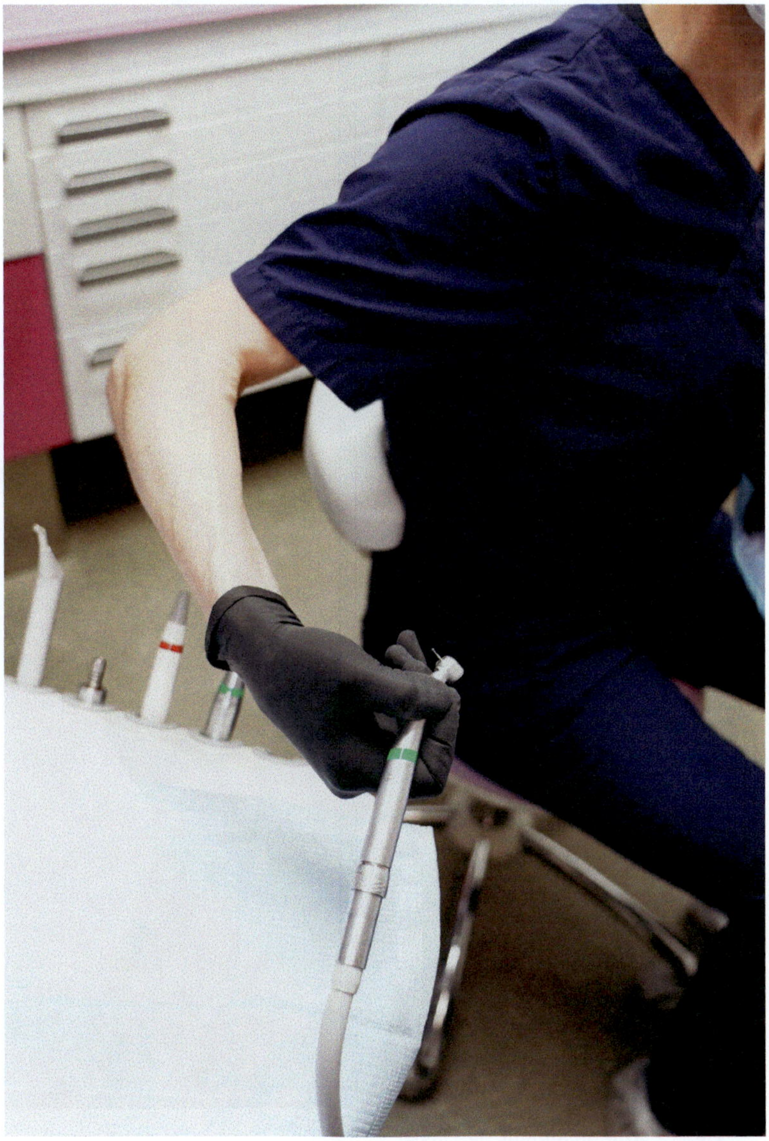

Fig. 13.29 Mouvement de classe IV (© Binhas Global Dental School).

▶ Classe V : mouvements des bras et du tronc avec torsion du corps

S'ajoute aux mouvements de classe IV la rotation de la colonne vertébrale dans son ensemble (fig. 13.30). Elle perturbe la concentration et génère une grande fatigue lombaire et dorsale (torsion du tronc).

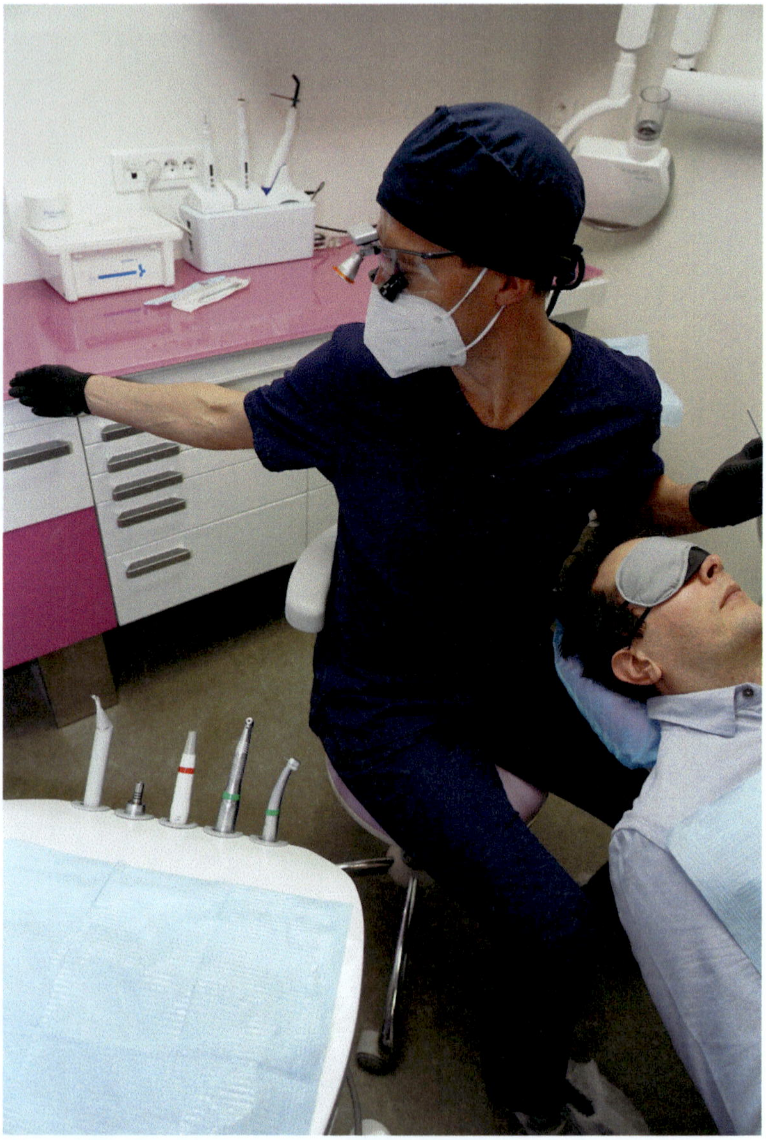

Fig. 13.30 Mouvement de classe V (© Binhas Global Dental School).

Les mouvements de classes IV et V sont les plus fatigants et les plus longs car ils nécessitent une grande activité musculaire, une nouvelle accommodation de la vision et un recentrage du point de travail. Dans la plupart des cas, les mouvements de classes I, II et III devraient être préférés aux mouvements de classes IV et V. Cette règle s'applique autant à l'assistante qu'au praticien.

Emplacement des supports de travail pour le travail à quatre mains

Nous avons déjà indiqué notre préférence pour les tablettes supports de plateaux de travail qui présentent les avantages de la mobilité et de la légèreté.

La tablette devra être placée selon l'acte à réaliser et l'emplacement de la dent, soit en face de l'assistante, soit en face légèrement à sa droite (fig. 13.31). L'assistante sera ainsi située à proximité immédiate des instruments tout en étant ergonomiquement bien positionnée pour le transfert d'instruments.

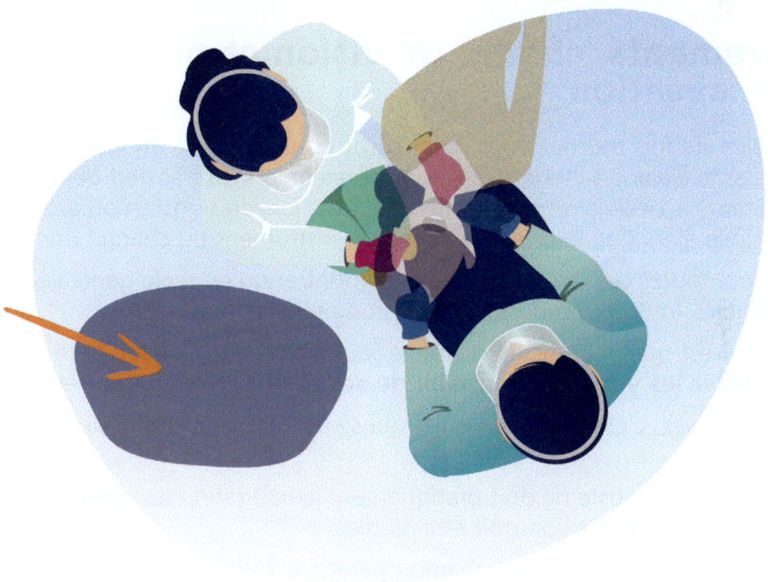

Fig. 13.31 Tablette support du plateau de travail, de la cassette ou du champ (avec l'aimable autorisation de la FDI World Dental Federation).

Si le praticien droitier est amené à travailler seul au fauteuil (fig. 13.32), les principes ergonomiques sont les mêmes que pour l'assistante. La tablette doit être positionnée le plus près possible à sa droite ou face à lui.

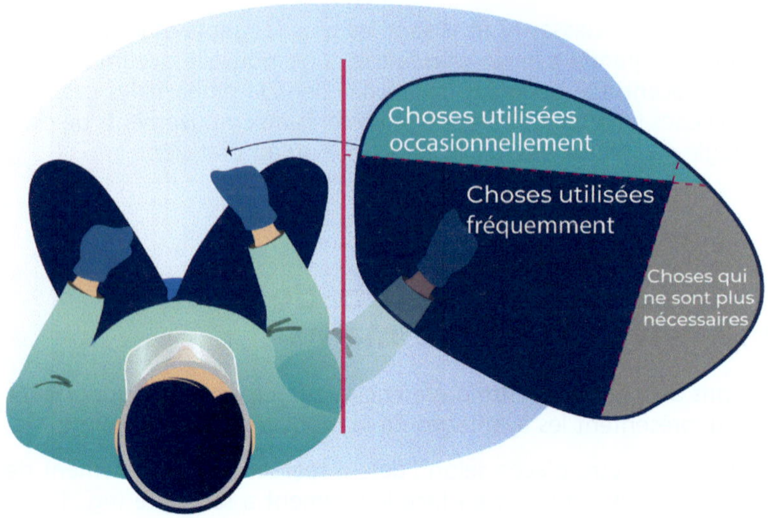

Fig. 13.32 Lorsque le praticien travaille occasionnellement seul, le plateau doit être placé comme ci-dessus (avec l'aimable autorisation de la FDI World Dental Federation).

Mouvements, champ de vision et principe de focalisation

- Combien de fois tournez-vous votre corps pour atteindre un instrument ?
- L'assistante élimine-t-elle le stress de l'opérateur lors du transfert des instruments ?
- L'assistante a-t-elle la responsabilité principale lors du transfert ou est-elle souvent inoccupée alors que le praticien prend un instrument ou change une fraise ?

Pourquoi toutes ces questions ? Pour démontrer qu'en règle générale les mouvements inutiles font perdre du temps et produisent de la fatigue.

L'objectif est que le praticien conserve sa position dite « de moindre contrainte ». Il doit **garder les yeux sur le travail de ses mains** et se concentrer dessus.

Lors du travail, c'est toujours l'objet qui se déplace vers la tête du patient et non l'inverse.

Le chirurgien-dentiste ne doit pratiquement jamais retirer les mains de ce qu'il est en train de faire. Sa position doit être stable.

Tout doit être très proche du champ opératoire. L'environnement du cabinet doit être étudié pour limiter les modifications de la position de référence du chirurgien-dentiste et de son assistante.

Les cinq principes du transfert d'instruments

1. Connaître parfaitement les étapes opératoires et **anticiper lorsqu'un instrument est requis.** Les assistantes doivent être à l'écoute, attentives, elles doivent anticiper la demande du praticien pour **limiter son stress**.

2. Les assistantes doivent principalement transférer les instruments et les matériaux dentaires avec la main gauche (pour un praticien droitier). En effet, pour la

sécurité du patient, il est interdit de transférer les instruments ou consommables au-dessus de ses yeux ou au-dessus de sa bouche. Grâce au transfert des instruments par la main gauche, les instruments sont présentés sous le menton du patient. L'assistante a une position bien rectifiée, bien droite, sans torsion du corps (fig. 13.33).

3. Transférer les instruments avec un minimum de mouvements (uniquement avec les doigts, le poignet et le coude).

4. Transférer les instruments en position d'utilisation directe (fig. 13.34), partie travaillante orientée vers le bas pour la mandibule et vers le haut pour le maxillaire supérieur. L'assistante doit toujours présenter son instrument avec la partie

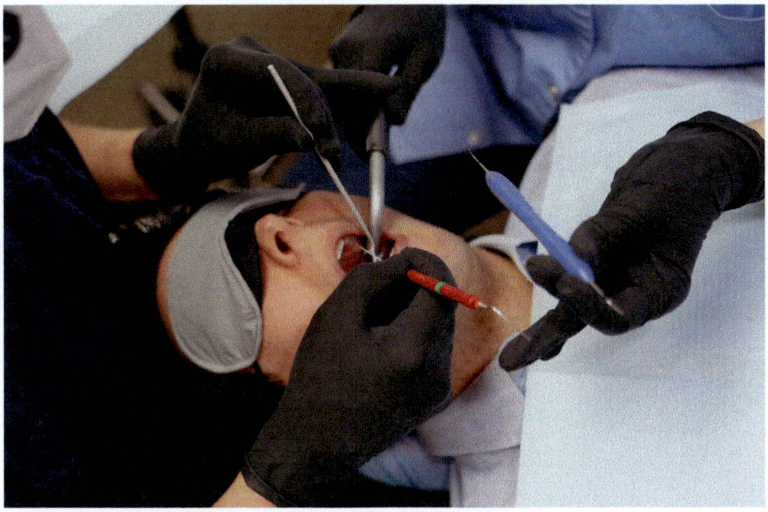

Fig. 13.33 Le transfert d'instruments (© Binhas Global Dental School).

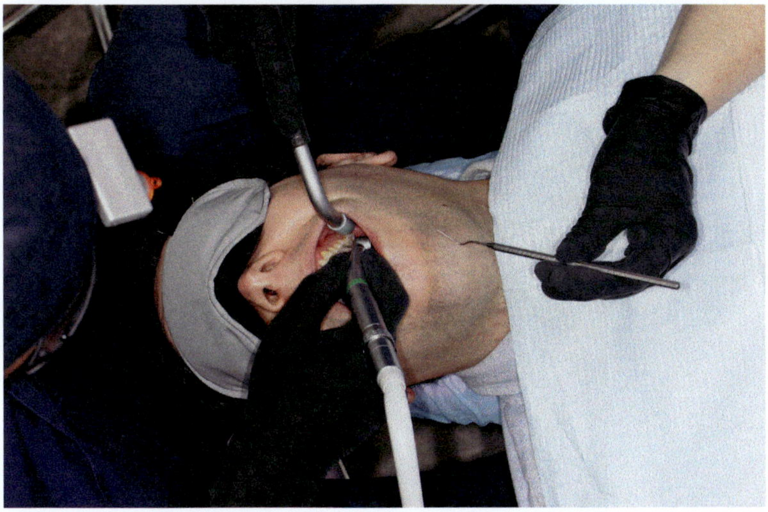

Fig. 13.34 Anticiper les besoins du praticien est la clé d'un travail à quatre mains efficace et d'une bonne productivité (© Binhas Global Dental School).

travaillante comme si c'était elle qui positionnait l'instrument en bouche ; de telle sorte, le praticien pourra le recevoir sans déplacer ses yeux du champ opératoire. L'idée est la continuité du mouvement du praticien. L'assistante doit rester en alerte devant toute modification de la procédure. Elle doit être très présente mais très discrète.

5. L'assistante doit placer fermement l'instrument transféré dans la main du praticien pour éviter toute chute d'instrument.

Une condition importante pour que le transfert d'instruments soit réussi est la capacité de chaque membre de l'équipe de soins à comprendre la procédure et à anticiper les besoins des uns et des autres. C'est l'une des clés de la productivité.

Les deux groupes de doigts

Une parfaite connaissance des groupes de doigts est un préalable indispensable avant toute tentative de transfert d'instrument. En effet, le geste principal du transfert d'instrument s'effectue par passage d'un groupe à l'autre.

- Le **groupe 1** correspond au groupe des trois doigts suivants (fig. 13.35) :
  - le pouce ;
  - l'index ;
  - le majeur.

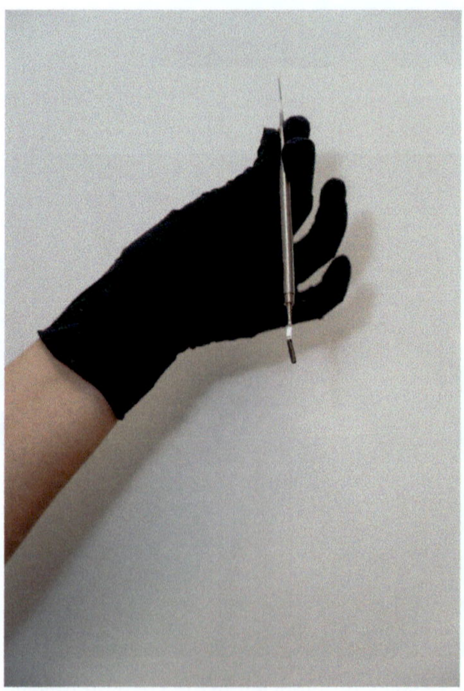

Fig. 13.35 Groupe 1 (© Binhas Global Dental School).

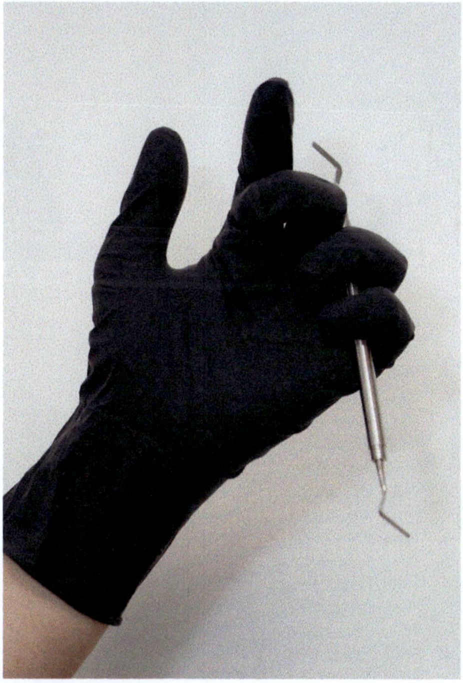

Fig. 13.36 Groupe 2 (© Binhas Global Dental School).

- Le **groupe 2** correspond au groupe des deux doigts suivants (fig. 13.36) :
  - l'annulaire ;
  - l'auriculaire.

Le geste de transfert d'instrument : du groupe 2 vers le groupe 1

Ce geste est **effectué par l'assistante**. Ce passage est l'étape cruciale permettant de replacer un instrument récupéré par l'annulaire et l'auriculaire (groupe 2) vers le pouce, l'index et le majeur (groupe 1) afin de pouvoir le transmettre à nouveau. Il faut bloquer l'instrument avec le pouce pour le stabiliser et faire passer le majeur sous l'instrument pour le récupérer avec le pouce, l'index et le majeur. Un entraînement avec un stylo permet de gagner de la dextérité et de réaliser ce mouvement sans faire tourner l'instrument, comme une majorette.

Le déroulement étape par étape de ce transfert est illustré par les figures 13.37a à f. Mais pour un meilleur apprentissage, nous vous invitons à visionner la vidéo correspondant à ce mouvement fondamental via le QR code ci-contre.

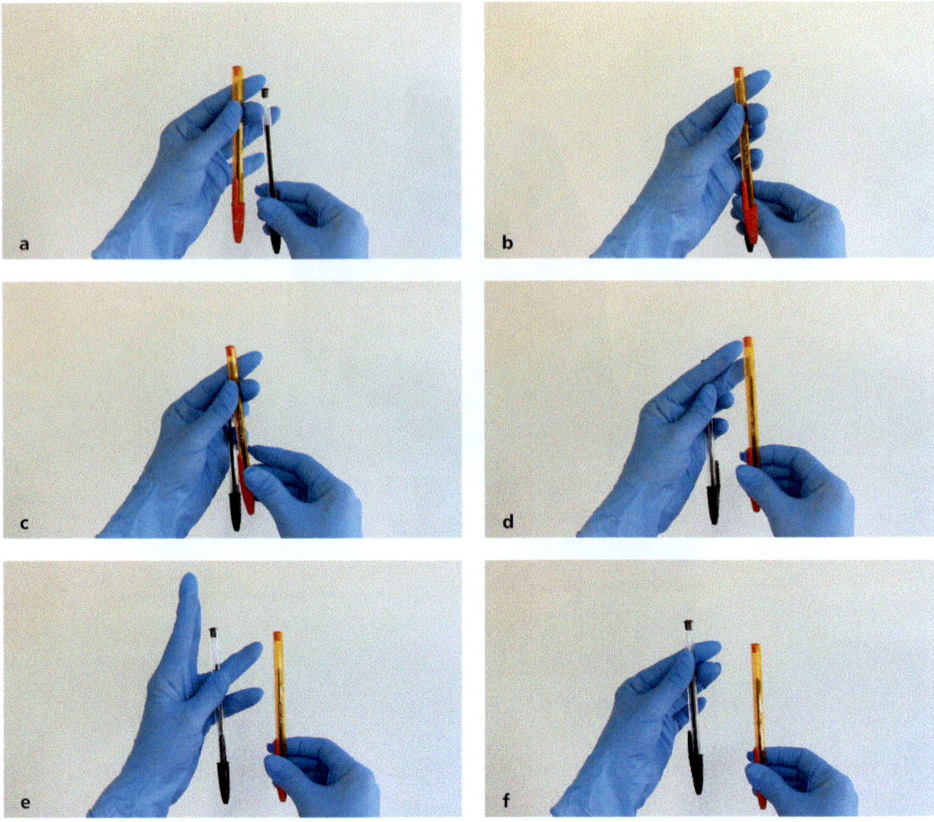

Fig. 13.37 Transfert du groupe 2 vers le groupe 1 (© Binhas Global Dental School).

Transfert du praticien vers l'assistante et retour de l'assistante vers le praticien

Pour permettre une prise parfaite par les deux opérateurs, la partie supérieure de l'instrument doit être réservée à l'assistante, et la partie inférieure au praticien afin d'éviter toute collision des deux mains.

Lorsque le praticien tend l'instrument dont il n'a plus besoin, l'instrument que l'assistante lui tend doit toujours rester parallèle à l'instrument du praticien jusqu'à la prise en main complète par le praticien du second instrument (fig. 13.38).

La transmission doit être réalisée de manière vive et ferme afin que le praticien sache d'une manière sûre, sans avoir besoin de regarder, que l'instrument est dans sa main.

Le praticien (gants blancs) utilise son instrument avec le groupe 1. Après un signal (visuel ou sonore), l'assistante va récupérer l'instrument (la spatule à double tête) au niveau du groupe 2 et tendre le nouvel instrument (miroir) au praticien. Pendant que celui-ci utilise cet instrument, l'assistante réalise le passage du groupe 2 au groupe 1 avec la méthode que nous avons vue précédemment. Elle peut soit conserver

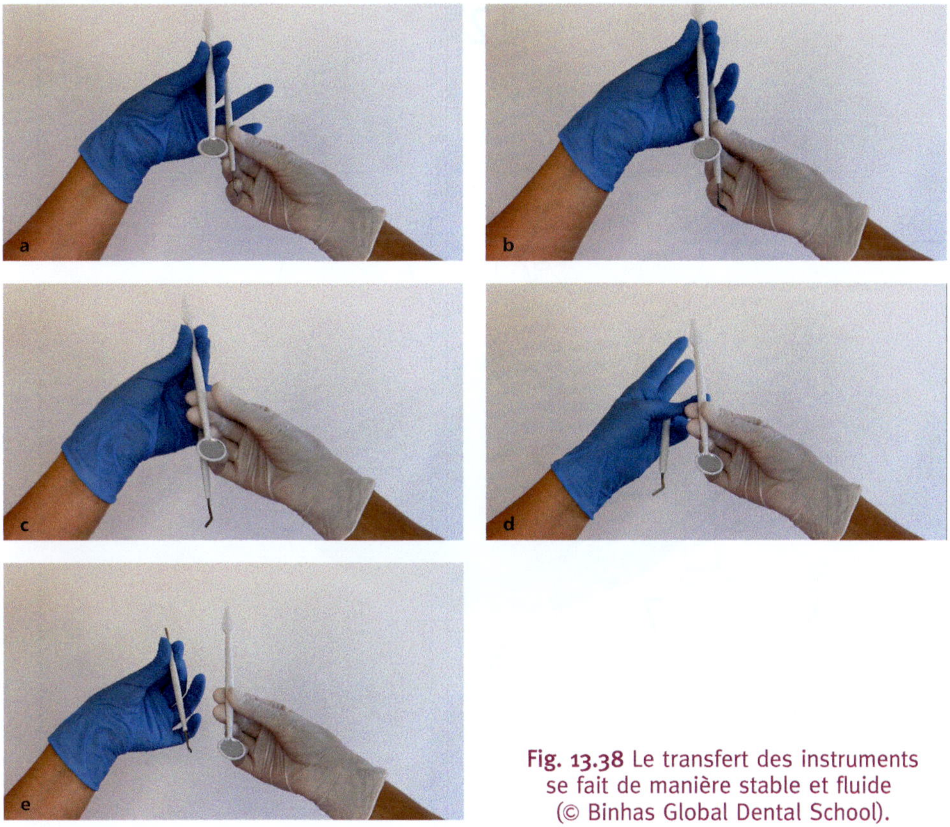

Fig. 13.38 Le transfert des instruments se fait de manière stable et fluide (© Binhas Global Dental School).

l'instrument pour le redonner au praticien, soit prendre un autre instrument dans sa cassette, le préparer au niveau du groupe 1 pour le proposer au praticien.

Le transfert d'instruments nécessite donc une position très ergonomique et stable des deux protagonistes (praticien et assistante). Il est de plus primordial qu'ils soient très rapprochés afin que cette passation soit la plus fluide possible.

Rappel : la zone de transfert

Comme nous l'avons vu, la zone de transfert se situe sous le menton du patient, toujours entre 4 et 7 h (fig. 13.39).

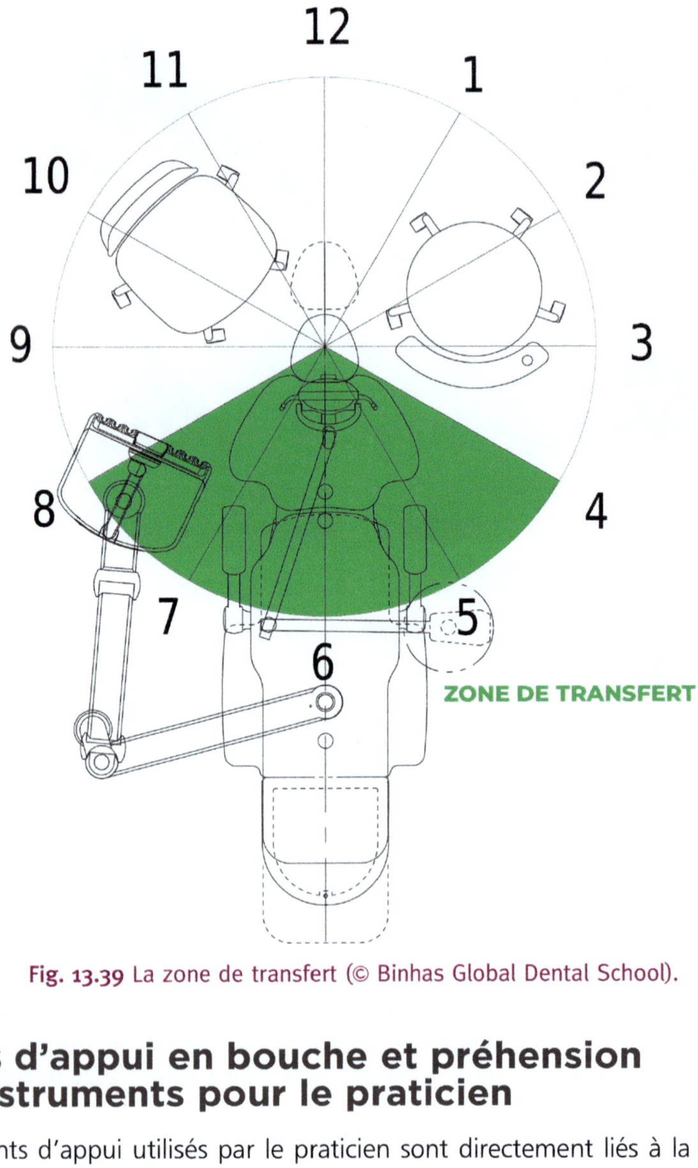

Fig. 13.39 La zone de transfert (© Binhas Global Dental School).

Points d'appui en bouche et préhension des instruments pour le praticien

Les points d'appui utilisés par le praticien sont directement liés à la préhension des instruments dynamiques.

▶ Points d'appui

Le premier principe est de **prendre appui sur une surface dure** : toujours privilégier une surface osseuse ou dentaire plutôt qu'une joue ou une lèvre.

Cette surface doit se situer sur la mâchoire où se trouve la dent ou la zone opérée : maxillaire pour une zone maxillaire, mandibulaire pour une zone mandibulaire.

Attention ! Ne jamais prendre appui sur le maxillaire antagoniste.

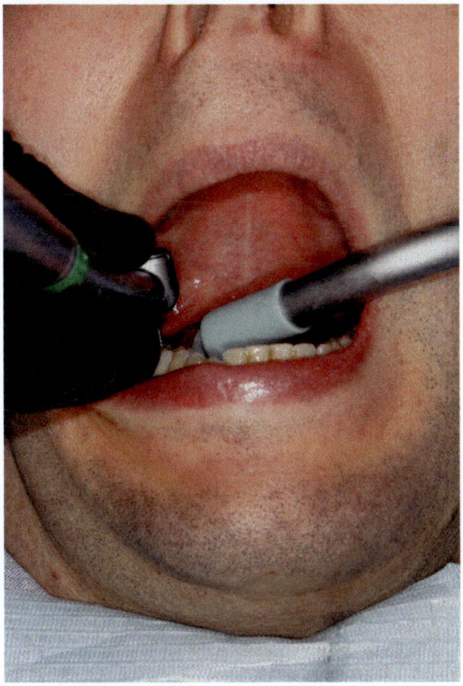

Fig. 13.40 Les points d'appui. Notez l'emplacement des doigts (gants noirs) du praticien sur les dents voisines (© Binhas Global Dental School).

Le point d'appui doit être pris au plus proche de la zone intéressée par le soin (fig. 13.40).

Ce point d'appui va permettre d'aider à l'écartement des tissus et de dégager la zone. Le miroir vient aider à la vision et non écarter les tissus mous.

▶ Préhension des instruments

Comme nous l'avons vu, le poignet est une zone très souvent impactée par les TMS. Les positions de référence individuelles (PRI) vont permettre de diminuer certaines torsions du poignet mais les prises d'instruments sont souvent à l'origine de ces troubles.

Préhension des instruments statiques

Il existe plusieurs types de prises :

- prise stylo (fig. 13.41) ;
- prise palmaire (fig. 13.42) ;
- prise paume-pouce (fig. 13.43).

Quel que soit le matériel et donc la prise utilisée, le poignet ne doit pas être fléchi mais rester toujours dans le prolongement de l'avant-bras. Tous les instruments que nous utilisons peuvent être tenus de façon ergonomique. Pour un miroir ou une précelle, cela semble évident grâce à la prise stylo. Pour d'autres, cela demande parfois un changement d'habitude. Ainsi, pour le praticien, toutes les pinces (à crampons, à anneaux...) ainsi que les daviers doivent être tenus avec la partie travaillante orientée vers l'intérieur et non vers l'extérieur. Et, comme nous l'avons

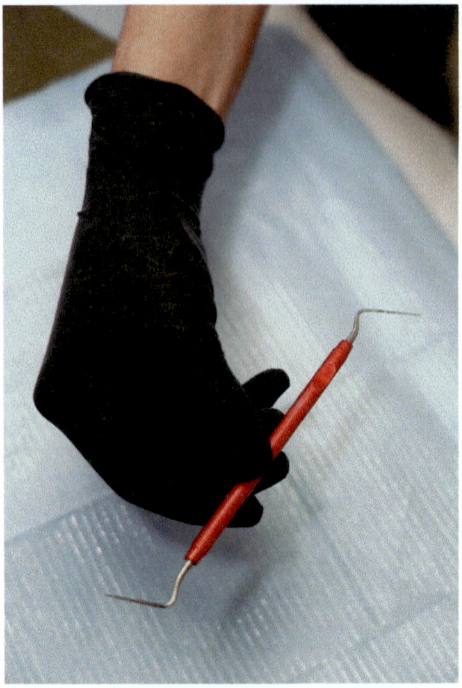

Fig. 13.41 La prise stylo
(© Binhas Global Dental School).

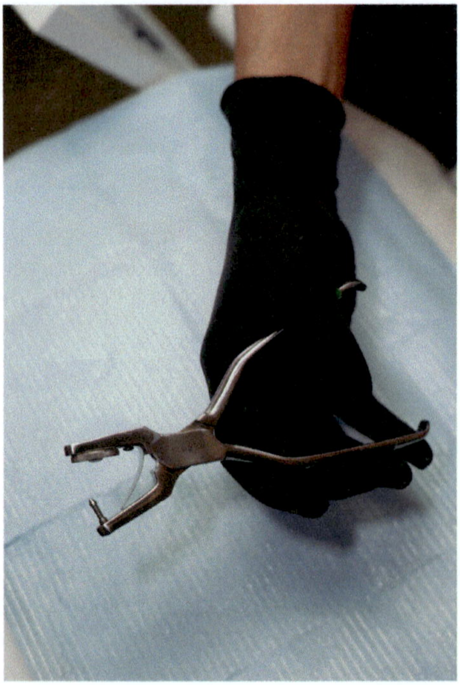

Fig. 13.42 La prise palmaire
(© Binhas Global Dental School).

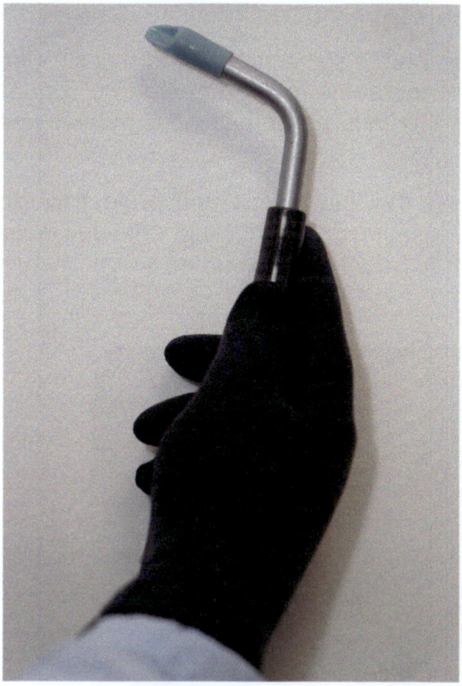

Fig. 13.43 La prise paume-pouce (© Binhas Global Dental School).

déjà dit, les mouvements, pour être les plus précis possibles, doivent être réalisés vers soi et non vers l'extérieur. Par exemple, le luxateur et le davier doivent être pris à l'envers, comme sur les **figures 13.44a et b**.

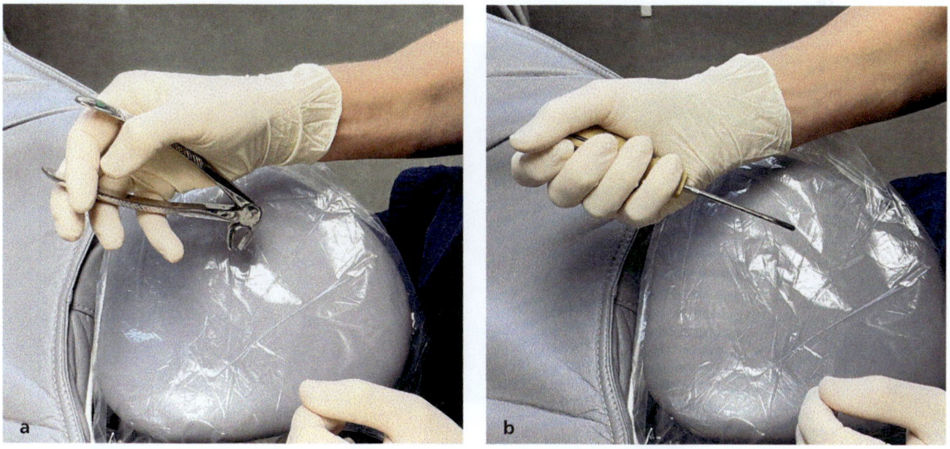

Fig. 13.44 Les mouvements sont réalisés vers soi pour être les plus précis possibles (© Binhas Global Dental School).

Préhension des instruments dynamiques (ID)

Une attention particulière doit aussi être portée sur la préhension des ID. Une préhension « par le dessous » (fig. 13.45) oblige à une rotation externe du coude : une simple modification pour positionner l'ID plus horizontalement permet une préhension dans l'axe (fig. 13.46).

La prise de référence de nos instruments dynamiques est une **prise tripode dynamique modifiée** : l'ID est tenu entre la pulpe du pouce (1) et celle de l'index (2). Le majeur (3) permet l'appui sur une surface dure et sert de pivot autour duquel s'articule l'ID (fig. 13.47).

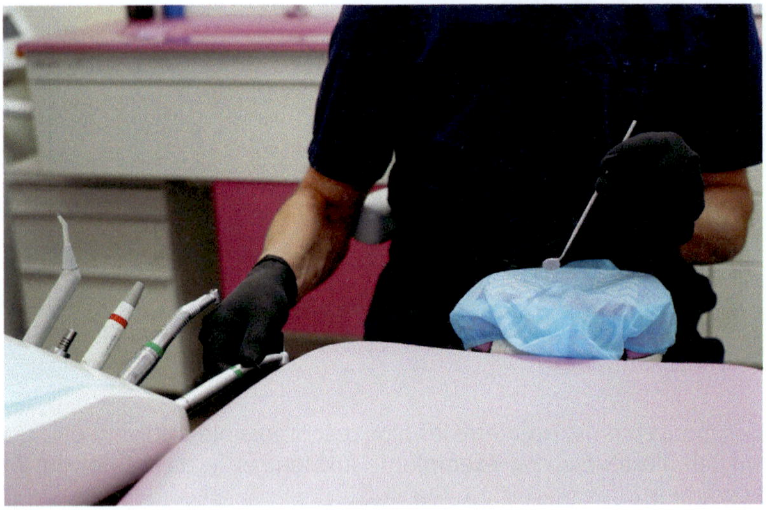

Fig. 13.45 La préhension par le dessous (© Binhas Global Dental School).

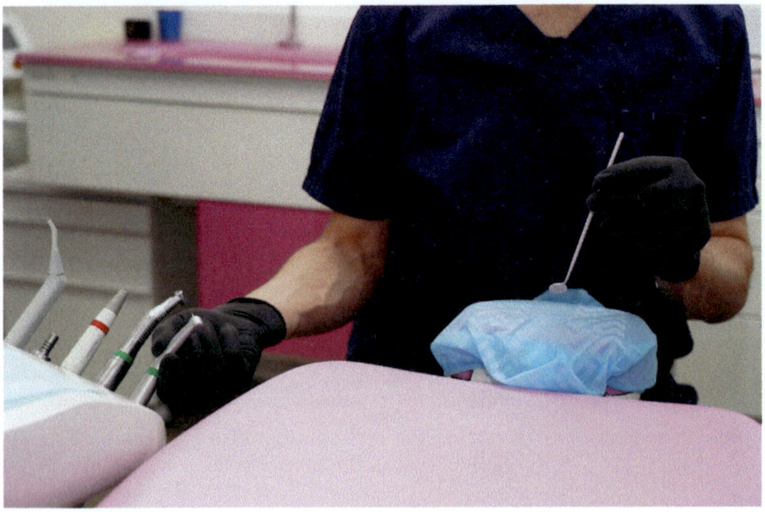

Fig. 13.46 La préhension dans l'axe (© Binhas Global Dental School).

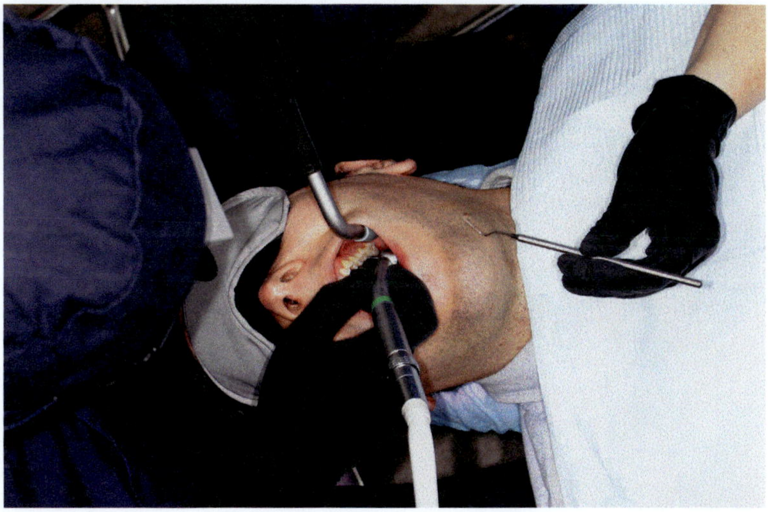

Fig. 13.47 Une prise tripode dynamique modifiée (© Binhas Global Dental School).

La masse et l'ergonomie des instruments dynamiques sont encore une fois mises en avant. Les turbines sont plus légères mais génèrent moins de couples. Les contre-angles sont plus lourds mais permettent de préparer des dents plus facilement grâce à leur couple élevé. Les moteurs à induction ont permis de diminuer drastiquement le poids de ces contre-angles.

Les microtêtes permettent également d'optimiser l'ergonomie chez les patients à ouverture buccale faible ou chez les enfants.

Lors des travaux pratiques que le praticien suit durant ses études, peu de cas est fait de la prise des instruments dynamiques. Pourtant, celle-ci est extrêmement importante et impactante si l'on considère les milliers d'heures de travail au fauteuil.

Le praticien tient la plupart du temps son ID comme il tient son stylo. Mais si les prises tripodes (trois doigts) ou quadripode (quatre doigts) ne posent pas de problème quand il s'agit d'utiliser un crayon, ces prises peuvent poser problème dans l'utilisation des ID.

En effet, lorsque nous écrivons, notre main se pose sur la surface d'écriture grâce à l'éminence hypothénar (fig. 13.48). Dans notre métier de chirurgien-dentiste, il va falloir que l'ID soit utilisé précisément sans que la main se pose. Et ce sont les doigts et principalement le majeur qui vont permettre cet appui.

Quant au poignet, il est fortement recommandé d'adopter la position la plus neutre possible. Les flexions ou extensions régulières entraîneront à long terme des pathologies du poignet (fig. 13.49).

La masse, le centre d'inertie et la répartition du poids sont donc des éléments très importants à prendre en compte lors de l'achat et de l'utilisation des ID. Les cordons suspendus ou pendants vont entrer en jeu dans cette répartition des poids. La turbine, de poids moins important, est évidemment plus simple à manier.

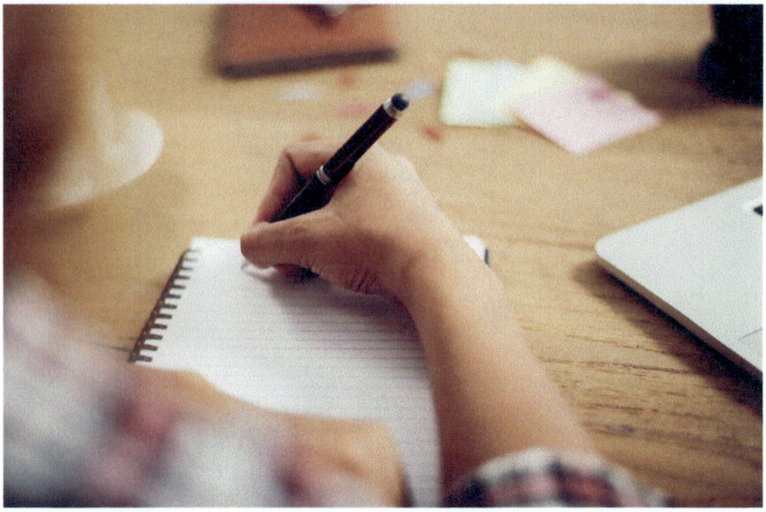

Fig. 13.48 Le positionnement de la main lorsque l'on écrit est différent (© Binhas Global Dental School).

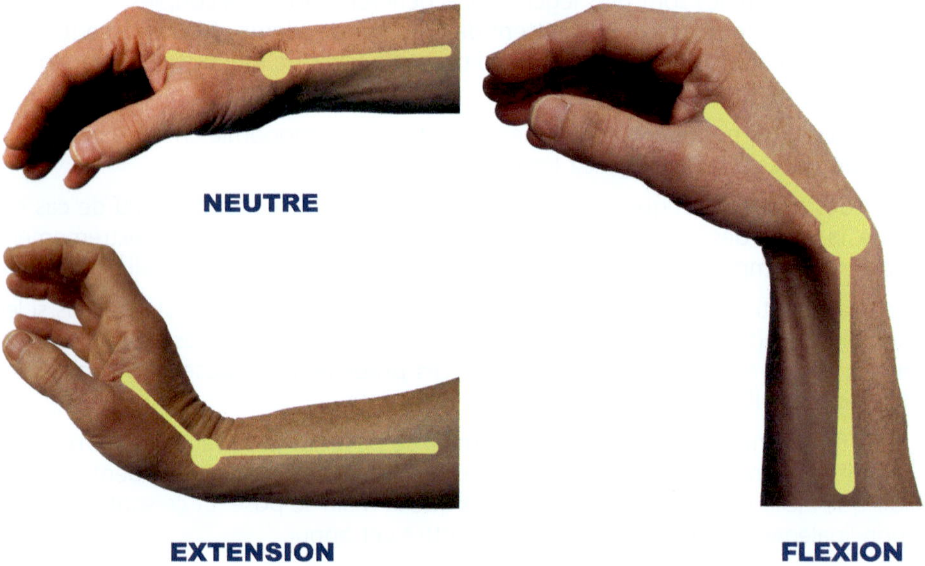

Fig. 13.49 Les mouvements du poignet (© Binhas Global Dental School).

Bien voir

Avec l'avènement de la dentisterie esthétique, de la microdentisterie et de la microchirurgie, il n'a jamais été aussi important de bien voir dans la bouche des patients. Mais de nombreux obstacles sont présents : joues, langue, lèvres, forme des dents, forme des lésions, ombres portées, déglutition...

Pour contrer tous ces obstacles, du matériel est inventé régulièrement : écarteur lumineux aspirant, miroir antibuée, aides visuelles, microscope... Pourtant, une ergonomie rigoureuse avec des instruments simples permet aujourd'hui de pallier les difficultés que rencontrent tous les praticiens.

Comme nous l'avons déjà indiqué, l'ergonomie est l'adaptation du travail à l'homme et non l'inverse. C'est-à-dire que tout l'environnement de travail doit s'adapter au praticien et non l'inverse. Ce n'est donc ni le fauteuil dentaire, ni le tabouret du praticien ni la position du patient qui dictent la position mais bien le praticien et sa proprioception. Il est donc indispensable de partir de la base et de dérouler le fil. Néanmoins, la finalité étant de travailler en bouche et de voir ce que nous faisons, la vision en bouche doit être corrélée à cette approche proprioceptive.

Étape 1 : position du patient en décubitus dorsal

La première étape pour bien voir est de bien positionner le patient. Après que le praticien et l'assistante sont installés correctement sur leurs tabourets, la tête du patient doit venir se placer au point 0 du praticien (fig. 13.50) (*voir p. 38*).

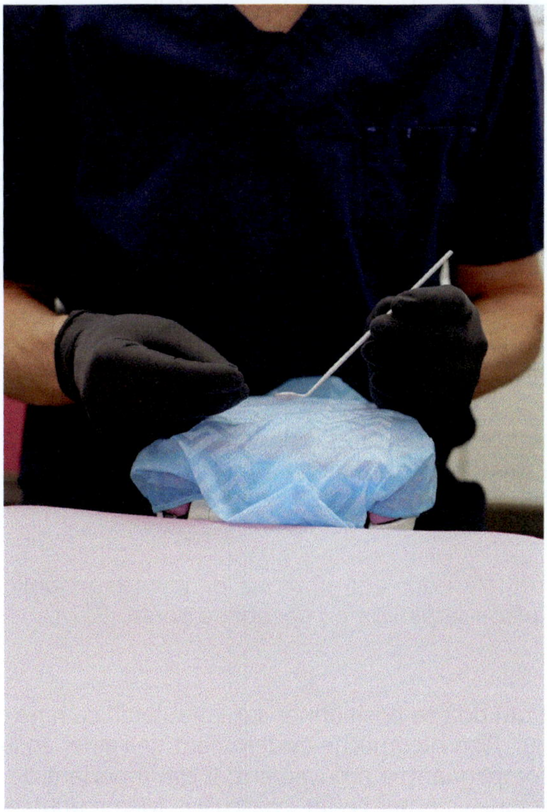

Fig. 13.50 Positionner la bouche du patient au point 0 (© Binhas Global Dental School).

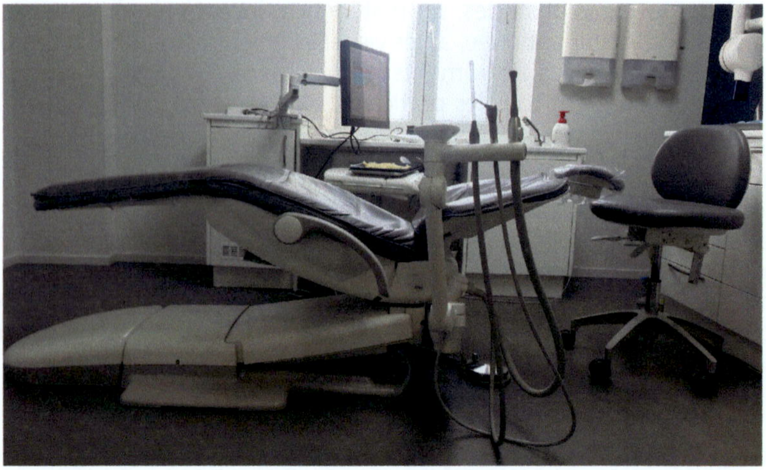

Fig. 13.51 Positionner le fauteuil de telle façon que le patient soit en décubitus dorsal (© Binhas Global Dental School).

Le fauteuil dentaire doit, à l'arrivée du patient, déjà être en position allongée (fig. 13.51) et non en position « chaise ». En effet, lorsque le patient s'assoit sur un fauteuil et que nous le basculons en arrière pour l'allonger, nous nous confrontons à deux problèmes.

Le premier est l'effet désagréable ressenti par le patient (*« J'ai la tête qui tourne... », « Ne me mettez pas trop en arrière ! »*) car celui-ci ne maîtrise pas l'allongement. Il se sent partir en arrière, d'où cette sensation de vertige.

Le second est mécanique : calées dans le creux entre l'assise et le dossier, les fesses vont rester à cet endroit et constitueront le point fixe. Les jambes vont effectivement s'allonger mais la tête que vous aviez positionnée préalablement sur la têtière aura glissé vers le bas. Il faudra systématiquement demander au patient de repositionner sa tête sur la têtière.

Le décubitus dorsal est à privilégier absolument. Pourtant de nombreux praticiens n'allongent pas assez leurs patients :

- par habitude ;
- par méconnaissance des postures ergonomiques ;
- par crainte des réflexions des patients ;
- de fait de la réticence des patients.

La règle fondamentale pour une pratique dentaire ergonomique et une vision optimale est de placer le patient en décubitus dorsal. Point.

C'est le patient qui doit se positionner sur le fauteuil, comme quand il se couche dans son lit chez lui. Rien n'empêche évidemment de l'aider en lui soutenant le dos ou la tête, en accompagnant le mouvement. Il est important de l'allonger en deux temps. Cette technique va éviter l'effet « bascule ». Même pour les personnes âgées, souvenez-vous que le brancard est la solution de transport la plus utilisée, et que chacun dort dans un lit.

Dans de très rares cas, cette position n'est pas possible (raideur de nuque, Parkinson, vertiges importants...) et une adaptation ponctuelle du praticien sera bien évidemment nécessaire.

Revenons à la position assise ou semi-assise du patient. Lorsque le patient est dans cette position, les inconvénients sont de trois ordres :

- le praticien ne voit que les faces vestibulaires des incisives et canines maxillaires et les faces occlusales des incisives, canines, prémolaires et molaires mandibulaires ;
- pour pouvoir travailler en bouche, le praticien ne peut se placer que vers 9 h ; le coude non travaillant passe au-dessus du front du patient et l'épaule doit donc être en abduction. Cela exige un effort du praticien pour la maintenir dans cette position ;
- la tête du praticien fléchit en avant pour bien voir la bouche du patient. Vue de dos, la colonne vertébrale est en torsion. Cette position inadaptée entraîne, sur le long terme et de façon certaine, des troubles musculo-squelettiques importants.

De plus, la position semi-assise du patient oblige l'assistante à se positionner à 3 h et, comme le praticien, à se tordre et à lever le coude afin d'avoir accès à la cavité buccale (fig. 13.52).

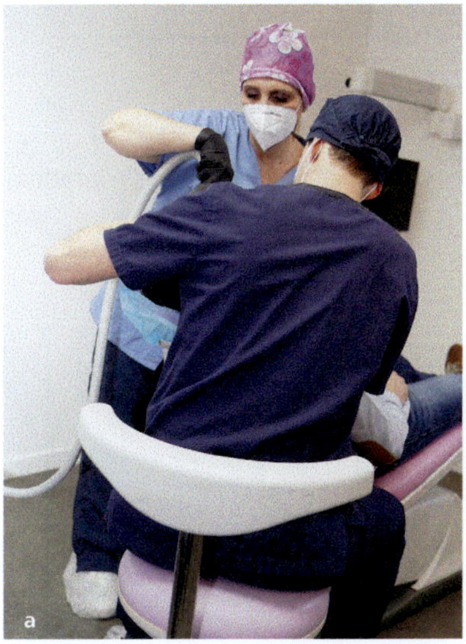

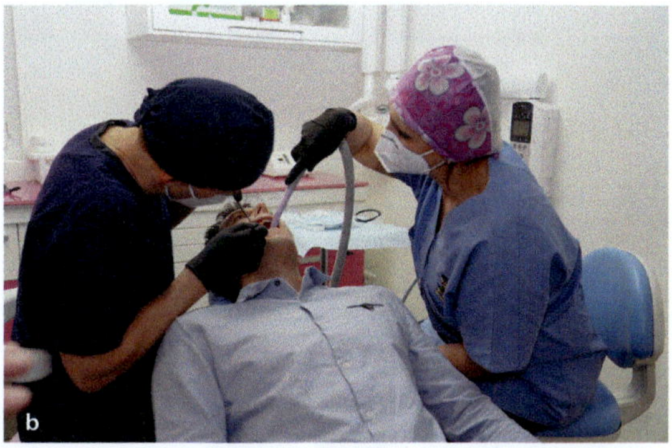

Fig. 13.52 Exemples de mauvais positionnements (© Binhas Global Dental School).

Certains praticiens affectionnent la position debout. Or les fauteuils dentaires montent rarement assez haut pour que les yeux du praticien soient à la bonne distance de la bouche du patient. Les mauvaises postures sont donc, ici aussi, systématiques avec cette position debout (fig. 13.53 et 13.54). Par ailleurs, si le praticien utilise la pédale pour actionner les instruments dynamiques, le déséquilibre est évident. En position assise, le praticien est en appui sur trois points : les fesses sur le tabouret et les pieds au sol. L'utilisation de la pédale ne le déstabilise pas. En position debout, les appuis ne se font que par les deux pieds au sol et le fait de bouger un pied entraînera systématiquement un déséquilibre.

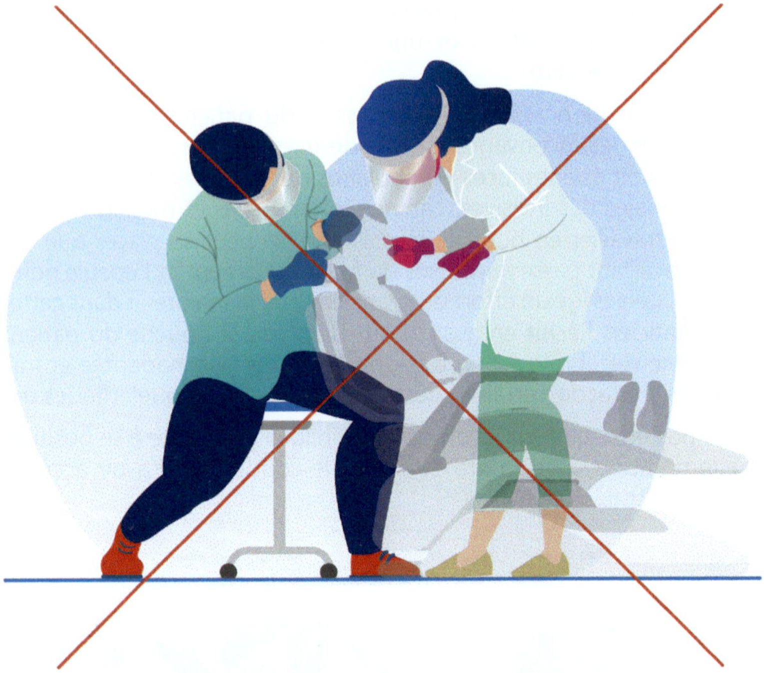

Fig. 13.53 Posture inadaptée (avec l'aimable autorisation de la FDI World Dental Federation).

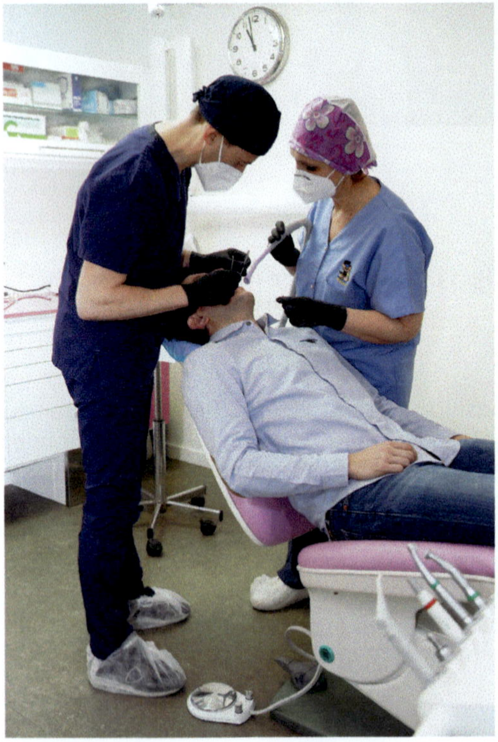

Fig. 13.54 La position debout oblige le praticien à des torsions (© Binhas Global Dental School).

Plusieurs études s'appuient sur la méthode RULA *(Rapid Upper Limb Assessment)*, qui évalue essentiellement les membres supérieurs (épaules, coudes, poignets) mais aussi la nuque et le tronc. Elle a été conçue pour permettre l'analyse des contraintes biomécaniques et posturales sur les membres supérieurs d'un individu et d'identifier l'effort musculaire associé à une posture de travail.

Ces études montrent que les TMS apparaissent pour les soins effectués par les praticiens (qu'ils soient gauchers ou droitiers) sur le premier quadrant. Les praticiens sont souvent très à l'aise sur des soins dans le secteur 3 jusqu'aux prémolaires du côté opposé et sur le secteur 2. Les difficultés apparaissent au niveau des molaires du secteur 4 et du secteur 1.

La position allongée va permettre d'accroître le nombre de faces visibles en vision directe et d'avoir accès à des dents plus postérieures, en particulier au niveau de ces deux secteurs.

Sur les figures 13.55a et b, l'une avec le patient en position semi-assise et l'autre avec le patient en position allongée, nous nous apercevons qu'avec la même ouverture buccale, nous avons accès visuellement à un nombre plus important de faces dentaires : les faces occlusales et vestibulaires des molaires mandibulaires ainsi que les faces vestibulaires des prémolaires et molaires maxillaires apparaissent.

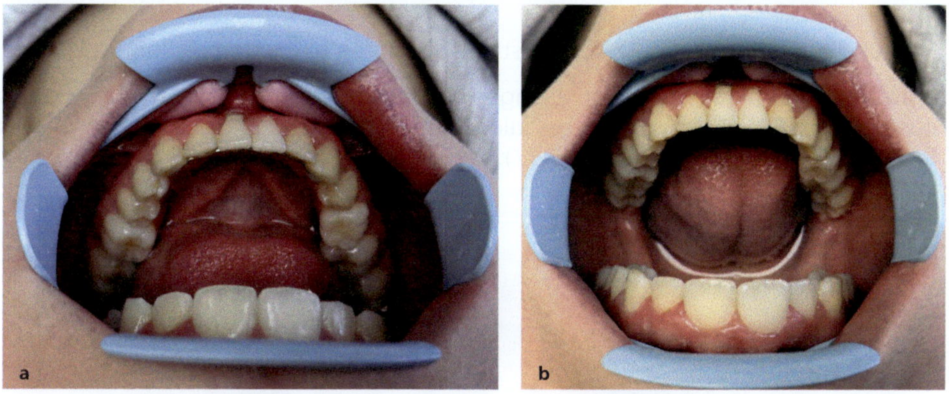

Fig. 13.55 Le patient en position semi-assise *versus* le patient en position allongée, tête en hyper-tension (© Binhas Global Dental School).

Étape 2 : la position de la tête du patient

Le praticien est donc bien installé. Le corps du patient est horizontal, et vous placez sa bouche au niveau de votre point 0 sur la têtière.

Sur tous les fauteuils dentaires commercialisés, la têtière est aujourd'hui plutôt un repose-occiput. Toute la tête repose sur la têtière comme sur un appui-tête de voiture. Le patient est inconfortablement installé si sa tête repose sur cette surface plane. Or, ce qui est primordial dans la vision de l'équipe dentaire consiste en une rotation postérieure autour des vertèbres cervicales. Attention, car certaines têtières empêchent cette rotation.

La têtière plane empêche la rotation de la tête alors qu'un appui nucal permet la rotation (fig. 13.56).

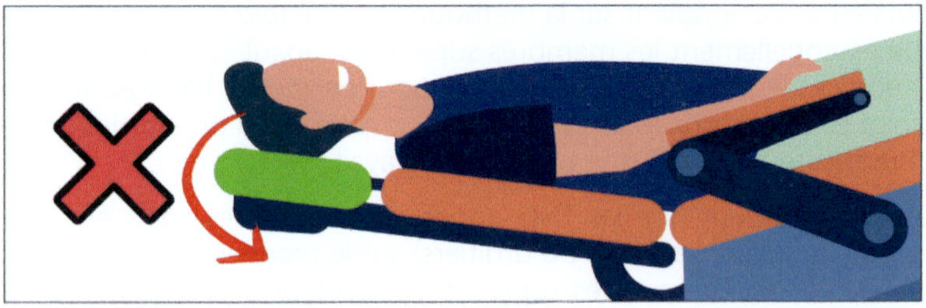

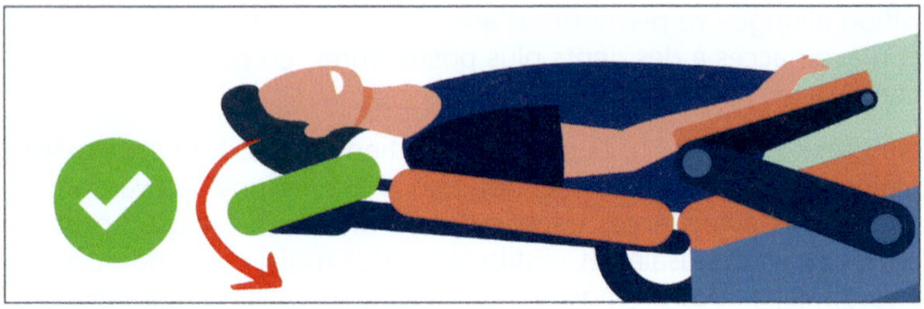

Fig. 13.56 Position de la tête du patient (© Binhas Global Dental School).

Tout d'abord, pourquoi la vision est-elle améliorée par cette position de la tête ?

Nous avons vu que la position allongée permet d'augmenter la vision sur les dents postérieures. À présent, si nous basculons la tête vers l'arrière, nous apercevons les faces occlusales maxillaires (fig. 13.57).

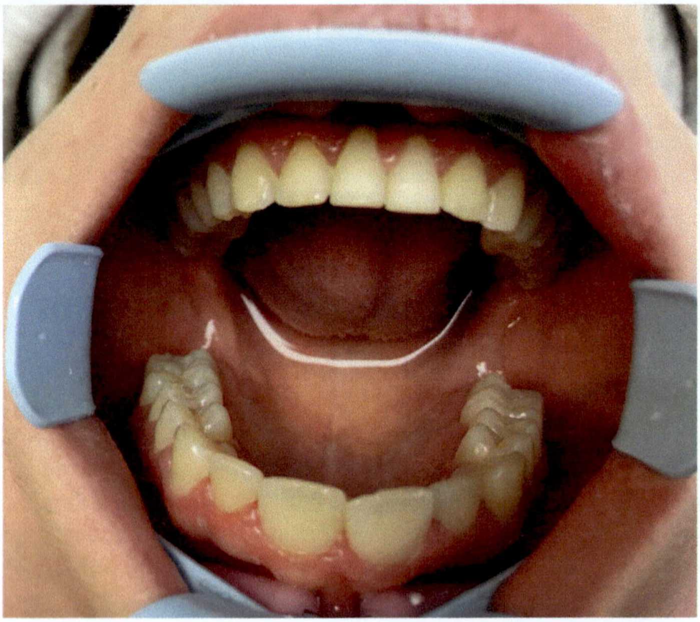

Fig. 13.57 Basculer la tête vers l'arrière offre une nouvelle vision de la bouche du patient (© Binhas Global Dental School).

Pourtant, certains praticiens sont très réticents à l'idée de placer le patient dans cette position, pour des raisons d'inconfort de ce dernier. En réalité, la position « tête en arrière » ne pose aucun problème au patient. Le blocage est généralement dû aux habitudes anciennes et aux peurs du praticien et/ou de l'assistante. Il est même important de remarquer que le confort du patient est parfois même augmenté dans cette position (fig. 13.58).

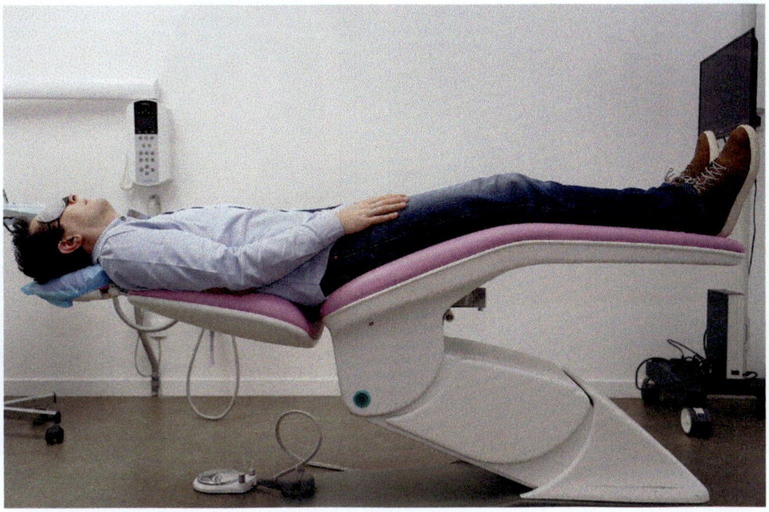

Fig. 13.58 La tête « en arrière » ne pose aucun problème au patient et augmente même parfois son confort (© Binhas Global Dental School).

Une expérience simple nous permet de nous rendre compte de cet aspect. Demandez à une personne de votre entourage de s'allonger sur une table avec la tête « dans le vide », seulement soutenue par vos paumes de main. Débutez à l'horizontale et descendez vos mains petit à petit en demandant à chaque fois à la personne de donner son ressenti et arrêtez-vous quand elle exprime un inconfort (fig. 13.59a). Vous vous apercevez alors que cet inconfort survient avec une « extension » de la tête beaucoup plus importante que ce que vous auriez pu imaginer (fig. 13.59b).

Malheureusement, certaines têtières actuelles permettent à la tête de se poser à l'horizontale mais ne permettent pas d'accéder à cette position étendue. Cependant la plupart possèdent cet appui nucal qui permet ce mouvement. L'utilisation d'un coussin à mémoire de forme peut aussi aider à soulager la nuque.

Maintenant que nous avons accès à un nombre plus important de faces dentaires, voyons comment nous pouvons encore augmenter ce nombre pour une plus grande visibilité.

La solution la plus courante pour le praticien consiste à basculer et tourner sa propre tête pour accéder à toutes les faces dentaires. Vous aurez compris que de nombreuses heures dans cette position engendreront irrémédiablement des troubles musculo-squelettiques (fig. 13.60).

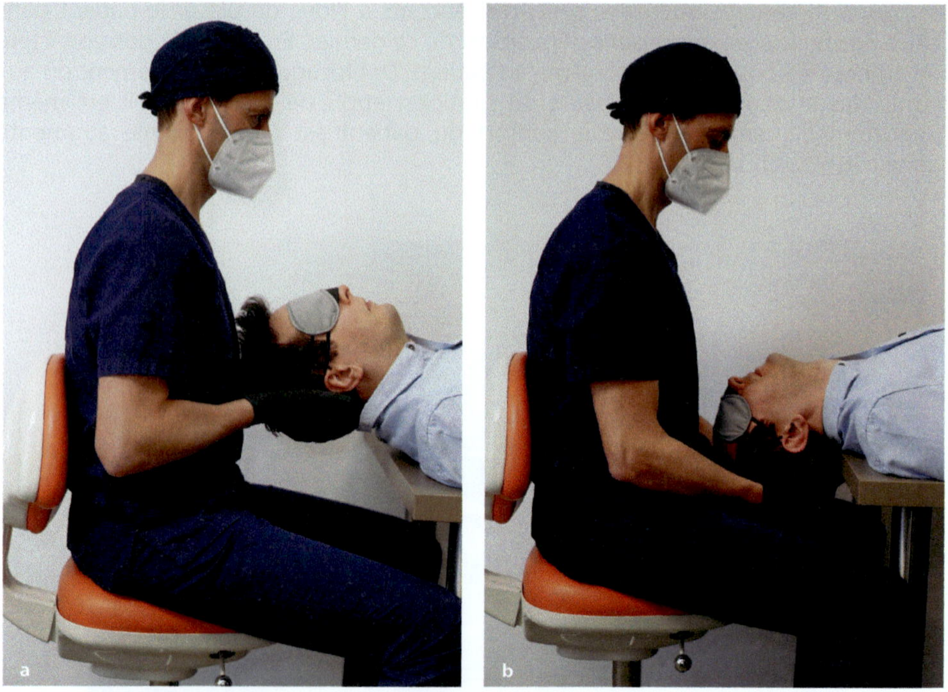

Fig. 13.59 Tester l'inconfort du patient (© Binhas Global Dental School).

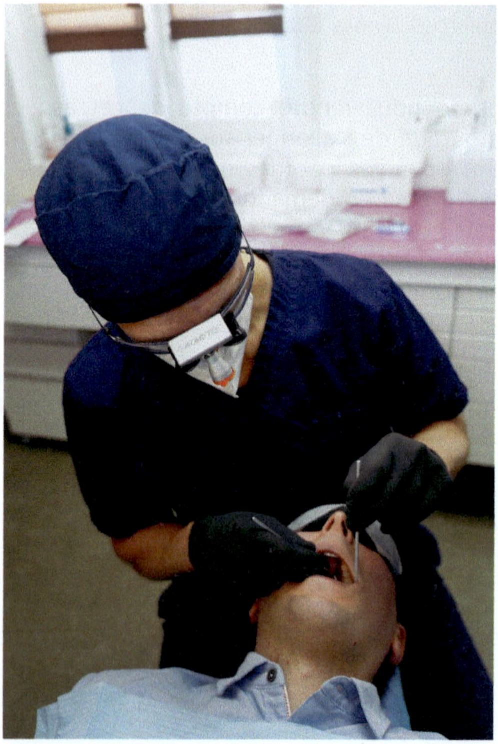

Fig. 13.60 Naturellement, le praticien va bouger sa propre tête… (© Binhas Global Dental School).

L'autre solution est évidente. **Il s'agit simplement de faire tourner la tête du patient** (fig. 13.61). Cette solution est, curieusement, très peu utilisée par les praticiens, par habitude, par méconnaissance, par peur de gêner... Or, elle peut avoir un impact considérable sur votre carrière.

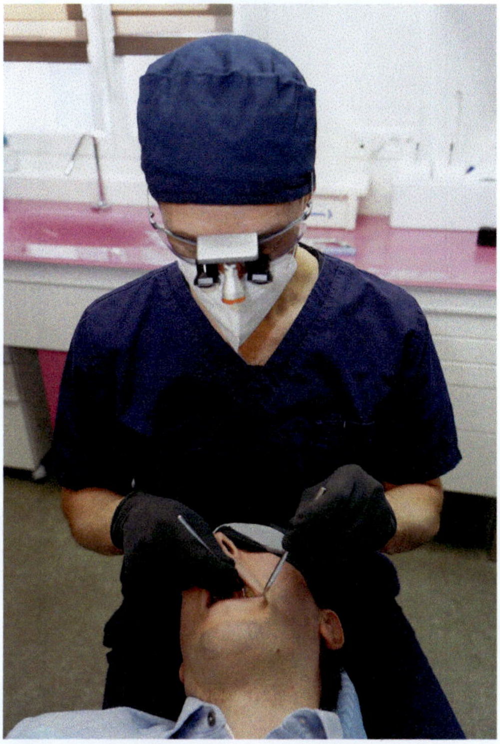

Fig. 13.61 ... alors qu'il est plus ergonomique de faire tourner la tête de son patient (© Binhas Global Dental School).

La rotation de la tête du patient à gauche et à droite est un puissant levier de l'ergonomie au fauteuil. Pour un praticien droitier, elle permet de voir de nombreuses faces en vision directe. En position midi, les faces vestibulaires des dents postérieures et les faces palatines des dents controlatérales deviennent visibles sans changement de position de la tête du praticien, simplement par rotation de la tête du patient (fig. 13.62).

Un appui nucal permet plus facilement la mobilisation de la tête du patient. C'est la tête du patient qui va bouger pour éviter les contorsions de l'équipe.

Quels que soient la dent et le secteur à travailler, le praticien doit toujours placer la bouche du patient au niveau de son point 0. Ainsi, c'est la tête du patient qui est mobilisée et non le dos ou le cou du praticien.

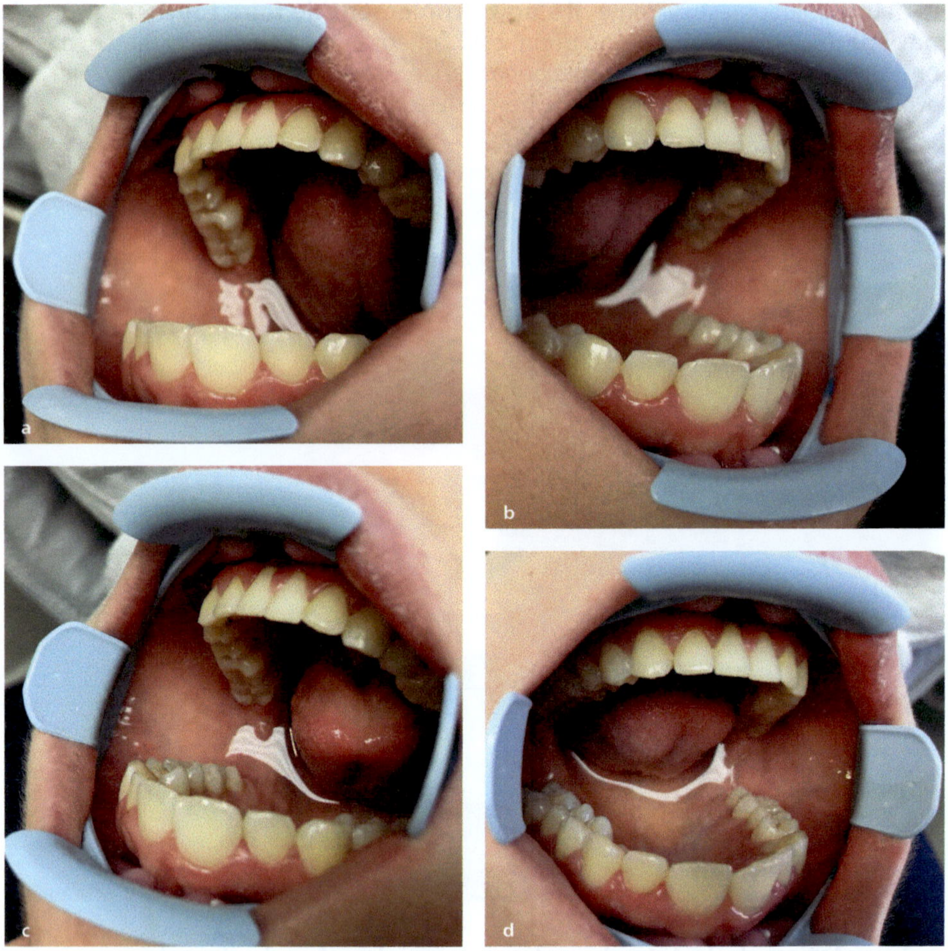

Fig. 13.62 Les différentes faces de la bouche sont bien plus visibles en vision directe (© Binhas Global Dental School).

Étape 3 : l'éclairage

Le patient étant bien allongé, la nuque en rotation, le praticien a donc une vision directe déjà importante d'une grande partie de la bouche. Afin de l'éclairer, plusieurs possibilités vont s'offrir à l'équipe dentaire (fig. 13.63).

Comme déjà indiqué plus haut, classiquement, dans nos cabinets, notre éclairage se fait par :

- un éclairage d'ambiance (lumière du jour naturelle, plafonnier ou systèmes de flux indirects) ;
- un éclairage focalisé : scialytique ou lampe frontale du praticien.

L'assistante est responsable de l'orientation du scialytique. C'est elle qui va le manipuler. Son rayon direct doit, pour être efficace, être perpendiculaire au plan de la région travaillée.

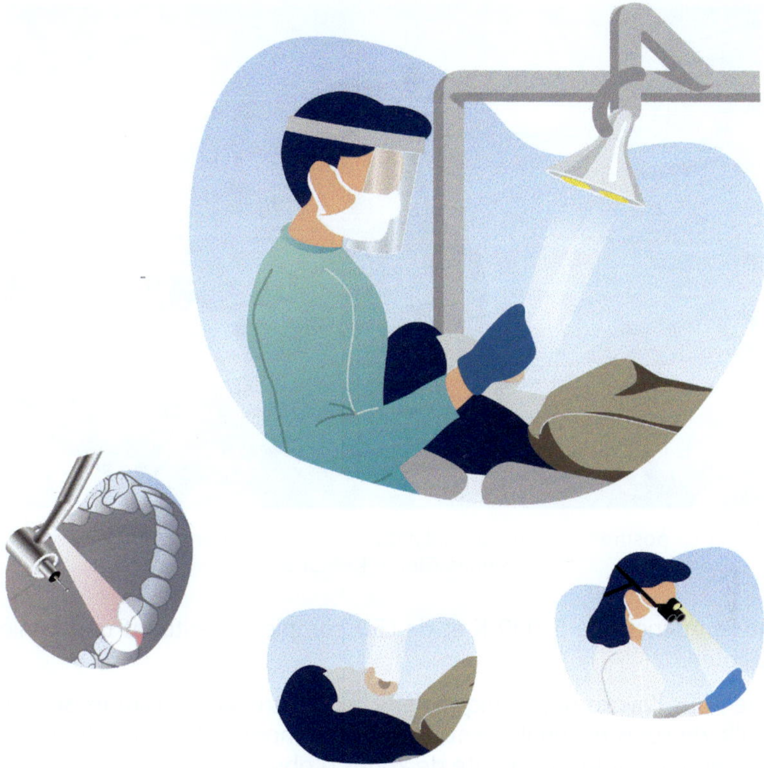

Fig. 13.63 L'éclairage est un élément non négligeable (avec l'aimable autorisation de la FDI World Dental Federation).

En pratique, deux options sont possibles :

- les soins sont pratiqués à la mandibule : le scialytique va être positionné à l'arrière de la tête du praticien pour que le rayon soit perpendiculaire au plan occlusal des dents mandibulaires ;
- les soins sont pratiqués au maxillaire : le scialytique va être positionné à l'avant de la tête du patient pour que le rayon soit perpendiculaire au plan occlusal des dents maxillaires.

C'est donc l'assistante (et elle seule) qui doit s'occuper du positionnement du scialytique (fig. 13.64). Il est manipulé au début du soin et, si une seule arcade est travaillée, l'éclairage ne sera pas modifié. La rotation droite-gauche de la tête du patient permettra l'éclairage du secteur intéressé par les soins.

L'autre solution est d'utiliser la lampe frontale du praticien. Celle-ci est installée soit seule sur le front du praticien, soit intégrée aux loupes binoculaires. L'avantage de cette lampe frontale est la focalisation du rayon lumineux sur la zone travaillée, que ce soit à la mandibule ou au maxillaire. Elle délimite à l'assistante la surface de travail précise du praticien.

Attention, l'utilisation continue de ces LED froides à haute intensité augmente le risque de pathologie de la rétine et du cristallin. Ce risque peut être diminué par l'utilisation de filtre à lumière bleue présent sur de nombreuses loupes, de LED à

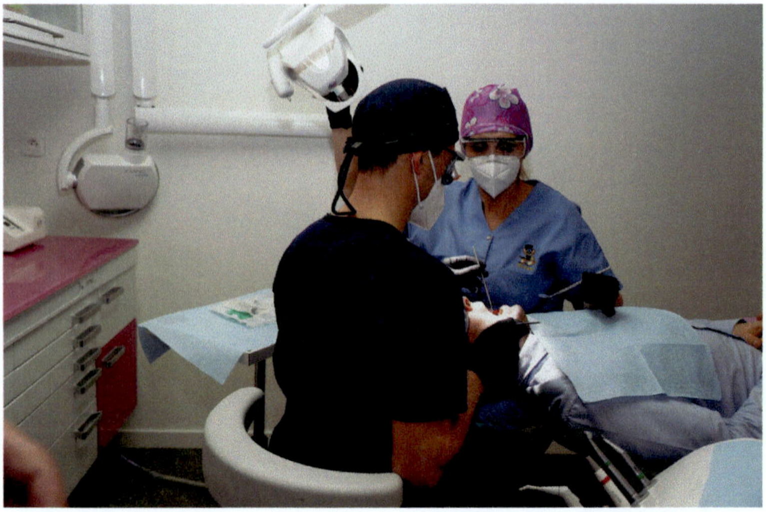

Fig. 13.64 Le positionnement du scialytique est de la responsabilité de l'assistante (© Binhas Global Dental School).

température inférieure à 5 000 K et de LED complexe restituant une lumière naturelle équilibrée.

Comme nous l'avons déjà indiqué dans le chapitre sur l'éclairage, son uniformité dans la salle de soins est également une notion importante à prendre en compte. Il faut éviter les spots intenses à côté de zones d'obscurité.

La solution serait donc de continuer à utiliser le scialytique et de suppléer aux ombres ponctuelles par l'éclairage frontal en évitant d'utiliser ce dernier en continu.

Étape 4 : vision directe et vision indirecte

Afin de maintenir une posture droite et équilibrée, il est important d'équilibrer la vision directe et la vision indirecte (fig. 13.65).

▶ La vision directe

Afin d'élargir le champ de vision sans compromettre la bonne posture, le praticien doit demander au patient de placer sa tête sur l'appui-tête et de l'ajuster en conséquence pour permettre un accès plus facile, en fonction de la surface sur laquelle il travaille (fig. 13.66). Le praticien ou l'assistante peuvent demander au patient d'ouvrir la bouche plus largement ou de la fermer légèrement lorsque le praticien travaille par voie buccale.

▶ La vision indirecte

L'accès aux régions non directement visibles sera possible grâce au miroir dentaire. C'est la vision indirecte (fig. 13.67).

Personne n'est à l'aise, de prime abord, avec cette vision indirecte. D'une part, en raison de l'inversion de sens des mouvements dans le miroir, d'autre part du fait de

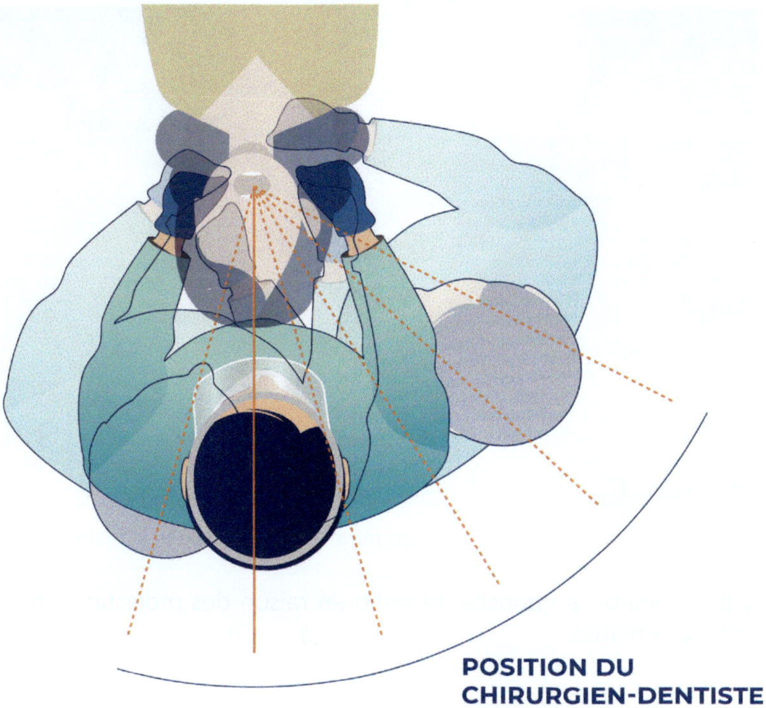

Fig. 13.65 Vision directe et vision indirecte
(avec l'aimable autorisation de la FDI World Dental Federation).

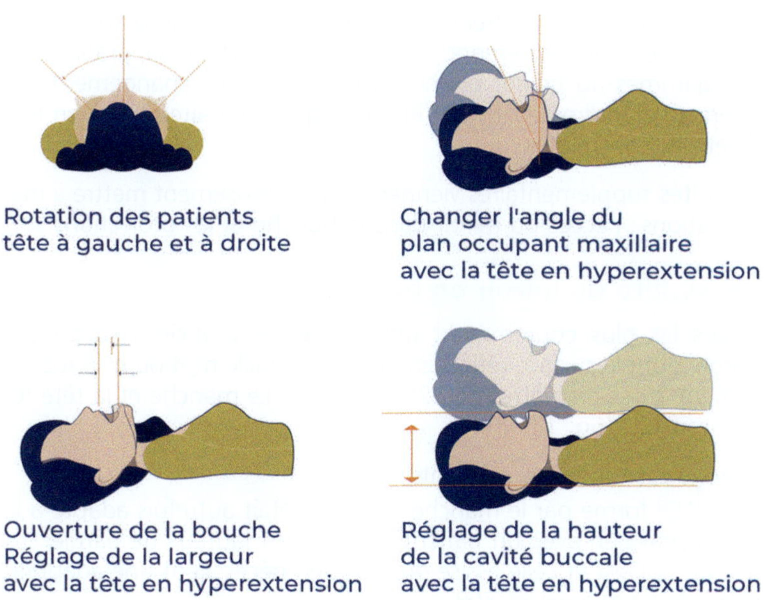

Fig. 13.66 Comment élargir le champ de vision en préservant une bonne position
(© Binhas Global Dental School).

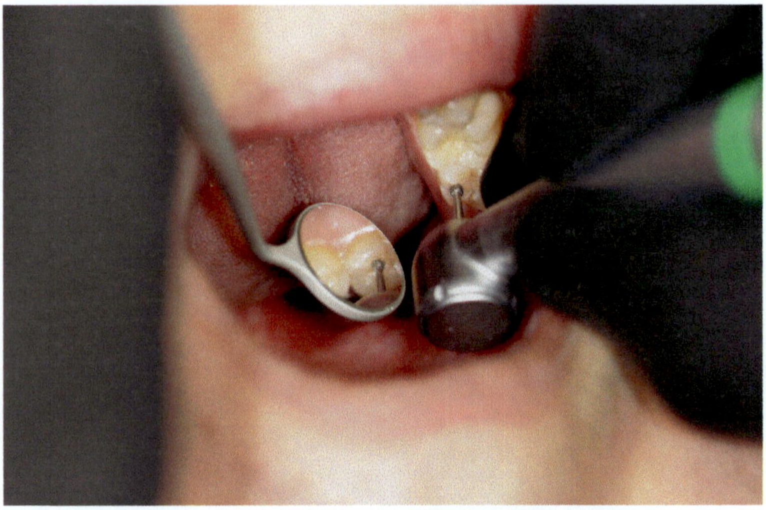

Fig. 13.67 La vision indirecte grâce au miroir (© Binhas Global Dental School).

l'accessibilité du miroir en bouche, et enfin en raison des projections du spray des instruments dynamiques.

Inversion de sens des mouvements

Il est évidemment plus difficile de travailler en vision indirecte qu'en vision directe. Les troubles générés par une mauvaise position ergonomique sont la seule motivation pour se mettre à la vision indirecte. Comme pour tout changement, si celui-ci ne paraît pas nécessaire, tous les freins entreront en jeu *(« Je ne peux pas y arriver... », « Cela fonctionne bien autrement... »)*. Soyez-en certain, la pratique répétée, à l'instar des gammes au piano, permet la réussite de ce changement. Des phases de vision directe et indirecte peuvent être pratiquées en alternance, en fonction des nécessités et des contraintes.

Des difficultés supplémentaires viennent malheureusement mettre à mal les meilleures motivations : l'accès du miroir dans la bouche et les projections.

L'accessibilité du miroir en bouche

Les miroirs les plus couramment utilisés par les praticiens sont des miroirs à manche large, dont la surface réfléchissante est de taille n° 4 ou n° 5 (correspondant respectivement à des diamètres de 22 et 24 mm). Le manche et la tête forment un angle d'environ 15° (fig. 13.68).

Considérons ces différents éléments :

- l'angle de 15° formé par le manche et la tête était autrefois adapté à la position debout du praticien avec un patient assis sur un fauteuil de barbier. La position allongée du patient et celle assise du praticien nécessitent une adaptation de cet angle, qui doit avoisiner les 70° ;
- le diamètre : la zone d'acuité maximale de l'œil à une distance focale normale correspond à un diamètre compris entre 14 et 16 mm. Le diamètre du miroir n'a donc aucun intérêt à être plus grand que cela ;

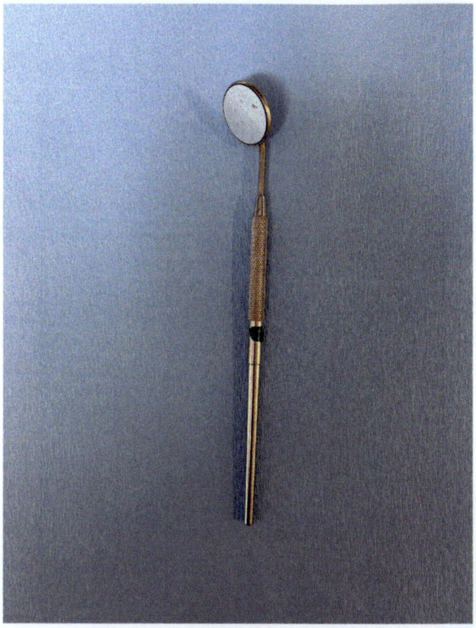

Fig. 13.68 Exemple de miroir à manche large (© Binhas Global Dental School).

- la surface réfléchissante doit éviter les dédoublements d'images avec une réflexion proche de 100 %. Le rhodium et surtout le titane permettent d'obtenir les meilleures réflexions ;
- l'utilisation du miroir : le miroir sert à visualiser les faces non visibles directement. Il doit être tenu entre le pouce, l'index et le majeur ; il roulera entre ces trois pulpes digitales pour accéder à ces faces (fig. 13.69).

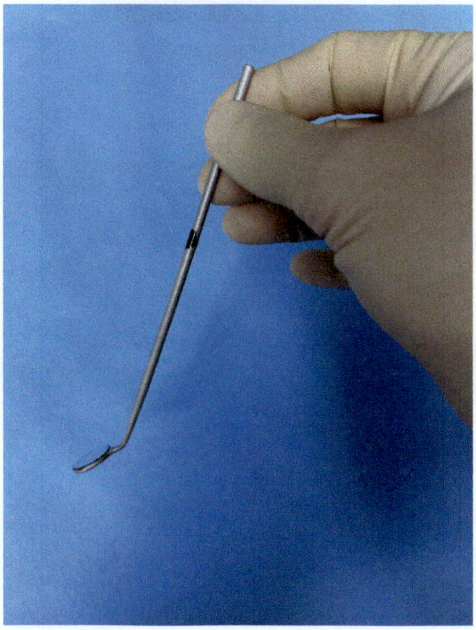

Fig. 13.69 La tenue du miroir (© Binhas Global Dental School).

Les projections de spray

Les instruments dynamiques créent un aérosol qui se projette, entre autres, sur le miroir. Afin de garder une vision claire dans le miroir, il est donc nécessaire que sa surface soit la plus nette possible. Le travail véritable à quatre mains (fig. 13.70) va permettre d'éliminer cet aérosol, de deux manières :

- le miroir est positionné à l'arrière de l'instrument dynamique afin d'éviter les projections. En modifiant la position du miroir, nous pouvons visualiser l'ensemble des faces des dents, même à l'arrière de l'instrument dynamique (fig. 13.71) ;
- de plus, l'assistante, aspirant et écartant grâce à sa seule aspiration coudée, peut souffler de l'air et de l'eau en alternance à l'aide de la seringue air-eau afin d'obtenir une surface exempte de débris et de buée (fig. 13.72).

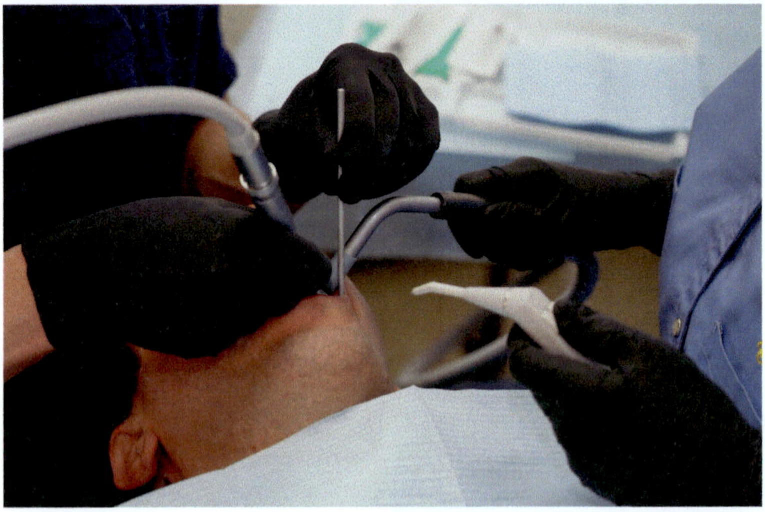

Fig. 13.70 Le travail à quatre mains pour une aspiration efficace (© Binhas Global Dental School).

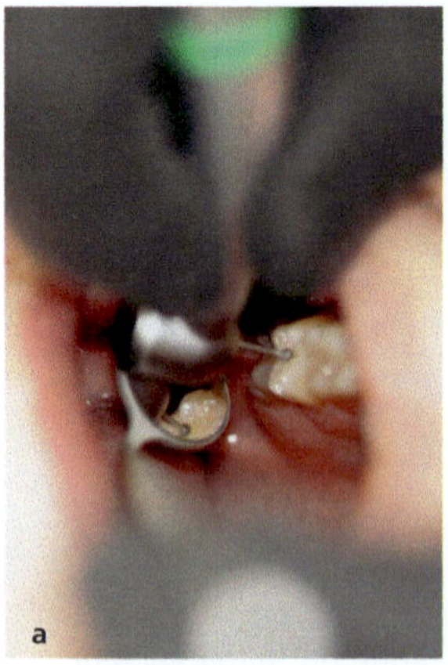

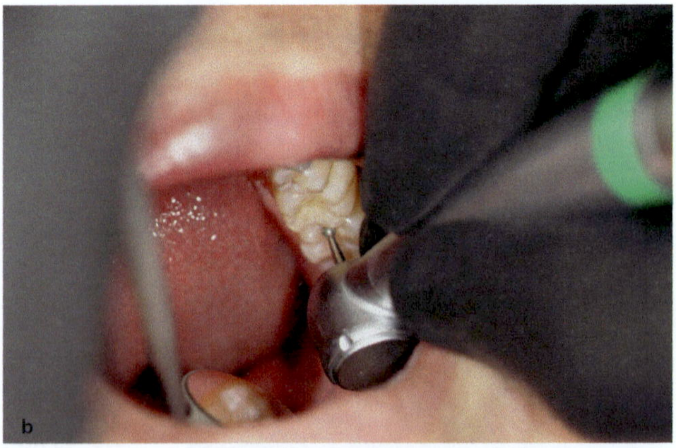

Fig. 13.71 Comment positionner le miroir (© Binhas Global Dental School).

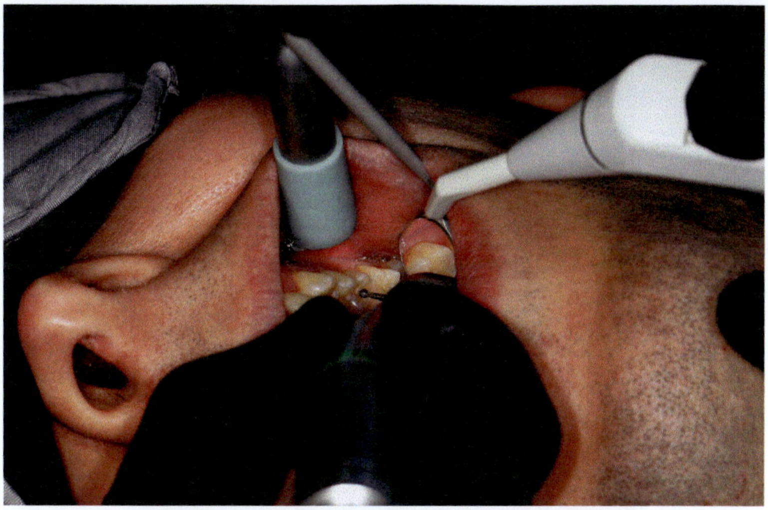

Fig. 13.72 Comment positionner la seringue air-eau (© Binhas Global Dental School).

Il faut surtout veiller à avoir une surface de miroir sans rayures, car celles-ci créent des reliefs dans lesquels les gouttelettes d'eau se « collent ».

Remarque : il est évident qu'il faut privilégier les instruments dynamiques à lumière intégrée.

Les aides visuelles

Aucun praticien ne peut aujourd'hui faire l'économie des aides visuelles (loupe binoculaire *a minima* et microscope opératoire). Grâce à leur grossissement, elles assurent un champ large et profond, dans une résolution optimale, avec un angle de déclinaison adapté à chacun *(voir chapitre 14)*.

Grâce à ces loupes, la vision est plus précise (fig. 13.73), la prédictibilité des traitements augmente.

Il existe aujourd'hui sur le marché de nombreux acteurs proposant ce type de matériel. L'utilisation de ces loupes a un effet bénéfique sur la position de travail. Néanmoins, ce n'est pas parce que le praticien possède des aides visuelles qu'il travaille forcément en position ergonomique. **La position doit être validée sans aides visuelles et ces dernières ajoutées sans qu'elles ne modifient la position préexistante**.

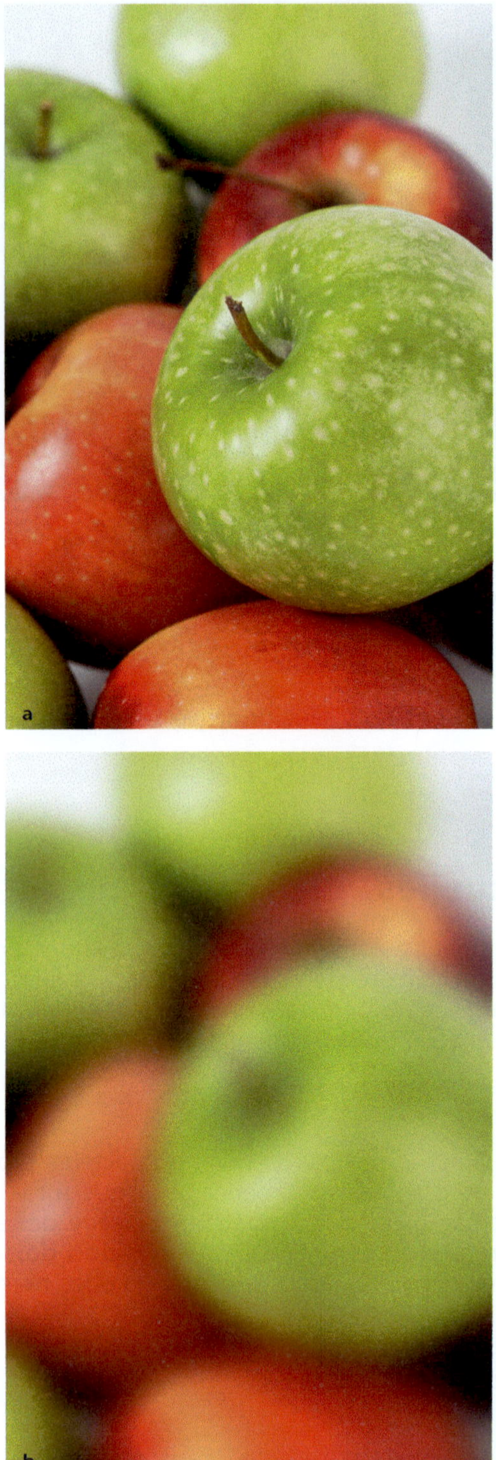

Fig. 13.73 Importance de la précision de la vision (© Binhas Global Dental School).

Focalisation de la vision du praticien

Les différents principes que nous venons de passer en revue pour bien voir vont permettre au praticien d'avoir une vision focalisée sur le travail en bouche, c'est-à-dire sur la dent ou le secteur qui l'intéresse. Ce secteur, pour que la vision soit la plus précise possible, est situé dans un angle de 15 à 30° de part et d'autre du plan sagittal. L'idéal est donc que le regard du praticien ne sorte pas de cette zone (fig. 13.74). Le travail de l'assistante va donc consister à apporter tout le nécessaire au soin (instrument, matériau...) dans cette zone sans que le praticien ne lève les yeux du champ opératoire.

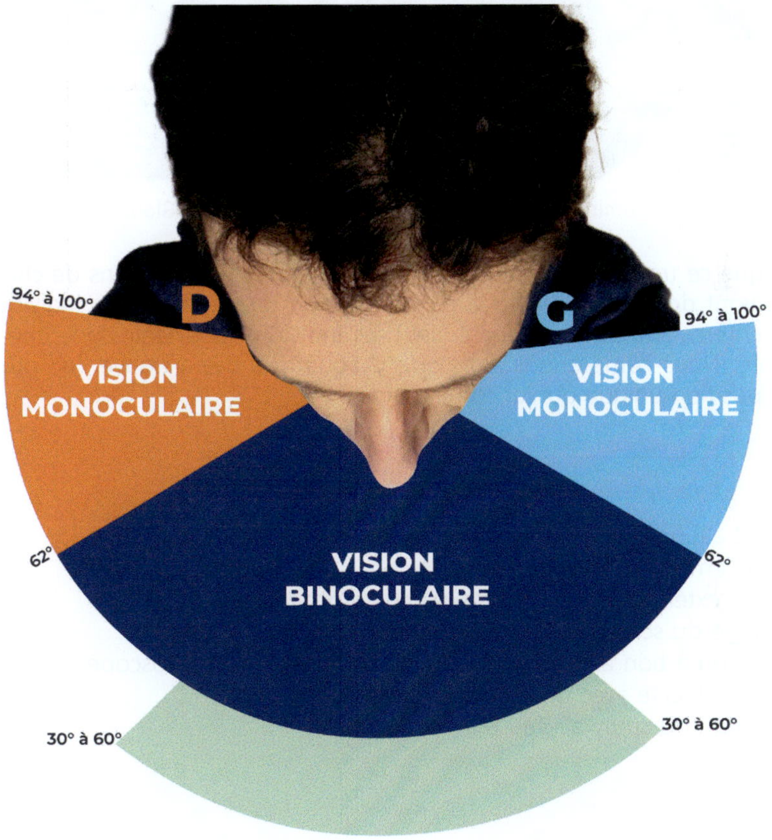

Fig. 13.74 La vision du praticien (© Binhas Global Dental School).

Les aides visuelles (loupes binoculaires et microscope) restreignent encore cette zone et obligent l'assistante à être plus précise dans ses gestes. L'éclairage frontal lui décrit néanmoins la zone visible à travers les aides visuelles du praticien.

Il est de nouveau aisé de se rendre compte que tous ces principes ainsi que le transfert d'instruments ne sont possibles que lorsque le duo praticien-assistante est installé très proche l'un de l'autre (fig. 13.75).

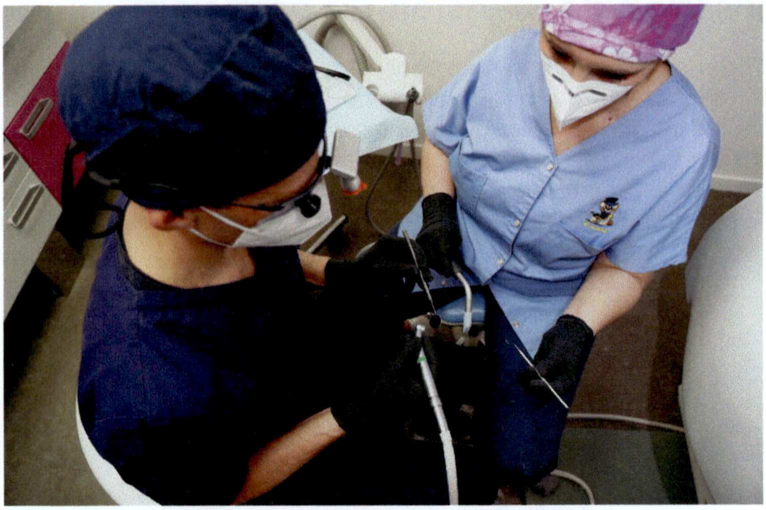

Fig. 13.75 La proximité du duo praticien/assistante (© Binhas Global Dental School).

Afin que ce transfert se réalise de façon très fluide, les positions de chacun puis du duo vont donc découler de la proprioception propre à chaque individu et non pas de critères standard qui forceraient les individus à se tenir dans une position inadaptée. Nous comprenons alors que chaque duo devra trouver, en proprioception, la position unique qui lui correspond.

En résumé, pour bien voir

- Patient allongé.
- Nuque en appui sur la têtière.
- Tête en extension mobilisée de gauche à droite.
- Éclairage du scialytique complété par une lampe frontale.
- Utilisation à bon escient de loupe binoculaire ou de microscope.
- Vision indirecte avec un miroir adapté et bien utilisé.
- Utilisation du spray air-eau par l'assistante.

Bien aspirer

Le travail fondamental de l'assistante

La mise en place de protocoles écrits permet de définir le rôle de chacun pendant les différents actes (qui fait quoi, et à quel moment doit-on le faire...).

L'assistante doit aussi réagir rapidement, elle doit anticiper la demande. D'où l'importance de voir convenablement dans la cavité buccale et d'observer tout ce qui se passe autour du fauteuil.

Avec le travail à quatre mains, elle a l'opportunité de pouvoir être « actrice » avec le praticien et non « spectatrice ». Elle n'est plus l'assistante « canule, aspiration » mais bien les 3e et 4e mains du praticien (fig. 13.76).

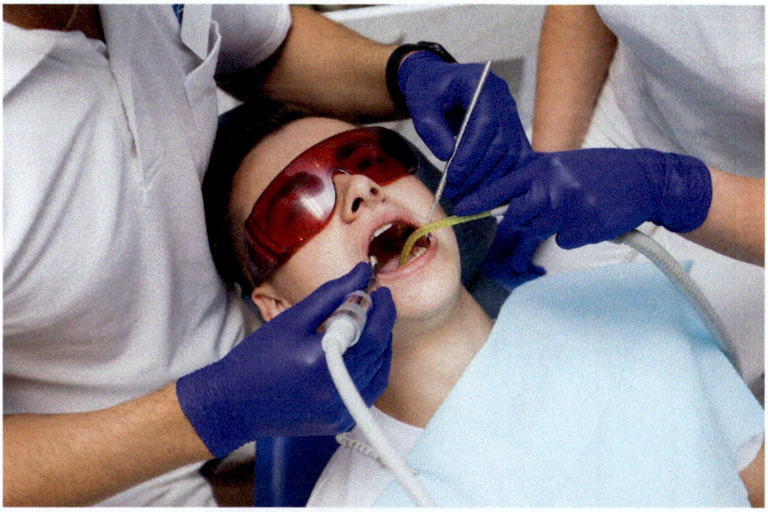

Fig. 13.76 L'assistante est responsable de l'aspiration (© Freepik).

L'assistante est **la** responsable du bon fonctionnement clinique et elle doit seconder son binôme au fauteuil. Son rôle est de tenir propre et d'éclairer la cavité buccale pendant l'acte.

Dernier point que l'on ne répétera jamais assez : elle doit être, à tout moment, attentive aux réactions du patient (étouffement, assèchement, douleur, conséquence d'une mauvaise mise en place de l'aspiration, désagrément...).

Dans le principe du travail à quatre mains, l'action de « bien aspirer » est l'acte qui permet au praticien de travailler dans un milieu propre et clair, exempt de débris dentaires et de matériaux.

L'expérience dans de nombreux cabinets montre que la plupart des assistantes n'utilisent pas toujours à bon escient et dans sa totalité leur aspiration. En effet, elles peuvent gêner le praticien dans son exercice en positionnant incorrectement leur aspiration.

Pourquoi ? Par manque de visibilité et aussi par manque d'intégration au fauteuil. Or l'utilisation d'une technique appropriée permet de contrôler les fluides et d'obtenir un travail de qualité. Quoi de plus agaçant de perdre un temps précieux lorsque le patient déglutit. Une inefficacité de l'assistante à bien aspirer oblige le praticien à arrêter sa turbine, à perdre ses points d'appui et de fait à perdre sa focalisation sur la zone de travail.

Le matériel

Il existe deux types d'aspiration.

▶ L'aspiration avec une canule « pompe à salive »

Même si elle a une capacité d'aspiration inférieure à l'aspiration haute vélocité (AHV), dont nous parlerons juste après, la canule « pompe à salive » (fig. 13.77) a un rôle primordial dans le travail à quatre mains. En l'installant en continu du côté opposé au secteur travaillé (à gauche quand le praticien travaille en secteurs 1 et 4, à droite pour les secteurs 2 et 3), elle va remplir deux rôles :

- le premier est un rôle purement psychologique car elle montre au patient qu'il faut garder la bouche ouverte durant le soin ;
- le second par une aspiration de l'eau en excès que l'AHV ne peut pas aspirer sans modification perpétuelle de sa position.

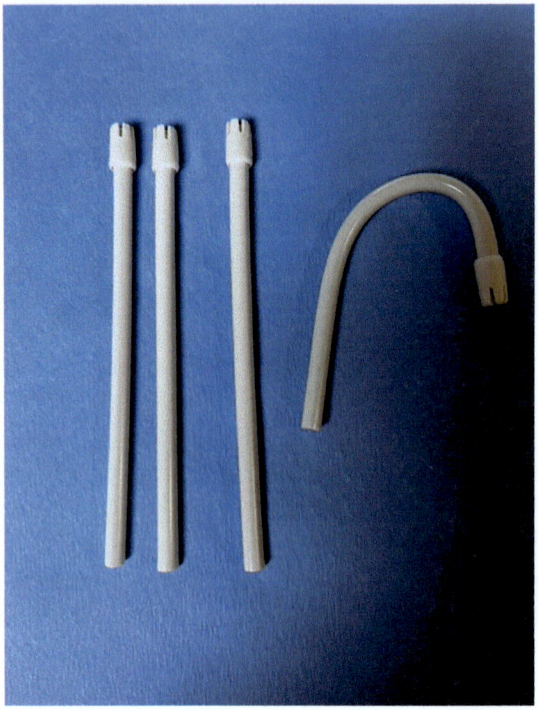

Fig. 13.77 L'aspiration avec une canule « pompe à salive » (© Binhas Global Dental School).

▶ L'aspiration haute vélocité (AHV)

Elle possède une capacité d'aspiration beaucoup plus importante et efficace que la pompe à salive.

Son rôle est de conserver le fond de la bouche exempt de salive, de sang, d'eau ou de débris. Son utilisation permet ainsi au patient d'éviter d'ingurgiter des liquides ou des matériaux (fig. 13.78).

En revanche, il est important de laisser un peu de fluide au fond de la cavité buccale pour créer un « lac salivaire », qui a pour but d'empêcher le patient de respirer par la bouche. Si le patient sent qu'il a un peu de liquide au fond de la bouche, il n'aura pas tendance à respirer par la bouche mais par le nez et sera donc plus calme et plus détendu. **Il faut donc bien expliquer au patient en amont**

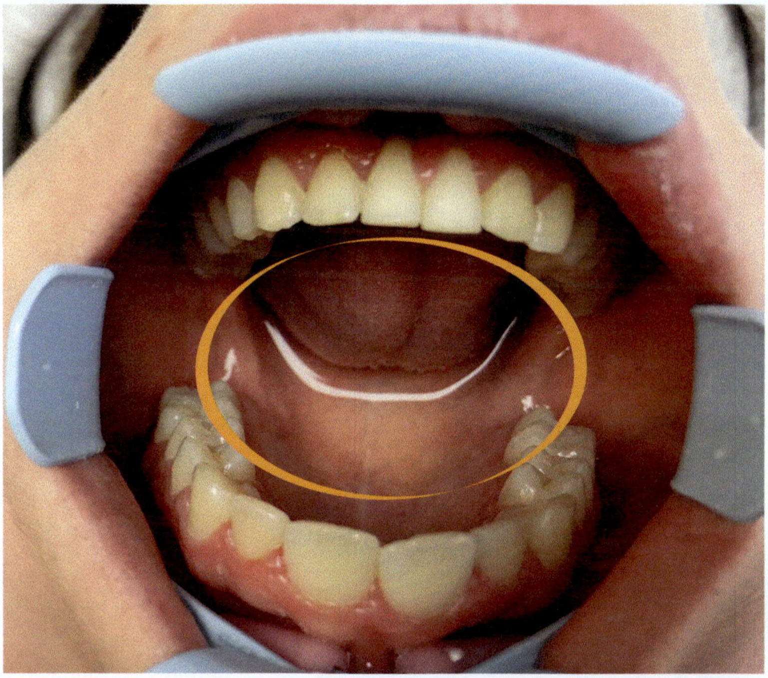

Fig. 13.78 L'importance de la respiration nasale est à rappeler au patient (© Binhas Global Dental School).

du soin de la nécessité de cette respiration nasale. C'est la raison pour laquelle l'assistante essaiera au mieux de n'aspirer qu'au niveau des zones rétromolaires, en évitant autant que possible le centre de la bouche.

Le rôle de l'AHV est aussi de réduire l'aérosol bactérien provoqué par les instruments dynamiques à grande vitesse.

Le maintien de l'AHV est principalement le travail de l'assistante. Le praticien peut venir à son secours selon les besoins. L'assistante écarte les tissus essentiellement avec l'aspiration de sa main droite, sa main gauche devant permettre le transfert des instruments lorsqu'elle travaille avec un praticien droitier pendant le travail à quatre mains. Pour le praticien gaucher, les mains de l'assistante seront inversées.

L'AHV permet d'écarter les tissus mous afin de dégager le champ opératoire en la posant et non en l'appuyant sur la partie à maîtriser. Elle permet de rétracter la langue et la joue, libérant ainsi le champ opératoire.

Importance de la forme des canules d'AHV

La plupart des assistantes réalisent un mouvement de torsion au niveau du poignet au moment où elles vont chercher leur aspiration, provoquant, sur le long terme, des TMS. Cette torsion du poignet est due à la forme de l'aspiration. En effet, la majorité des cabinets possèdent des canules à aspiration droites, en réalité peu ergonomiques (fig. 13.79).

Grâce à une canule d'aspiration **coudée**, l'assistante peut aller la chercher et la mettre en bouche de façon naturelle (fig. 13.80).

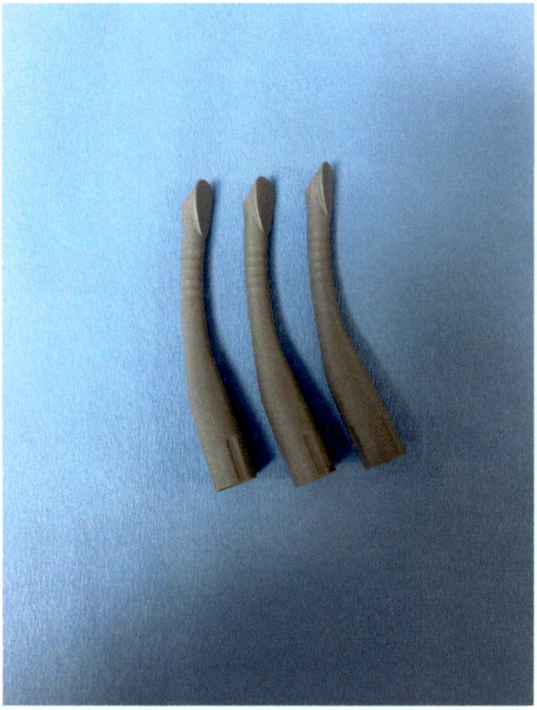

Fig. 13.79 Canules à aspiration droites (© Binhas Global Dental School).

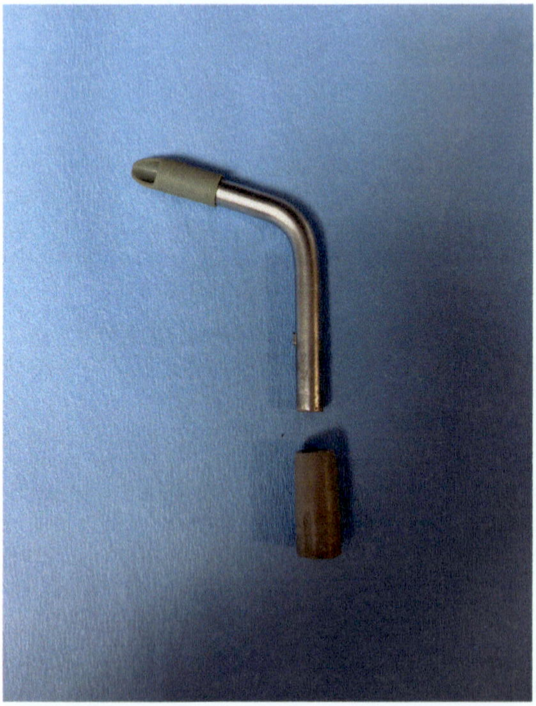

Fig. 13.80 Canule à aspiration coudée (© Binhas Global Dental School).

Il existe deux types d'angulation de canules d'aspiration coudées :

- une première angulation à 120° qui permet de garder le poignet en bonne position ;
- une deuxième angulation à 90°, plus agréable en chirurgie.

Toutefois pour une meilleure ergonomie, l'embout d'aspiration avec une angulation à 120° reste le plus conseillé.

Un autre avantage certain est l'embout en silicone en forme de biseau qui se trouve au bout de la canule. Ce dernier peut aussi être stérilisé. Il peut se positionner selon les différents secteurs à traiter.

Prise de la canule

Les trois prises décrites plus haut peuvent être utilisées pour tenir la canule de l'AHV : la prise stylo, la prise palmaire et la prise paume-pouce. Le choix est fait selon les préférences de l'assistante mais aussi du confort ressenti par le patient. Afin d'éviter les TMS à moyen et long termes, l'assistante doit, quelle que soit la prise choisie, éviter à tout prix de casser son poignet et le maintenir dans le prolongement de l'embout de l'aspiration (fig. 13.81).

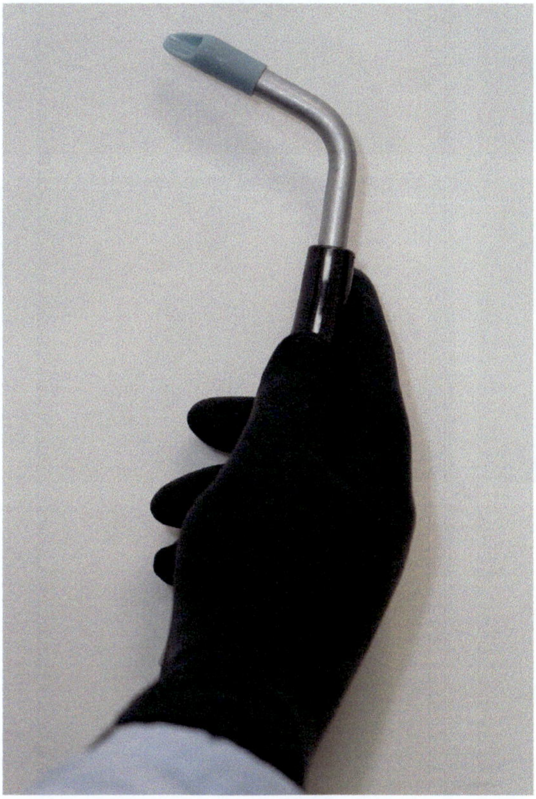

Fig. 13.81 Prise de la canule (© Binhas Global Dental School).

Quelle position doit être utilisée pour la canule en bouche ?

Le sifflet de la canule doit toujours être parallèle à l'axe de la dent. Il doit toujours être dirigé vers la turbine.

Sans biseau, les aspirations aspirent les tissus mous (joues, lèvres, langue...) et seront donc désagréables à supporter pour le patient pendant les soins. Un coton ou une compresse peut être placé dans le vestibule afin de protéger l'appui sur la corticale osseuse.

Comment écarter les tissus pour mieux voir sans faire mal (fig. 13.82) ? En essayant de tirer le moins possible. Pour cela il faut penser à tourner la tête du patient pour une ouverture plus accessible. Même avec un biseau, si les aspirations sont mal positionnées, elles peuvent blesser le patient en aspirant les tissus mous et en pinçant la commissure des lèvres. Par conséquent, le patient aura tendance à fermer la bouche.

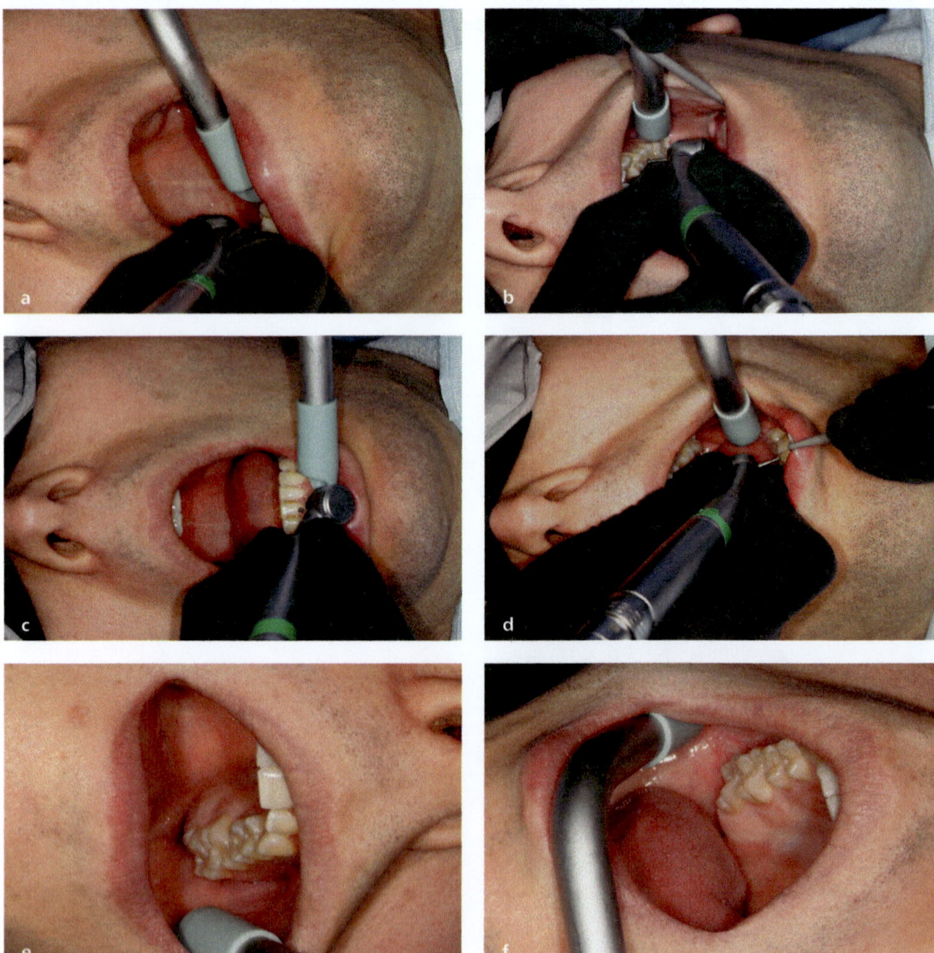

Fig. 13.82 Écarter les tissus mous sans douleur pour le patient (© Binhas Global Dental School).

À l'inverse, si l'assistante place l'aspiration en entrant dans la bouche et écarte en parallèle, elle va mieux voir et le praticien aussi. C'est un confort absolument incomparable pour le patient, qui se trouve avec cette aspiration en bouche pendant la séquence de soins, et pour l'équipe de soins, qui a une vision plus claire pour un travail optimal.

Quand placer la canule d'aspiration ?

L'AHV ne se pose généralement pas pendant l'acte. Elle se positionne en début d'acte.

Par ailleurs, le travail à quatre mains est un travail d'équipe. Aussi, comme déjà indiqué, le praticien peut venir soulager l'assistante en récupérant l'AHV, afin de permettre à celle-ci de réaliser une préparation ou de récupérer les instruments selon le protocole de l'acte.

La récupération de l'AHV par le praticien démontre qu'il est bien concentré sur la qualité du soin et sur ce qu'il est en train de faire.

Cas particulier : le sablage

Le sablage prend une part importante dans nos traitements depuis l'avènement de la microdentisterie. Il permet de réaliser des préparations de cavités ou des surfaces de collage propres à recevoir un collage. L'assistante a un rôle important dans cet acte car l'oxyde d'alumine ou le bicarbonate de sodium sont pulvérisés et projetés dans toute la bouche. Il est indispensable d'avoir une AHV puissante, orientée vers la zone où le sablage est projeté.

Un petit mot sur la digue

Utilisée il y a quelques années principalement en endodontie, la digue s'est aujourd'hui imposée dans le domaine des restaurations (directe et indirecte) avec l'avènement du collage, y compris en prothèse.

La digue permet :

- d'isoler la dent du milieu humide et « septique » de la bouche ;
- de sécuriser la pratique en empêchant la chute d'instruments et leur inhalation par le patient ;
- d'aider le patient à conserver la bouche ouverte grâce à la tension de la digue sur le cadre ;
- d'écarter les tissus mous ;
- de se passer une grande partie du temps de l'aspiration (et de son bruit).

Sa préparation par l'assistante puis sa mise en place par le praticien, lorsqu'elles sont régies par un protocole strict et simple, sont d'une rapidité et d'une facilité n'autorisant que peu de critiques négatives.

La digue est aujourd'hui une évidence dans la réalisation de nombreux actes courants.

[illegible]

14

Les aides visuelles

Remarques préalables

Ce chapitre pourrait faire à lui seul l'objet d'un ouvrage entier. Notre objectif est de présenter les bases fondamentales concernant les aides visuelles en vue de vous aider à faire un choix éclairé. Il s'agit dans le cadre de cet ouvrage d'une présentation simplifiée d'un domaine qui demanderait de longs développements.

Nous appelons aide visuelle (AV) tout système optique de nature à compléter la vision à l'œil nu dans la réalisation des traitements (loupes galiléennes, képlériennes et microscopes).

Le nombre de fabricants d'aides visuelles étant devenu très important, nous n'entrerons pas non plus dans les débats parfois vigoureux entre certains d'entre eux. Nous ne déclarons par ailleurs aucun conflit d'intérêts. Si certains noms sont cités, c'est uniquement à titre d'illustration de nos propos.

Travailler sans aides optiques, c'est-à-dire dans l'environnement macroscopique, semble naturel.

L'opérateur peut facilement observer l'ensemble de la zone, en utilisant un très grand angle de vue, et contrôler toutes les activités à l'intérieur mais aussi autour de la zone d'opération, ne serait-ce qu'au moyen de la vision périphérique.

Le passage à une vue microscopique représente un défi de taille, car la vue est extrêmement limitée et sépare l'opérateur de toute information visuelle de la zone environnante. Avec les aides visuelles, de nombreuses activités indirectement liées à la procédure, telles que la manipulation d'instruments et la préparation de matériaux, devront donc être confiées à l'assistante.

Les actes réalisés dans la bouche de nos patients nécessitent l'utilisation d'instruments extrêmement fins et petits, en rapport avec le champ opératoire (quelques millimètres). En cela, nous pouvons rapprocher notre profession des spécialités médicales qui, depuis de nombreuses années, utilisent des aides optiques de travail : ophtalmologie, oto-rhino-laryngologie, chirurgie orthopédique... voire neurochirurgie et chirurgie vasculaire.

De plus, en dentisterie clinique, l'habileté et la dextérité manuelles sont d'une extrême importance. Pour devenir un clinicien accompli, il faut acquérir des compétences psychomotrices fines. L'utilisation de méthodes de grossissement optique s'avère de plus en plus indispensable. Avec l'avènement d'une dentisterie minimalement invasive, dans tous les domaines de la pratique, nous sommes amenés à travailler avec un maximum de préservation et un minimum de destruction des structures dentaires. Or, cette précision chirurgicale ne peut être obtenue manuellement qu'avec une bonne acuité visuelle. Celle-ci peut être améliorée de façon considérable par de bons dispositifs de grossissement. Il s'agit d'une évolution des méthodes conventionnelles de macrodentisterie vers une microdentisterie de haute précision. Ces nouvelles techniques de travail permettent d'obtenir des résultats avancés dans de nombreuses spécialités dentaires. C'est le cas en ce qui concerne la fermeture des plaies, ainsi que la réduction significative des traumatismes tissulaires. Cela entraîne une cicatrisation plus rapide. Des études ont montré que l'utilisation de loupes présente de nombreux avantages, tels que la réduction du temps de travail, l'amélioration de la qualité du travail et la détection plus facile des canaux non découverts.

L'amélioration de l'éclairage, associée au grossissement, permet de distinguer clairement des surfaces dont la couleur ou la texture peuvent sembler similaires dans des conditions de travail traditionnelles. La clarté et les détails obtenus avec le grossissement sont si vifs et révélateurs que le clinicien reconnaît immédiatement le potentiel d'amélioration de la précision dans les procédures de diagnostic et de traitement.

Plus important encore, une revue[1] systématique a souligné que l'utilisation de loupes s'est avérée bénéfique pour réduire les troubles musculo-squelettiques (TMS) *(voir chapitre 4)*, en particulier ceux des mains, des bras et des épaules. Comme nous l'avons expliqué dans la première partie de cet ouvrage, de nombreux praticiens, afin d'améliorer la visibilité, rapprochent leur tête du champ opératoire. Cela entraîne des changements posturaux défavorables, tels qu'un dos incliné, un cou tordu et des positions potentiellement inadaptées. La plupart des études sur l'ergonomie dentaire mettent l'accent sur la position de l'opérateur, la dentisterie à quatre mains et la zone d'activité opératoire. Or, seules quelques études traitent de l'agrandissement de la zone de travail. La visibilité et l'accessibilité sont les principales raisons de l'inconfort de la colonne cervicale et lombaire, qui peut être surmonté dans une large mesure par l'utilisation de loupes grossissantes. Ces pratiques non ergonomiques sont considérées comme l'une des principales raisons de la forte prévalence des troubles musculo-squelettiques chez nos confrères et leurs assistantes.

Au Royaume-Uni, lorsqu'ils arrivent en dernière année d'étude, les étudiants en chirurgie dentaire se voient offrir une paire de loupes binoculaires. Il est prouvé qu'**elles améliorent toujours le diagnostic et l'exécution des soins**.

Pourquoi avons-nous besoin d'une vision améliorée en dentisterie ?

La limite de la vision humaine est de 0,2 mm. En dentisterie restauratrice, en parodontologie et en endodontie sont effectuées couramment des procédures nécessitant une résolution bien au-delà de cette limite de 0,2 mm. Ainsi, les limites

1. Lietz J, Ulusoy N, Nienhaus A. Prevention of musculoskeletal diseases and pain among dental professionals through ergonomic interventions : a systematic literature review. *Int J Environ Res Public Health* 2020 ; 17 (10) : 3482.

d'une couronne, les procédures de détartrage, les incisions, la localisation du canal radiculaire, l'élimination des caries, la réparation de la furcation et d'une perforation, la mise en place ou le retrait du tenon, et les procédures de greffe des os et des tissus mous ne sont que quelques-unes des procédures qui exigent des tolérances bien inférieures à la limite de 0,2 mm.

C'est la raison pour laquelle les aides optiques doivent désormais faire partie de l'équipement du cabinet dentaire. Les plus répandues sont les loupes galiléennes, au grossissement × 2,5. Les loupes prismatiques (système de Kepler) à grossissement élevé ainsi que le microscope opératoire sont moins répandus mais désormais de plus en plus utilisés pour les actes réclamant une grande précision. En particulier, l'usage du microscope est aujourd'hui considéré comme un standard dans les cabinets d'endodontie spécialisés.

Presque toutes les personnes qui utilisent des loupes et des microscopes sont convaincues que ces instruments présentent des avantages et **améliorent à la fois la qualité des traitements et l'ergonomie**[1]. Nous y ajouterons la **productivité**, une fois passée la courbe d'apprentissage. Une enquête réalisée en 2023[2] auprès de praticiens a décrit les loupes grossissantes comme l'un des développements technologiques importants dans cette profession.

L'adaptation à l'utilisation des loupes peut prendre du temps (2 à 8 semaines) et cela peut être difficile pour certains praticiens. Toutefois, les défenseurs de cette pratique suggèrent que le fait de travailler sans loupes désavantage le praticien sur le plan visuel et peut également entraîner des problèmes musculo-squelettiques chroniques dus à une mauvaise posture.

Il nous est proposé, sur le marché, différents grossissements, allant de × 2,5 à × 20 (pour les microscopes). **En odontologie, toute aide visuelle, quel que soit le grossissement, est bénéfique**.

Néanmoins, l'utilisation des loupes grossissantes n'est ni répandue ni acceptée. Étant donné le temps d'apprentissage nécessaire, nous suggérons une intégration progressive des aides visuelles dans un cadre global d'ergonomie, de qualité et de productivité. Cette intégration sera fonction du stade de la carrière, du degré de spécialisation et de l'âge du praticien. **Elle ne pourra se faire de façon efficiente sans une maîtrise préalable du travail à quatre mains** (fig. 14.1).

Par ailleurs, un point fondamental est que l'aide visuelle ne doit jamais modifier la posture de travail. Celle-ci est définie sans aide visuelle et cette dernière est adaptée à la posture (et non l'inverse) (fig. 14.2).

1. Meraner M, Nase JB. Magnification in dental practice and education : experience and attitudes of a dental school faculty. *J Dent Educ.* 2008 ; 72 (6) : 698-706.
Farook SA, Stokes RJ, Davis AKJ, Sneddon K, Collyer J. Use of dental loupes among dental trainers and trainees in the UK. *J. Investig Clin Dent.* 2013 ; 4 (2) : 120-3.
Eichenberger M, Perrin P, Ramseyer ST, Lussi A. Visual Acuity and Experience with Magnification Devices in Swiss Dental Practices. *Oper Dent.* 2015 ; 40 (4) : E142-E149.

2. Cheung MC, Peters OA, Parashos P. Global survey of endodontic practice and adoption of newer technologies. *Inter Endod J.* 2023 ; 56 (12) : 1517-1533.

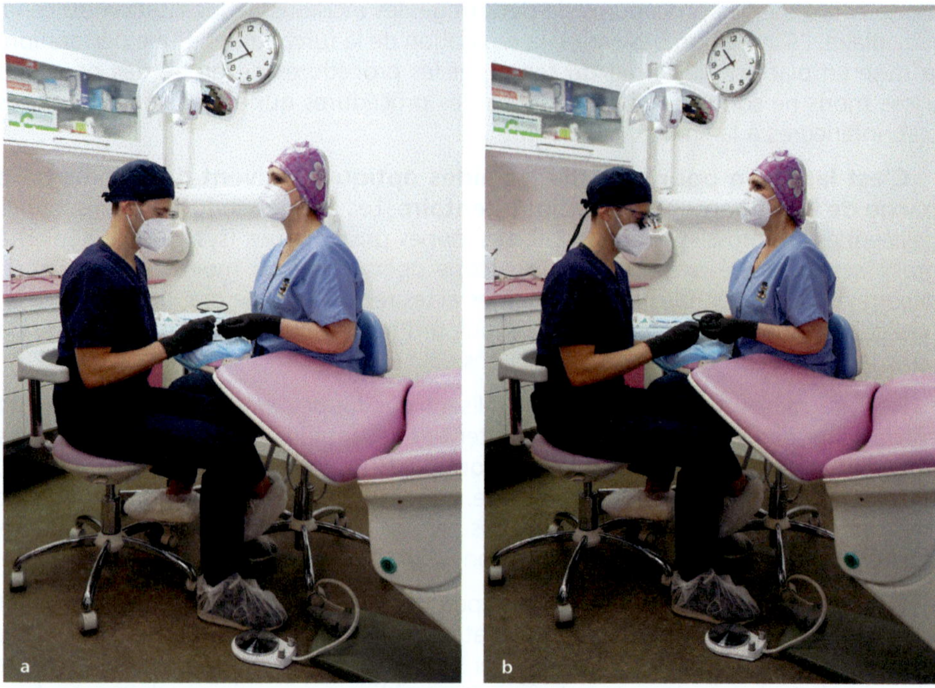

Fig. 14.1 Mise en situation avec ou sans aides visuelles (© Binhas Global Dental School).

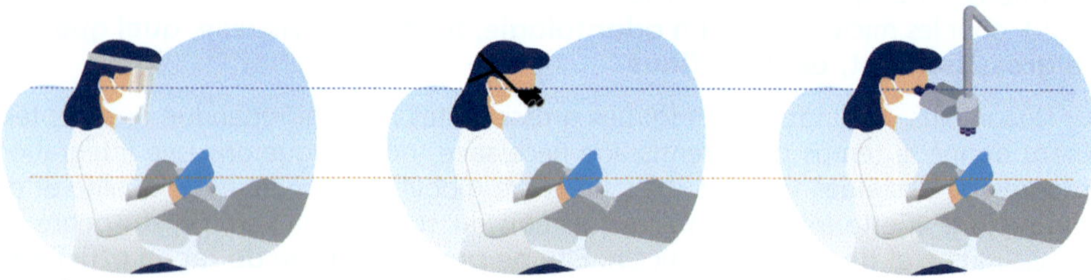

Fig. 14.2 Les aides visuelles ne modifient pas la position du praticien (avec l'aimable autorisation de la FDI World Dental Federation).

Rapide historique

Les loupes de grossissement ont été utilisées pour la première fois en dentisterie durant la première moitié du XXe siècle. Et c'est en 1978 que Apotheker et Jako ont développé le premier microscope chirurgical pour la pratique dentaire. Par la suite, Carr[1], en 1992, a publié un article définissant et soulignant son rôle dans les procédures endodontiques. Il considère alors que l'association « éclairage + grossissement » a un impact majeur sur l'amélioration des chirurgies endodontiques.

1. Carr GB. Microscopes in endodontics. *J Calif Dent Assoc.* 1992 ; 20 (11) : 55-61.

En 1994, Shanelec et Tibbetts ont présenté un cours de formation continue documentant l'utilisation du microscope chirurgical en dentisterie et l'ont appelé *Microscope Assisted Precision Dentistry*. En 1998, l'American Association of Endodontics recommande comme standard l'utilisation du microscope pour les traitements d'endodontie. Depuis, son usage n'a fait qu'augmenter dans cette spécialité, de même que dans les autres spécialités pour les travaux nécessitant une grande précision.

Caractéristiques générales des aides visuelles

Champ de vision

Il regroupe l'ensemble des éléments que les yeux peuvent voir. Il est composé de la vision centrale (binoculaire) et de la vision périphérique (champ visuel droit + gauche) (fig. 14.3). Il est plus grand dans le sens horizontal que vertical. Horizontalement, il peut représenter un angle de vision de 40° sans effort et aller jusqu'à 80° avec effort.

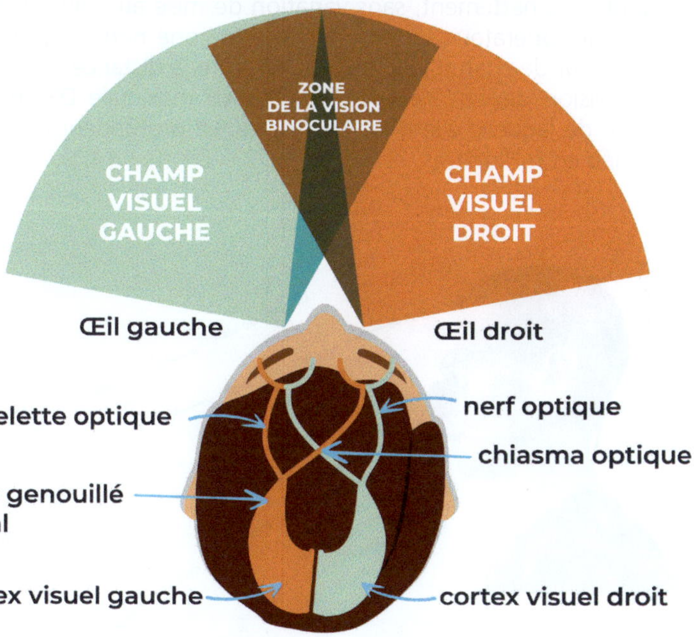

Fig. 14.3 Le champ de vision (© Binhas Global Dental School).

Plus le grossissement augmente, plus le champ de vision diminue.

Si les aides visuelles (AV) sont placées plus près des yeux, le champ de vision s'élargit, mais la vision périphérique se réduit. Les conceptions optimisées doivent maintenir un bon équilibre entre le champ de vision et la vision périphérique.

Largeur de champ

Horizontalement, le champ de vision s'appelle la largeur du champ : cette zone est d'autant plus petite que le grossissement est important.

Concernant les aides visuelles, il est nécessaire de faire un compromis entre pouvoir grossissant et largeur de champ. Un faible grossissement de × 2,5 permet de visualiser l'ensemble de la bouche. Un grossissement × 4 offre un champ de vision plus étroit, et un microscope à grossissement × 10 encore plus. C'est pourquoi nous recommandons, avant de faire votre choix, de **comparer les largeurs de champ des AV de même grossissement**. À grossissement égal, il faut, bien entendu, opter pour celle qui a la plus grande largeur de champ.

Profondeur de champ

La profondeur de champ est la distance qui sépare les parties avant et arrière de l'objet qui sont vues nettement, sans variation de mise au point ou d'accommodation visuelle pour l'opérateur. L'étendue de cette zone nette s'appelle tout simplement la profondeur de champ. Elle se mesure entre la distance minimale D1 à partir de laquelle la vision devient nette et la distance maximale D2 (par rapport à la pupille) à partir de laquelle elle n'est plus nette. La profondeur de champ, généralement exprimée en millimètres, est égale à D2 – D1 (fig. 14.4).

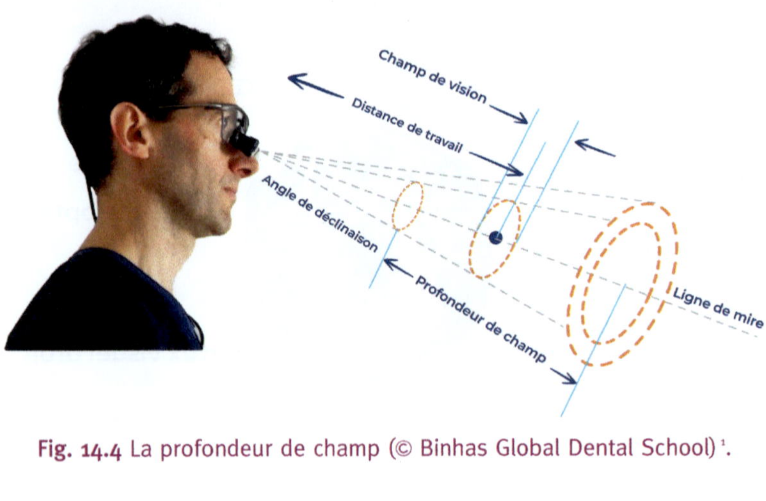

Fig. 14.4 La profondeur de champ (© Binhas Global Dental School)[1].

1. D'après Aldosari MA. Dental magnification loupes : an update of the evidence. *J Contemp Dent Pract* 2021 ; 22 (3) : 311.

La distance de travail optimale devrait se situer au milieu de la distance entre D1 et D2. Plus cette différence entre D2 et D1 est importante, plus il sera facile de s'adapter aux loupes car cette profondeur de champ compensera une éventuelle erreur dans la mesure de la distance de travail.

La profondeur de champ fait référence à la capacité des AV à faire la mise au point sur les objets observés sans avoir à changer de position. Au fur et à mesure que le grossissement augmente, la profondeur de champ diminue. À fort grossissement, de légers mouvements de l'opérateur ou du patient entraînent une perte de la mise au point, rendant la réalisation de l'acte plus difficile.

La profondeur de champ diminue de manière inversement proportionnelle au grossissement (fig. 14.5). Cela en diminue donc les facilités de manipulation.

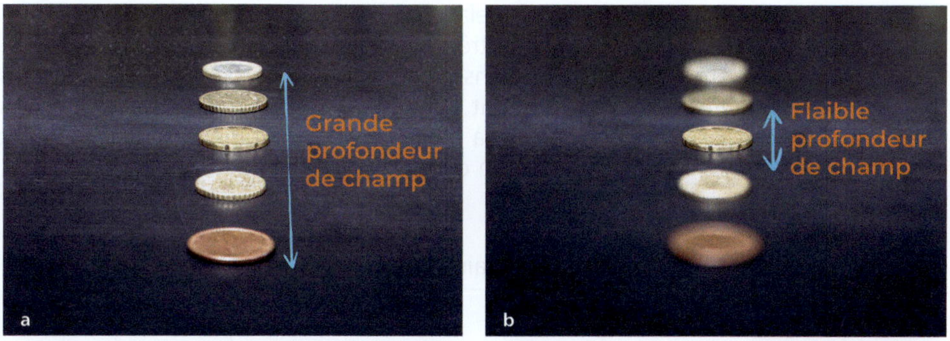

Fig. 14.5 Exemples de différentes profondeurs de champ (© Binhas Global Dental School).

Le tableau 14.1 présente les différentes profondeurs de champ en fonction de grossissements différents.

Tableau 14.1 – Grossissement et profondeur de champ

Grossissement	2,15	2,75	3,50	5
Profondeur de champ	23	13,6	11	10,6

Certaines marques ont fait le choix de la précision de l'image, au détriment de la profondeur du champ (5 cm). D'autres ont fait le choix de privilégier la profondeur de champ (10 à 15 cm) au détriment de la précision. Pour cette raison, il est plus difficile de s'adapter à des loupes ayant un grossissement important à cause de leur profondeur de champ limitée. Dans une phase de démarrage, les loupes de pouvoir grossissant × 2,5 constituent un bon compromis en omnipratique quotidienne.

Attention : profondeur et largeur de champ doivent toujours être mesurées à votre distance de travail au point 0. Pour tous les modèles testés, il est critique de respecter cette distance *(voir p. 38)*.

Pouvoir grossissant

Il correspond à la taille de l'image vue à travers les loupes par rapport à la taille de l'image d'origine vue à une distance de 25 cm (individu à la vue normale).

Les grossissements trop élevés ne conviennent pas toujours aux procédures de routine. Il est possible d'obtenir des loupes qui grossissent jusqu'à × 6. Les microscopes dentaires peuvent offrir des grossissements allant jusqu'à × 30 (très rares). En omnipratique, un grossissement de × 2,5 permet à l'opérateur dentaire de voir plusieurs quadrants en même temps. Nous le recommandons pour les nouveaux utilisateurs afin qu'ils se familiarisent aux AV.

À des grossissements × 3,5, le champ de vision se limite à un seul quadrant tandis qu'au-delà de × 3,5, la vue se restreint de plus en plus, jusqu'à ce qu'une seule dent soit visible (tableau 14.2). Cela rend les forts grossissements inadaptés pour la dentisterie quotidienne mais extrêmement utiles lors de procédures spécifiques telles que l'endodontie ou certains traitements de parodontologie. Certains parodontistes préfèrent un grossissement de × 3,5 à × 4,5 voire × 5,5 dans le cas de chirurgies très délicates. Cependant, à ce dernier grossissement, le déplacement des instruments dans le champ de vision est plus difficile à maîtriser.

Tableau 14.2 – Pouvoir grossissant des aides visuelles

Grossissement	2,5	3,5	4,5	5,5	10	20
Aide visuelle	Loupes binoculaires				Microscope	
Zone visible	Plusieurs quadrants	Un quadrant	Une à quatre dents	Une dent	Détail	
Spécialité	Omnipratique	Dentisterie esthétique, endodontie, chirurgie			Endodontie, chirurgie fine	

Le grossissement déterminant le champ de vision, le choix sera donc fait selon la discipline concernée. Il est important de comprendre que la modification du grossissement impacte directement le champ de vision et la profondeur de champ (fig. 14.6 et 14.7) :

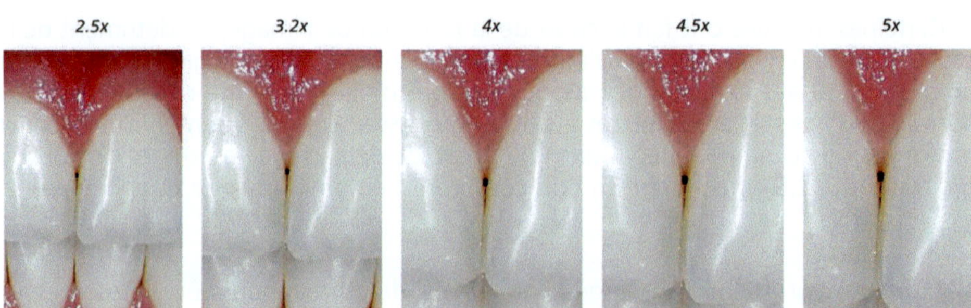

Fig. 14.6 La précision du grossissement dépend de l'aide visuelle utilisée (avec l'aimable autorisation de Zeiss Group).

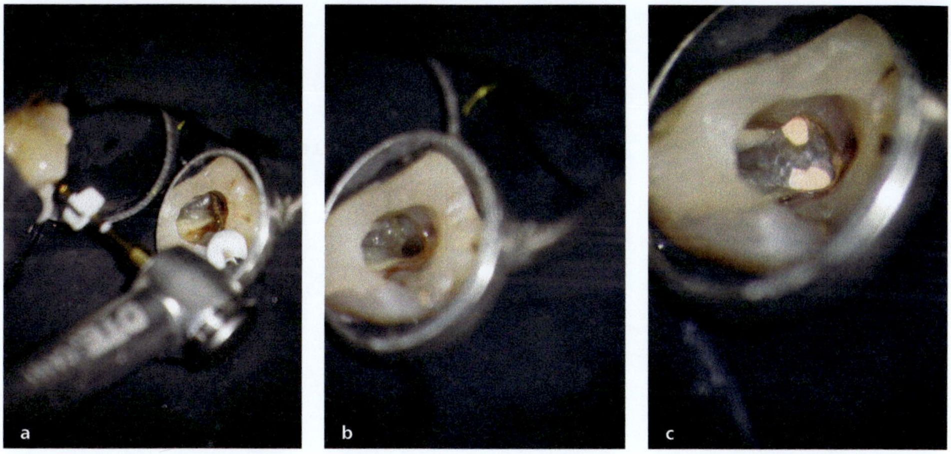

Fig. 14.7 Choisir le bon grossissement en endodontie (© Dr Jean-Nicolas Jouve).

- les grossissements de × 2,5 à × 8 (loupes) donnent au praticien un vaste champ de vision opératoire et une bonne profondeur de champ ;
- les grossissements de × 10 à × 16 (microscopes) sont les valeurs de grossissement les plus utilisées au cours du travail endodontique ;
- les grossissements de × 20 à × 30 (microscopes) sont eux réservés à l'examen de détails et sont les grossissements les plus forts utilisés en endodontie.

Objectif et oculaire

L'**objectif** est le système optique tourné vers l'objet que l'on veut voir. Il produit une image intermédiaire réelle, inversée dans le rapport de reproduction qui lui est propre.

L'**oculaire** est le système optique placé du côté de l'œil qui sert à examiner l'image fournie par l'objectif. Il a pour but d'amplifier l'image donnée par l'objectif. Il la rend plus plane et plus nette.

Résolution

C'est la capacité à visualiser nettement de petites structures. Webster[1] définit la résolution comme la capacité d'un système optique à rendre claires et précises deux entités distinctes (fig. 14.8). Le pouvoir de résolution de l'œil humain non assisté n'est que de 0,2 mm. **En d'autres termes, la plupart des personnes qui observent deux points plus proches que 0,2 mm ne verront qu'un seul point**.

D'un point de vue clinique, la plupart des praticiens dentaires ne sont pas en mesure de voir une marge ouverte plus petite que 0,2 mm. L'épaisseur du film de la plupart des ciments pour couronnes et bridges est de 25 microns (0,025 mm), soit bien au-delà du pouvoir de résolution de l'œil nu.

1. Merriam-Webster. (n.d.). Resolution. In Merriam-Webster.com dictionary. Retrieved from https://www.merriam-webster.com/dictionary/resolution.

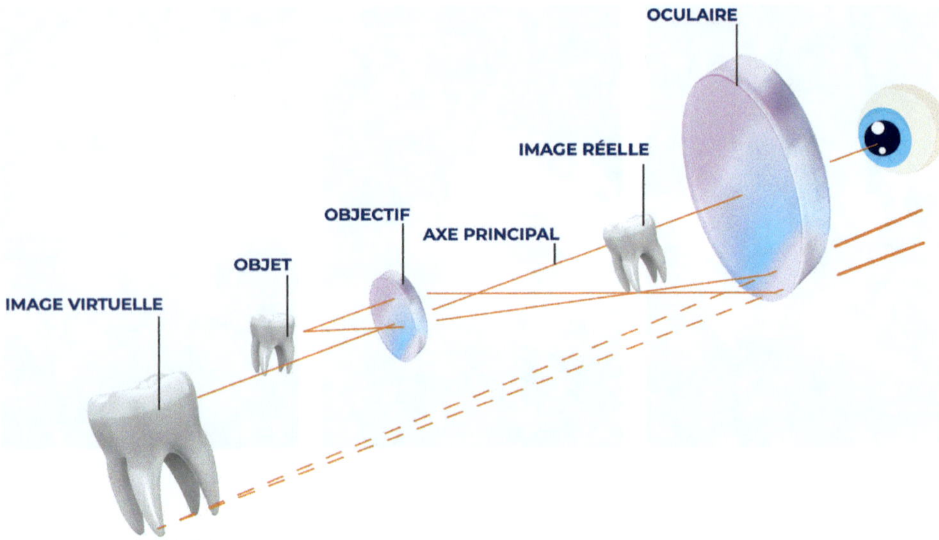

Fig. 14.8 Le phénomène de la résolution (© Binhas Global Dental School).

Les aides optiques (loupes, microscopes, lampes frontales chirurgicales, lampes pour pièces à main à fibre optique, etc.) peuvent améliorer la résolution de plusieurs ordres de grandeur : par exemple, faire passer la limite de résolution de 0,2 mm à 0,006 mm (6 microns). Il s'agit donc d'une amélioration spectaculaire.

Pour deux loupes de même grossissement effectif, la loupe ayant la meilleure résolution donnera l'image la plus nette.

La clarté de l'image issue des AV est directement proportionnelle à la résolution. On peut comparer cette résolution au nombre de pixels par cm^2. **On privilégiera toujours la résolution au pouvoir grossissant** car une image agrandie, mais floue, sera plus difficilement exploitable.

Rappels de vision et d'optique

Distance interpupillaire (DIP)

C'est le réglage clé pour l'utilisation de tout système de grossissement. La façon idéale de comprendre votre DIP est de mettre au point les deux oculaires binoculaires pour voir initialement deux images et les ajuster jusqu'au moment où elles fusionnent et deviennent une seule image. Ce point est identifié comme étant la DIP. Il sera utilisé comme une référence permanente pour l'utilisation des grossissements. La DIP varie, bien entendu, en fonction de chaque individu et constitue un aspect important dans la courbe d'apprentissage de l'utilisation des grossissements. Aujourd'hui, les systèmes numériques de mesure permettent une mesure très précise des différents paramètres individuels (fig. 14.9).

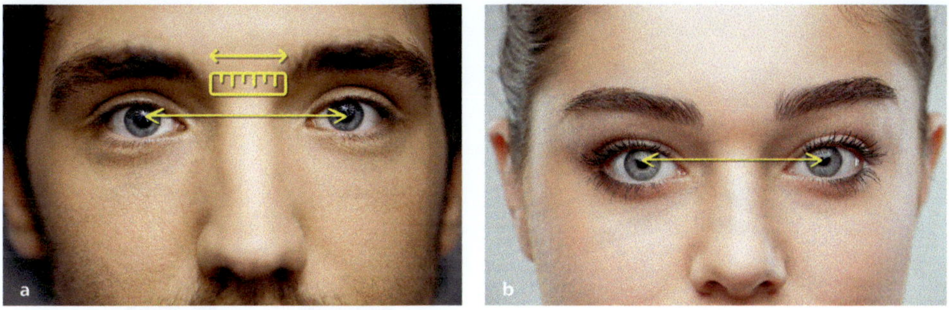

Fig. 14.9 La distance interpupillaire (DIP) (© Binhas Global Dental School).

Angle de convergence

La convergence optique s'explique par le mouvement des yeux qui fixent un objet. Les yeux mis en mouvement par le complexe oculomoteur suivent de façon synchronisée un objet tout en s'adaptant aux variations de distance (fig. 14.10). La **synchronisation** des yeux permet la superposition parfaite des champs visuels des deux yeux évitant de fait une image double.

Il doit exister un angle de convergence identique entre les loupes et celui des yeux de l'opérateur à sa distance de travail naturelle.

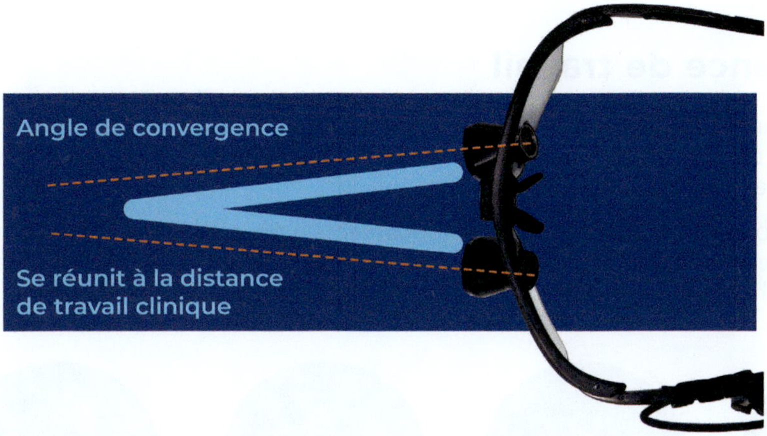

Fig. 14.10 L'angle de convergence (© Binhas Global Dental School).

C'est l'angle de pivotement qui aligne les deux oculaires, de telle sorte qu'ils pointent à la même distance. Cet angle varie avec la distance interpupillaire (DIP). Cela détermine la position des muscles extraoculaires. Mal définie, elle peut entraîner une tension des muscles droits interne et externe et une source importante de fatigue oculaire.

La technologie des loupes utilise la convergence en raison de leur courte distance de travail. Le microscope dentaire fonctionne différemment. La lentille de grossissement plus élevée et la distance par rapport au champ opératoire permettent une vision parallèle du champ de travail, de nature à réduire la fatigue pour les yeux (fig. 14.11).

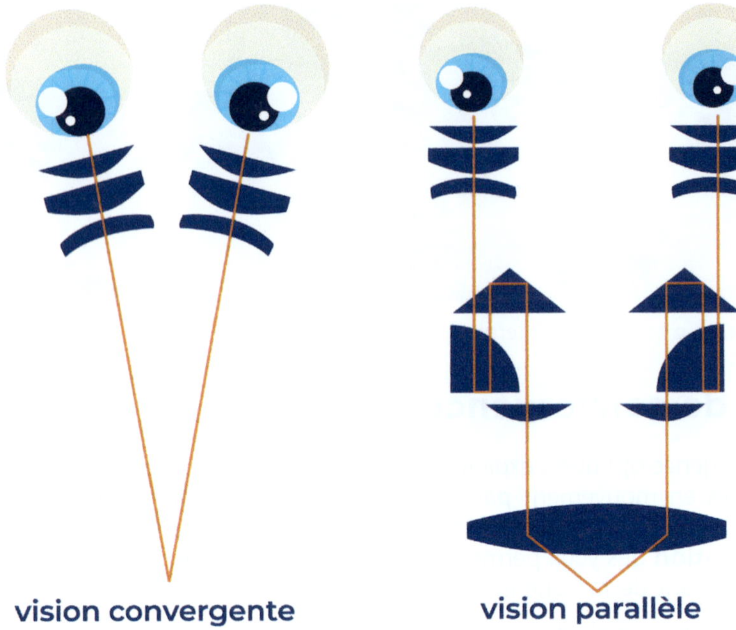

Fig. 14.11 La vision parallèle du champ de travail (© Binhas Global Dental School)[1].

Distance de travail

Au préalable, l'œil doit avoir été corrigé (œil emmétrope = vision normale), que ce soit par des lentilles de contact ou des corrections (verres de lunette) intégrées aux aides visuelles.

La bonne distance de travail est fondamentale pour éviter les positions inconfortables et non ergonomiques (fig. 14.12). Rappelons qu'elle est déterminée par la recherche du point 0 *(voir p. 38)*.

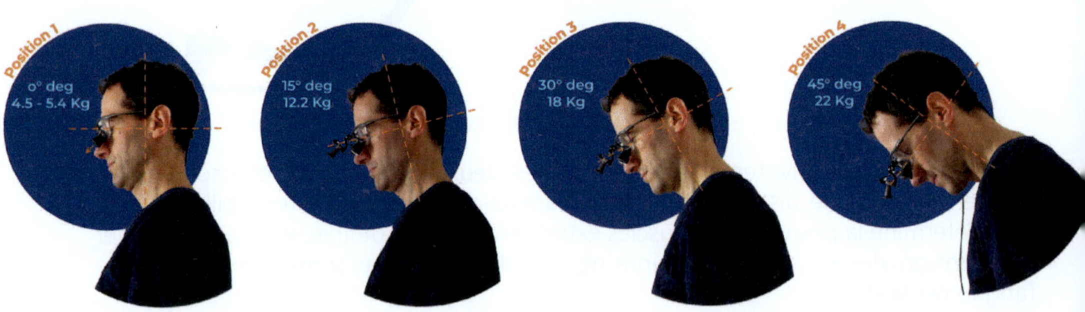

Fig. 14.12 Le positionnement de la tête et la distance de travail (© Binhas Global Dental School).

1. D'après Moura JR. Operating microscopes in restorative dentistry : the pursuit of excellence. *Int Dent* 2009 ; 10 (5) : 4-11.

Ces mauvaises positions peuvent entraîner des douleurs chroniques au cou et au bas du dos. Une erreur d'appréciation de seulement quelques centimètres peut avoir un impact significatif sur votre confort et votre santé. Or, en bouche, il peut exister un décalage de 5 cm entre le point interincisif maxillaire et une molaire mandibulaire. Il s'agit alors d'ajuster la hauteur du fauteuil patient en tenant compte de ce paramètre. En vision indirecte, le problème est un peu plus compliqué. En effet, le miroir peut être placé à distance de la dent à traiter.

Dans le cas d'utilisation d'aides visuelles, il est indiqué de garder la distance de travail sans les AV et de régler les oculaires en fonction de cette distance. Cela permet ainsi une vision optimale tout en gardant la posture ergonomique. L'inverse entraînerait un risque de troubles musculo-squelettiques. Étant donné que cette distance est très personnelle, toute indication chiffrée standard serait de nature à augmenter le risque de pathologies.

Angle d'inclinaison des loupes et de la tête

L'angle d'inclinaison est le plus important facteur ergonomique pour la conception et la sélection des aides visuelles (fig. 14.13). À ce titre, il joue donc un rôle ergonomique fondamental.

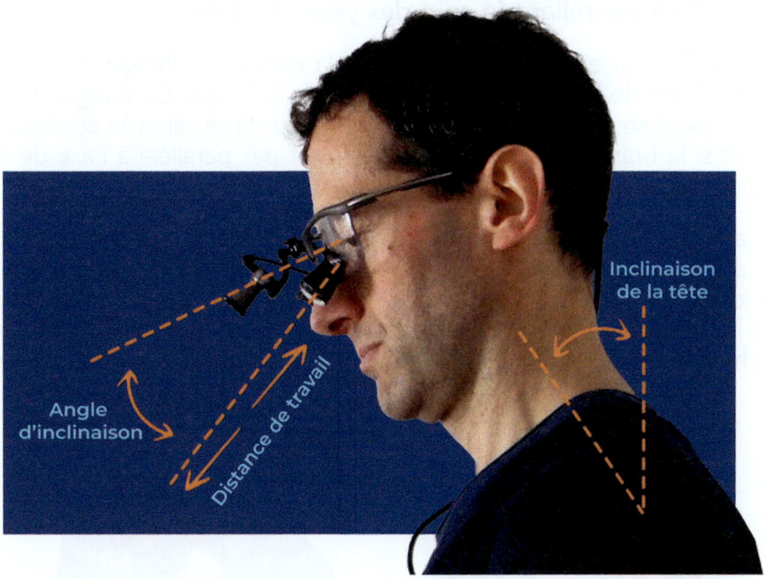

Fig. 14.13 L'angle d'inclinaison des loupes et de la tête (© Binhas Global Dental School).

Examinons de plus près ce point clé.

L'**angle d'inclinaison des loupes** est l'angle que forme l'axe des lentilles des loupes par rapport à une ligne de référence tracée de la partie supérieure de l'oreille (hélix) à l'arête du nez (fig. 14.14).

Il est censé être une mesure de la façon dont les loupes aident l'utilisateur à regarder vers le bas.

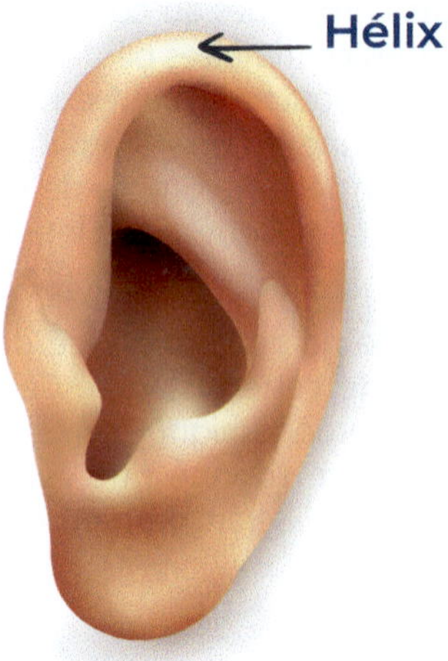

Fig. 14.14 La partie supérieure de l'oreille, appelée hélix (© Binhas Global Dental School).

L'angle d'inclinaison effectif d'une paire de loupes dépend des caractéristiques du visage de l'utilisateur, comme la hauteur du nez. Pour être effectif, il doit donc être mesuré **lorsque les utilisateurs portent les loupes**. La ligne de référence doit toujours être **la ligne reliant le coin des yeux et l'hélix**.

Un risque d'erreur existe toutefois lors de la mesure de l'angle d'inclinaison des lentilles si la ligne de référence est la branche de la loupe. Or, l'angle d'inclinaison des lentilles peut se trouver considérablement surestimé selon la conception de la monture et si la branche des aides visuelles n'est pas parallèle à l'axe de référence hélix-angle de l'œil.

Dans la figure 14.15, nous montrons comment deux conceptions différentes du bras de la branche peuvent créer deux angles d'inclinaison différents, malgré une position identique de l'œil et de l'oculaire. Attention donc, lors de l'achat, à ne pas se laisser induire en erreur si le commercial prend plutôt comme droite de référence les branches des lunettes plutôt que la droite passant par les points hélix et l'angle de l'œil.

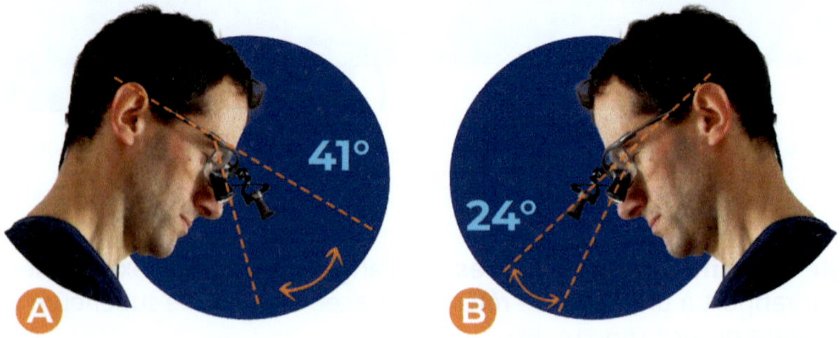

Fig. 14.15 a. Angle de déclinaison si la référence est la branche de l'aide visuelle. b. Angle de déclinaison si la référence est la droite passant par l'hélix et le coin externe de l'œil (© Binhas Global Dental School).

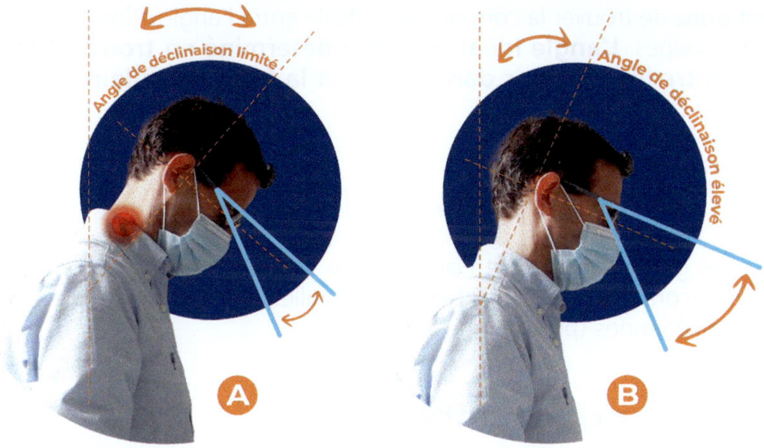

Fig. 14.16 a. Plus l'angle de déclinaison est limité, plus l'angle d'inclinaison de la tête est élevé. **b.** Plus l'angle de déclinaison des loupes est élevé, plus l'angle d'inclinaison de la tête est limité (© Binhas Global Dental School).

Plus l'angle d'inclinaison des loupes est faible, plus le praticien doit incliner son cou pour voir l'objet. En conséquence, **l'insuffisance d'angle d'inclinaison des loupes est compensée par l'inclinaison plus importante de la tête**. Si l'angle d'inclinaison de la tête augmente, la fatigue des muscles du cou est plus rapide (fig. 14.16).

L'angle d'inclinaison de la tête par rapport au cou ne devrait jamais être supérieur à 25° au maximum.

Il est donc critique, d'un point de vue ergonomique, de s'assurer que l'angle d'inclinaison des loupes est correct pour le clinicien (et non surestimé lors du test) afin de minimiser la tension sur le cou, le dos et les épaules. S'il doit faire basculer le menton dans la poitrine, l'angle d'inclinaison des loupes est trop petit. Si au contraire il doit sévèrement faire baisser les yeux ou fléchir le cou vers l'arrière, l'angle d'inclinaison est trop grand. Ce réglage est donc très fin.

Il s'avère donc important de vérifier, en plus de l'angle d'inclinaison des loupes, l'angle d'inclinaison de la tête. En réalité, ces deux mesures sont complémentaires pour connaître le bon réglage des loupes.

Reprenons le protocole décrit dans le paragraphe sur la distance de travail. Pour mesurer l'angle d'inclinaison de la tête, demandez à un collaborateur de vous prendre en photo de profil, assis bien droit, avec le cou dans une position confortable. Puis de prendre une autre photo dans une position similaire, en penchant le cou pour regarder la zone à traiter à travers vos loupes. En comparant la différence entre ces deux angles, vous trouverez votre angle d'inclinaison de la tête.

Si celui-ci est supérieur à environ 25°, peu importe ce que le distributeur prétend au sujet de vos loupes, vous êtes sur la voie de la douleur chronique et des blessures !

Il s'agit donc de trouver la combinaison idéale entre l'angle d'inclinaison de la tête et celui des loupes. **L'angle idéal doit être déterminé en trouvant le meilleur équilibre entre les tensions dans le cou et la fatigue oculaire**.

Les différents types de loupes

Les loupes grossissantes sont classées – en fonction de leur conception et de la technique de construction des systèmes de lentilles – en loupes simples, galiléennes et loupes képlériennes (prismatiques).

Loupes à lentille simple

C'est le type de loupe le plus simple et le plus économique. Pour des raisons optiques, la distance à l'objet diminue avec l'augmentation du grossissement. La taille et le poids sont les limites de ces dispositifs, qui n'ont pas d'applications pratiques en dentisterie.

Loupes galiléennes

Les loupes galiléennes (fig. 14.17) comportent généralement deux lentilles : une lentille objective convexe et une lentille oculaire concave. Elles fournissent des grossissements compris entre × 2,0 et × 3,5, ce qui explique pourquoi ces loupes sont les plus courantes en dentisterie. Elles ont une forme conique typique. Bien que le facteur de grossissement soit physiquement limité à × 2,5, il est possible d'atteindre un grossissement plus élevé, jusqu'à × 3,5, mais avec des compromis optiques (champ de vision limité, flou sur les bords). Elles sont légères et peu coûteuses par rapport aux autres loupes composées. Elles offrent un champ de vision plus petit et une distance de travail plus courte. Leur légèreté les rend utilisables tout au long de la journée. Elles ne sont pas les plus adaptées pour les traitements d'endodontie et les traitements réclamant un niveau de détail très élevé.

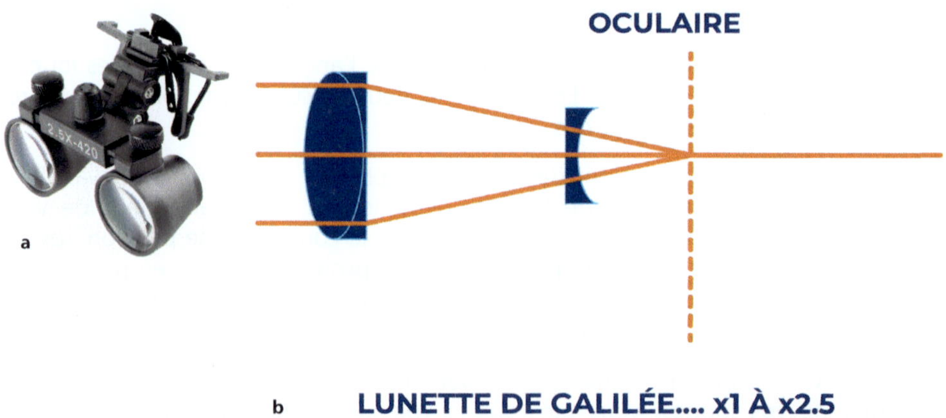

Fig. 14.17 Principe des loupes galiléennes (© Binhas Global Dental School).

Loupes képlériennes (prismatiques)

Les loupes képlériennes (fig. 14.18) utilisent deux ou plusieurs lentilles convexes, avec un prisme entre les lentilles. Elles sont caractérisées par leur forme cylindrique. Ce système permet différents grossissements et distances de travail. Leurs grossissements en dentisterie se situent généralement entre × 3,5 et × 6, cependant, des grossissements plus élevés sont disponibles.

Ce système offre donc un meilleur grossissement et des profondeurs de champ plus importantes ainsi que de longues distances de travail et de plus grands champs de vision. Il permet également aux utilisateurs d'avoir un avantage optique important par rapport aux loupes galiléennes, avantage contrebalancé par un poids plus important et un prix plus élevé. Ce poids est nécessaire pour des grossissements supérieurs à × 3,5. Ces loupes sont donc à réserver à des actes bien particuliers et d'utilisation plus ponctuelle.

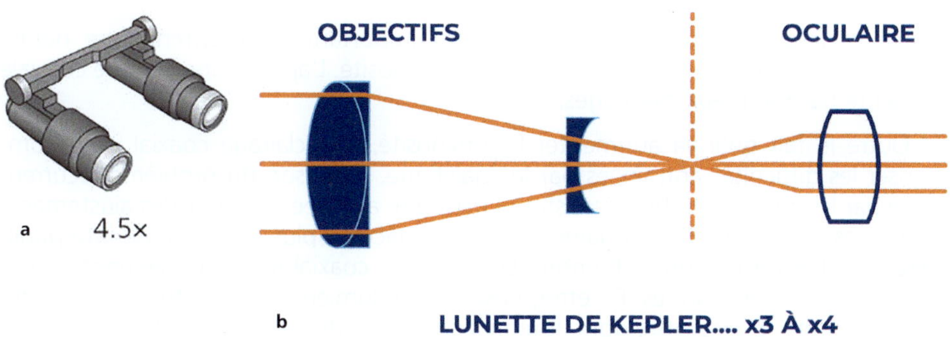

Fig. 14.18 Principe des loupes képlériennes (prismatiques) (© Binhas Global Dental School).

Quel que soit le système de lentilles utilisé, la puissance de grossissement de la loupe la plus courante pour les travaux dentaires généraux se situe entre × 2,0 et × 3,5. Les grossissements × 4,0 et plus sont considérés comme étant de forte puissance. Dans une série d'études menées par Eichenberger, Perrin *et al.* [1], qui comparaient les systèmes de lentilles galiléennes et képlériennes, il a été constaté que les dernières loupes prismatiques offrent une meilleure acuité visuelle et permettent une meilleure détection des détails en raison de leur grossissement plus élevé pour les dentistes de plus de 40 ans. Cependant, la différence entre les deux systèmes de loupe n'était généralement pas cliniquement significative. Tous deux améliorent l'acuité visuelle par rapport à l'œil nu et offrent des améliorations similaires de la posture corporelle et de la flexion du cou.

1. Eichenberger M, Perrin P, Sieber KR, Lussi A. Near visual acuity of dental hygienists with and without magnification. *Int J Dent Hyg* 2018 ; 16 (3) : 357-361.

Aspects pratiques

Dans la logique d'adaptation progressive, et afin d'éviter des frustrations, nous conseillons donc de suivre notre procédé en trois étapes :
- pour le débutant, commencer par les loupes galiléennes de faible grossissement ;
- une fois ces loupes maîtrisées, passer, en cas de besoin d'une plus grande précision, à des loupes képlériennes pour des travaux plus fins ;
- enfin, passer au microscope pour un niveau de précision extrême.

L'éclairage dans les aides visuelles

Un éclairage approprié est extrêmement important pour obtenir une bonne acuité visuelle. Le grossissement diminue la luminosité. L'ajout d'une lumière coaxiale présente de nombreux avantages.

Outre le fait qu'il va augmenter la luminosité, un éclairage coaxial vient compenser les difficultés entraînées par le scialytique. En raison du problème récurrent posé par les zones d'ombre, l'assistante peut être amenée à réaliser des ajustements constants. C'est pourquoi l'éclairage doit être placé au plus près de l'axe interpupillaire afin d'éviter les zones d'ombre. Un éclairage coaxial résout totalement le problème des ombres portées. En effet, la source de lumière émise se trouve au centre de la monture. Elle se situe donc toujours dans l'axe de vision du praticien. L'ombre se retrouve à l'arrière de l'instrument. Elle ne gêne donc plus l'utilisateur. Cela améliore ainsi considérablement la posture de travail. **Il s'agit d'un confort inestimable dans la pratique quotidienne**. De plus, cela accroît la productivité, car le temps n'est plus gaspillé par les ajustements constants du scialytique. Inutile de préciser que dans le cas du microscope, le problème des ombres portées n'existe plus. Dans le cas des loupes, ajouter un filtre inactinique évitera la polymérisation inopinée des composites.

Différents systèmes d'éclairage existent sur le marché :
- filaires ;
- avec batteries dans les montures ;
- avec batteries sur le pont du cadre.

Avantages et inconvénients des modèles transfixés et relevables *(flip-up)*

Il existe deux principaux modèles de loupes : les loupes transfixées ou les systèmes relevables (dits « *flip-up* ») (tableau 14.3).

Tableau 14.3 – Principales différences entre les loupes *fix-up* et transfixées

Caractéristiques	*Loupes fix-up*	Loupes transfixées
Mobilité	Objectif et oculaire peuvent être remontés en cas de non-utilisation	Objectif et oculaire fixes pouvant entraver le contact pendant la communication
Ajustement des optiques	Possibilité de changement de la distance interpupillaire, des angles de déclinaison et de convergence	Pas possible
Prêt entre opérateurs	Permis	Pas possible
Poids	Lourdes à cause des charnières	Plus légères
Coût	Plus faible	Plus important
Lunettes de vue	Peuvent être portées avec les loupes ou incorporées	Incorporées dans le système

Adapté et traduit de Low JF, Dom TNM, Bahrain SA. Magnification in endodontics : a review of its application and acceptance among dental practitioners. *Eur J Dent* 2018 ; 12 (4) : 610-616.

Les loupes transfixées

Fabriquées sur mesure, elles sont serties dans le verre. Leur position est donc fixe. Une fois les mesures réalisées, leur position n'est plus modifiable par le praticien.

Elles sont personnalisées selon la géométrie du visage de chaque praticien. Lorsque ce dernier veut sortir du champ visuel des loupes, il doit enlever la monture.

Logiquement, donc, en cas de modification de votre vue, elles devront rester un certain temps chez l'opticien et ne seront pas utilisables pendant ce laps de temps. Plus on avance en âge, plus il est important d'en tenir compte avant l'achat.

Les loupes transfixées ont une lentille plus proche de l'œil que les loupes relevables. Elles possèdent ainsi un champ de vision plus large. La très faible distance entre la loupe et l'œil entraîne de meilleures qualités optiques.

Leur conception nécessite la mesure précise de l'écart pupillaire de l'utilisateur. Pour un meilleur confort, il est recommandé de choisir des montures larges. Pour une meilleure posture, il sera alors possible de placer les loupes le plus bas possible en respectant le meilleur axe d'inclinaison. Ainsi, si les mesures réalisées à l'achat sont correctes, la posture de travail sera la plus ergonomique.

Enfin, les loupes transfixées sont plus légères que les relevables même si ces dernières sont plus légères que par le passé.

Les loupes relevables

Grâce à ce système, le praticien peut relever les loupes sans enlever complètement les montures (fig. 14.19). Il est donc possible de travailler selon le cas avec ou sans grossissement. Elles présentent l'avantage de permettre le réglage des différents paramètres (angle d'inclinaison, écart pupillaire et distance de travail).

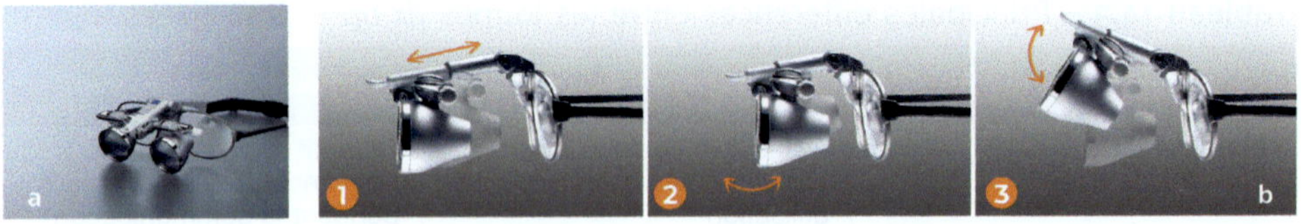

Fig. 14.19 Les loupes relevables (« *flip-up* ») (avec l'aimable autorisation de Zeiss Group).

Avec ce système, la correction des verres optiques est gérée facilement par l'opticien qui changera les verres rapidement.

Parmi les inconvénients les plus couramment relevés, leur poids et leur taille sont plus importants comparés aux loupes transfixées. Cependant, il est indispensable de réaliser des tests préalablement à l'achat pour évaluer si cette différence est négligeable pour vous. Si elles sont légères, elles sont très faciles à relever (y compris avec le poignet). Une fois les loupes relevées, le regard peut facilement reprendre une orientation naturelle.

Remarques

- Quel que soit leur type, les loupes ne seront efficientes (qualité optique et ergonomie) que si **les différentes mesures initiales ont été réalisées correctement**.
- En cas de lunettes correctrices, le verre devra être suffisamment grand pour permettre une vision dans les loupes ou au-dessus de celles-ci. Il est important, préalablement au choix des loupes, de prendre en charge la correction visuelle de l'utilisateur (myopie, hypermétropie, astigmatisme et presbytie).
- Quel que soit le modèle de loupes, plusieurs paramètres devront être préalablement mesurés (distance de travail, angle d'inclinaison des loupes, angle de convergence et écart pupillaire).
- Les différentes situations cliniques exigent l'utilisation ou non des loupes de façon très variée (vision dans les loupes, vision de près ou intermédiaire sans loupes…). Les loupes relevables permettent, sans enlever le système, toutes ces visions. Dans le cas des loupes transfixées, le praticien sera dans l'obligation de les retirer.
- À noter que certains praticiens préfèrent utiliser des casques en raison de l'appui sur la tête et non sur le nez et les oreilles (fig. 14.20). À chacun de faire son choix selon ses préférences.

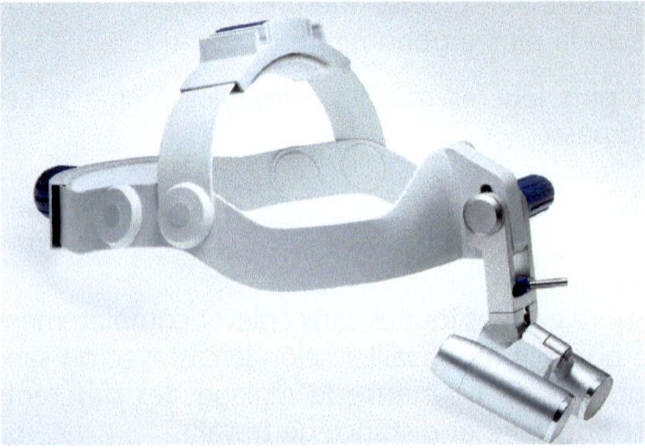

Fig. 14.20 Le casque peut être une bonne alternative pour certains praticiens (avec l'aimable autorisation de Zeiss Group).

Avantages et inconvénients du grossissement avec les loupes

Avantages

- Avantages optiques.
- Compensation pour la presbytie.
- Grossissement et éclairage.
- Meilleur diagnostic.
- Qualité et sécurité de travail améliorées.
- Travail plus rapide.
- Réalisation d'actes plus conservateurs.
- Position de travail améliorée dans le respect de l'ergonomie.
- Meilleure vision du champ opératoire.
- Diminution des risques de contamination respiratoire aéroportée.
- Diminution des risques de contact oculaire ou cutané.
- Meilleure visibilité pour le travail à quatre mains : le praticien libère le champ de vision pour l'assistante car les loupes lui permettent d'être à une distance de travail idéale.
- Légèreté et confort : certaines marques proposent des batteries intégrées, soit dans les branches, soit au-dessus des lunettes.
- Lumière coaxiale : pas d'ombres portées.
- Ajustage personnalisé.
- Remotivation du cabinet dentaire.

Inconvénients

Les loupes dentaires présentent quelques inconvénients qu'il est important de noter.

- En cas de mauvais réglages (mauvais alignement ou erreur de mise au point), elles peuvent entraîner des maux de tête, une fatigue oculaire, une vision floue ou une fatigue lors de périodes prolongées de travail.
- Risque de blessure par objets tranchants.
- Elles imposent pour la plupart des praticiens d'avoir deux paires de loupes : une fois l'habitude prise, il est difficile de travailler sans. Or, en cas de problème, il y a toujours un délai d'attente pour les réparations.
- Elles représentent un budget initial supplémentaire.
- Plusieurs types de loupes peuvent s'avérer nécessaires pour des travaux différents. Des solutions de grossissements réglables existent afin de basculer d'un grossissement à l'autre sans changer de loupe (fig. 14.21).
- Courbe d'apprentissage (réduite).
- Apprentissage d'une nouvelle gestion des mouvements.
- Désinfection et prophylaxie constantes des loupes : les projections septiques issues de la bouche du patient doivent être nettoyées systématiquement. Il est bien entendu impératif de ne pas les toucher en cours de soins. Si les loupes sont légères, il est possible, comme déjà indiqué, de les relever avec le poignet. Sinon l'assistante peut aider à repositionner la loupe si nécessaire. À noter que la marque Miltex fournit un instrument (Integra Miltex Flip up paddle) permettant de relever les loupes sans contact avec la main. Stérilisable à l'autoclave, il permet un usage pour chaque patient.

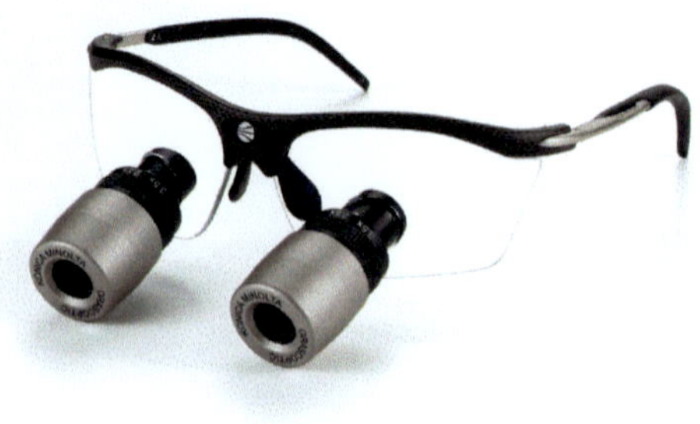

Fig. 14.21 Exemple de loupes (avec l'aimable autorisation de Orascoptic EyeZoom).

Conclusion

De tous les achats qu'il est possible de faire pour le cabinet, les aides optiques sont sûrement l'un des meilleurs. Que ce soit pour le confort ou la qualité du travail, il y a toujours un avant et un après. Malgré le coût d'un tel équipement, le retour sur investissement est très important. Si vos loupes sont performantes, solides, confortables et légères, il sera possible de les porter du matin au soir sans fatigue ni altération de la vision. Seul inconvénient : après y avoir goûté, difficile de revenir en arrière.

15

Le microscope en dentisterie

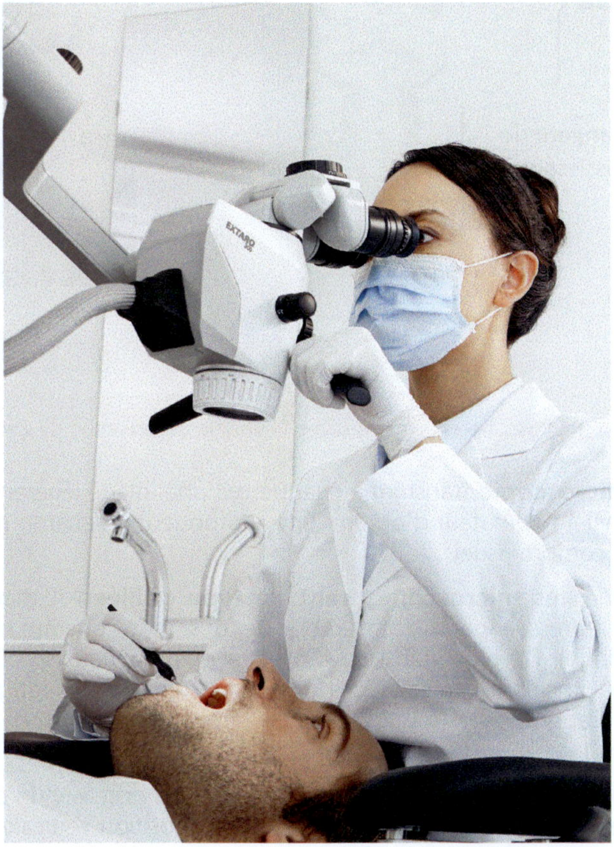

Fig. 15.1 Pratiquer la dentisterie sous microscope (avec l'aimable autorisation de Zeiss Group).

Préambule : nous avons fait une synthèse de certains passages d'une thèse[1] rédigée sur le sujet. Nous ne pouvons qu'inviter le lecteur qui souhaite approfondir le sujet à réaliser la lecture de cette thèse, très bien documentée et très détaillée.

1. Giess R. « Le microscope opératoire en endodontie : applications cliniques ». Thèse pour le diplôme d'état de docteur en chirurgie dentaire, 2017. Université de Lorraine.

Définitions

Un **microscope opératoire (MO) ou chirurgical** (fig. 15.2) est un instrument optique grâce auquel le chirurgien voit une image stéréoscopique de grande qualité, éclairée et agrandie, des petites structures du site chirurgical[1].

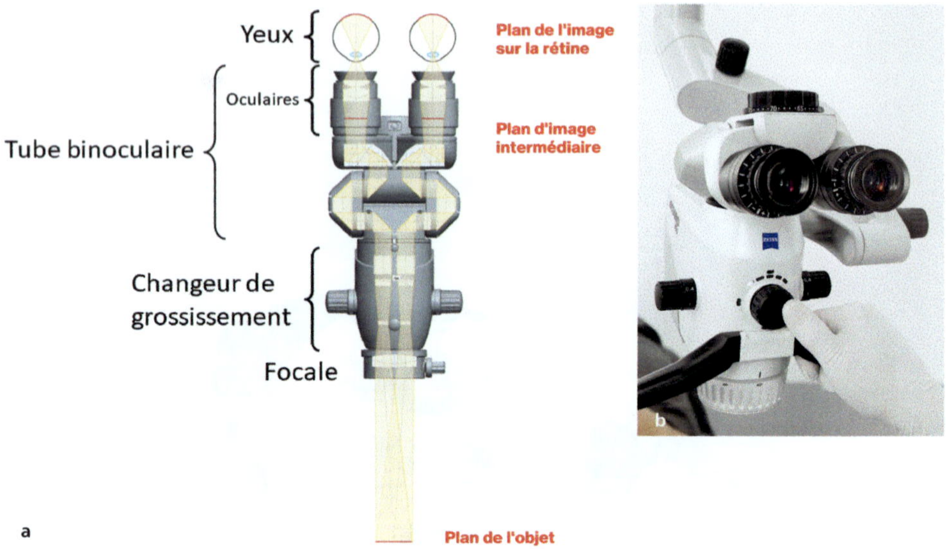

Fig. 15.2 Le microscope opératoire (avec l'aimable autorisation de Zeiss Group).

La **stéréomicroscopie** transmet à chaque œil une image légèrement différente, permettant ainsi à l'opérateur d'obtenir une profondeur de champ plus importante et un meilleur confort visuel[2].

En dentisterie, **les microscopes sont de type galiléen**. L'image est d'abord inversée puis redressée par un ensemble de prismes. L'opérateur regarde droit devant lui à l'infini. De plus, dans le MO, les rayons lumineux se dirigeant vers les yeux droit et gauche sont parallèles, ce qui réduit la tension et la fatigue des muscles oculaires par rapport aux loupes, où la direction des rayons lumineux est convergente.

Enfin, les microscopes sont des unités autoportantes dotées d'un éclairage LED et permettent également de maintenir le praticien en position verticale.

Les microscopes opératoires (MO) offrent un grossissement beaucoup plus important et des performances optiques supérieures à celles des loupes dentaires (tableaux 15.1 à 15.3). La valeur d'un fort grossissement en dentisterie est bien connue depuis 20 ans en endodontie, depuis 14 ans en parodontologie et depuis plus de 10 ans en dentisterie restauratrice.

1. Cordero I. Comprendre et entretenir un microscope opératoire. *RSOC* 2016 ; 13 (16) : 20-21.
2. Mallet JP. Microdentisterie et systèmes optiques. *Rev Odont Stomat* 2002 ; 31 : 83-107.

Outre l'absence de fatigue oculaire, les caractéristiques de profondeur de champ et de champ de vision sont optimales dans les microscopes opératoires. Les microscopes sont devenus indispensables pour, entre autres, visualiser l'efficacité de la désinfection, du débridement et du remplissage des canaux.

Désormais, ils sont équipés d'une caméra numérique. Cela permet de visualiser le champ opératoire, d'examiner les fractures, de retirer avec précision le tissu de granulation, ainsi que la préparation optimale du canal jusqu'à l'apex et les traitements *a retro*. Ces microscopes peuvent enregistrer tous les détails afin de les expliquer au patient et éventuellement servir de preuves sur le plan juridique.

Les avantages du microscope opératoire dentaire en matière d'ergonomie, de qualité des traitements, de diagnostic, de documentation et d'éducation du patient ont été bien établis.

Avec le microscope opératoire dentaire, les procédures endodontiques sont généralement réalisées à des grossissements allant de × 2,5 (accès) à × 20 (exploration, chirurgie, etc.), les microchirurgies parodontales de × 10 à × 20 et la dentisterie restauratrice de × 2,5 à × 19. Les niveaux de grossissement dépendent du type de microscope et des composants utilisés. Ils peuvent donc varier.

Tableau 15.1 – Grossissement des microscopes et des loupes

Grossissement	Résolution
Œil humain non assisté	200 μ
Loupes × 2,5	100 μ
Loupes × 4	50 μ
Microscope × 8	25 μ
Microscope × 10	20 μ
Microscope × 14	14,3 μ
Microscope × 20	10 μ

Tableau 15.2 – Amélioration de la performance visuelle en fonction de différentes conditions de visualisation clinique (d'après Perrin *et al.*, 2011)

Condition de visualisation	Performance visuelle en %
Œil nu	100 %
Loupe képlérienne	379 %
Microscope opératoire × 4	679 %
Microscope opératoire × 6,4	961 %

Tableau 15.3 – Principales différences entre loupes et microscope opératoire dentaire

	Loupes	Microscope opératoire
Coûts	Moins chères	Beaucoup plus cher
Portabilité	Portables et légères Permettent de pratiquer dans plusieurs endroits	Les microscopes sur pieds sont portables mais prennent de la place et sont très lourds à déplacer
Adaptation de l'utilisateur	Plus facile	Courbe d'apprentissage plus lente
Ergonomie	Une légère inclinaison de la tête peut être nécessaire en fonction du degré de déclinaison de l'objectif	Posture corporelle parfaitement neutre
Niveau de grossissement	Raisonnable mais fixe et limité (× 2,5-× 8,0)	Un niveau de grossissement supérieur est disponible et peut être réglé (× 3-× 30)
Ligne de vue et fatigue oculaire	La ligne de vue convergente entraîne une fatigue oculaire sur une longue durée d'utilisation	La ligne de vue parallèle permet une meilleure relaxation des muscles oculaires PI

Adapté et traduit de : Low JF, Dom TNM, Baharin SA. Magnification in endodontics : a review of its application and acceptance among dental practitioners. *Eur J Dent* 2018 ; 12 (4) : 610-616.

Avantages du microscope opératoire (MO)

Les avantages de l'utilisation des MO en dentisterie sont désormais unanimement reconnus (tableau 15.4). Citons :

- réduction de la fatigue et de la tension oculaires ;
- vision accrue : le MO offre une gamme de grossissements allant de 8 à 40 fois. Le praticien a la possibilité d'évaluer l'ajustage gingival des couronnes (ou des facettes), de détecter des canaux supplémentaires, les fissures d'une racine ;
- position ergonomique non stressante ;
- champ de vision éclairé et sans ombre : c'est un avantage important ;
- dans les traitements chirurgicaux, réduction du risque de sectionnement des faisceaux nerveux et des vaisseaux ;
- amélioration de la qualité générale du traitement ;
- possibilité de traitements peu invasifs avec moins d'ablation des tissus dentaires durs ;
- amélioration du confort et de la motivation de l'équipe dentaire ;
- meilleure communication avec le patient et l'assistante dentaire ;
- réduction des dommages iatrogènes ;
- identification du problème des hypoplasies de l'émail à un stade précoce : grâce à l'utilisation d'un microscope, le praticien peut, avec une probabilité de 100 %, diagnostiquer les parties de l'émail déminéralisées ;
- possibilité pour le patient de suivre son traitement si le MO est équipé d'un écran : associé à un moniteur et/ou une caméra, le microscope devient un excellent moyen de documenter le traitement et de communiquer avec les patients ou d'autres praticiens. Il peut également être un bon moyen d'éduquer les équipes dentaires ;

- réduction des traumatismes tissulaires ;
- plus grande précision dans la fermeture primaire des plaies ;
- amélioration des résultats cosmétiques ;
- amélioration de la qualité de la chirurgie ;
- meilleure prévisibilité des résultats.

Tableau 15.4 – Avantages de l'utilisation du microscope opératoire en dentisterie

• La posture doit être parfaite afin de ne pas causer d'inconfort dans le dos et le cou, protégeant ainsi la colonne vertébrale de problèmes futurs • Le microscope oblige à travailler toujours à la même distance de l'objet, évitant ainsi la fatigue oculaire, car il n'est pas nécessaire de faire des ajustements constants • Il n'est pas nécessaire que le dentiste porte ses lunettes correctrices. Si les yeux sont différents, tous les binoculaires microscopiques disposent de mécanismes correcteurs pour compenser cela	• Il améliore considérablement les capacités manuelles car le champ opératoire est agrandi • L'éclairage est magnifique, toujours bien placé, sans ombre • La vision collatérale diminue, c'est-à-dire que la zone entourant le champ visuel est sombre, comme au cinéma, éliminant les informations visuelles inutiles et améliorant la netteté de la vision • On peut passer très facilement d'un niveau de grossissement à un autre (il existe différentes échelles allant de × 2 à × 32), sans changer la position du microscope • L'enregistrement des opérations permet d'évaluer les techniques utilisées et de détecter les erreurs ou problèmes dans les procédures	• Il réduit le stress professionnel, physique et postural • Il augmente la satisfaction personnelle et professionnelle lorsque l'amélioration de la qualité de nos traitements chirurgicaux est visible • Il améliore les résultats cliniques, avec moins d'inconfort postopératoire pour le patient • Il peut être un outil important de marketing interne, car il donne au patient l'impression d'un haut niveau de qualification professionnelle, ainsi que le cabinet est à jour des nouvelles applications optiques, numériques et informatisées en odontologie/ dentisterie • Le patient se sent plus en confiance	• Il facilite la collecte d'images cliniques pour les dossiers car une caméra peut être incorporée • Il rend la rédaction de comptes rendus plus facile, qu'il s'agisse de rapports faits par des dentistes référents, de rapports d'évaluation légale ou de rapports d'évaluation des dommages pour les compagnies d'assurance • Il facilite grandement l'enregistrement des séquences diagnostiques et des traitements en format vidéo (si le microscope est équipé d'une caméra vidéo intégrée) et affiche une image agrandie du champ opératoire sur le moniteur pour l'assistant ou l'auxiliaire. Il permet de les enregistrer sur disque ou sur bande • Il permet d'enregistrer des vidéos cliniques d'interventions ou de techniques et de les présenter lors de conférences, symposiums, ou oralement lors de discours et conférences, ou dans le cadre de formations spécialisées de troisième cycle

Adapté et traduit de : García Calderín M, Torres Lagares D, Calles Vázquez C, Usón Gargallo J, Gutiérrez Pérez JL. The application of microscopic surgery in dentistry. *Med Oral Patol Oral Cir Bucal* 2007 ; 12 (4) : E311-316.

Inconvénients des microscopes

En comparaison des avantages présentés, les inconvénients du MO sont moins nombreux. Les plus importants sont :

- risque de spasmes traumatiques de la colonne vertébrale en raison de postures statiques prolongées ;
- instrument volumineux qui occupe beaucoup d'espace dans la salle de soins ;
- un grossissement très élevé entraîne certains inconvénients (champ de vision et profondeur de champ trop réduits), qui peuvent imposer de passer à des grossissements relativement faibles ;
- investissement important ;
- nécessité d'une maintenance importante ;
- enseignement et formation préalables indispensables quant à ses différentes parties et son utilisation ;
- longue courbe d'apprentissage ;
- nouvelle gestion des mouvements à un niveau plus fin.

Anatomie de base des microscopes opératoires (MO)

Le microscope opératoire présente trois composantes principales :

- le corps du microscope ;
- la source lumineuse ;
- les structures de support.

Le corps du microscope

Le corps est l'élément le plus important du microscope. Il comporte les lentilles et les prismes, responsables du grossissement.

Il est, lui-même, composé de trois parties (fig. 15.3) :

- la partie supérieure, composée des binoculaires et des oculaires ;
- la partie centrale, avec son dispositif de réglage du grossissement ;
- la partie inférieure, comportant les objectifs permettant de voir l'objet.

▶ Binoculaires et oculaires

Binoculaires

Les microscopes dentaires s'utilisent avec les deux yeux, grâce aux binoculaires. Les binoculaires sont les deux tubes qui contiennent les oculaires. Ils peuvent être droits ou inclinés, selon l'utilisation. En dentisterie, seuls des tubes inclinés et pivotants permettant une visualisation réglable en continu sont utilisés. De plus, ils améliorent l'ergonomie car l'opérateur peut ajuster les tubes sans changer la posture de sa tête, de son cou ou de son dos. Pour l'endodontie chirurgicale, un MO doit être équipé de **binoculaires inclinables** à 180 degrés pour répondre aux exigences en matière d'angulation et permettre au clinicien d'adopter une position de travail toujours confortable.

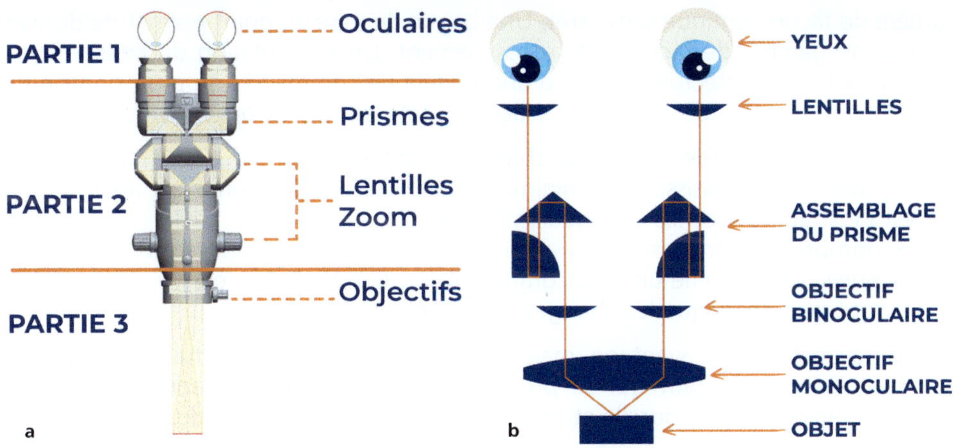

Fig. 15.3 Découpe en trois parties d'un microscope (© Binhas Global Dental School).

Oculaires

L'oculaire est un système optique complémentaire de l'objectif. Il est utilisé pour agrandir l'image produite sur le plan focal de l'objectif. C'est la puissance de l'oculaire qui détermine le grossissement. Les oculaires sont généralement disponibles dans des puissances × 10, × 12,5, × 16 et × 20. Les plus utilisés en dentisterie sont les grossissements × 10 et × 12,5. En omnipratique, il s'agit d'un bon compromis entre grossissement et taille du champ de vision opératoire. L'extrémité de chaque oculaire est munie d'une coupelle en caoutchouc qui peut être rabattue pour les praticiens qui portent des lunettes.

Les réglages de la dioptrie, de la distance interpupillaire et de la focale sont les principaux éléments à prendre en compte pour adapter un microscope à chaque utilisateur.

Une fois que ces réglages ont été effectués, ils ne devraient pas être modifiés jusqu'à ce que le microscope soit utilisé par un praticien ayant des exigences optiques différentes.

▸ Dispositif de réglage du grossissement

Plusieurs grossissements sont disponibles sur le MO. Il est possible de passer de l'un à l'autre à l'aide de changeurs de grossissement. Ces derniers peuvent être manuels ou motorisés, à trois, cinq ou six niveaux de grossissement. Il existe des changeurs soit par paliers différents, soit en zoom.

Les changeurs de grossissement à paliers sont toujours manuels. Ils sont constitués de lentilles montées sur une tourelle reliée à une molette située sur le côté du microscope. Le grossissement est modifié en tournant la molette. Ils ont l'inconvénient de perturber momentanément la visualisation de l'image lorsqu'on passe d'un grossissement à un autre. Cependant, le changement de grossissement est plus rapide par rapport aux changeurs de zoom motorisés.

Les changeurs de zoom peuvent être manuels ou électriques. Un changeur de zoom puissant est constitué d'une série d'objectifs qui se déplacent d'avant en arrière de façon continue sans arrêt. Une bague de mise au point permet de donner une large gamme de facteurs de grossissement. La manipulation du changeur de zoom motorisé s'effectue à l'aide d'une pédale de commande ou d'un bouton de commande manuel, généralement placé à la tête du microscope.

Les inconvénients de ce type de changeur sont les suivants :

- le passage du grossissement minimal au grossissement maximal est assez lent. Il est plus rapide avec les changeurs manuels ;
- le nombre de lentilles est beaucoup plus élevé par rapport aux changeurs manuels. Cela signifie une plus grande absorption de la lumière ;
- ils sont plus chers que les changeurs manuels.

En revanche, leur avantage majeur est qu'ils évitent la perturbation visuelle momentanée ou le saut qui se produit avec les changeurs manuels lorsque le clinicien fait tourner la tourelle et progresse vers le haut ou le bas du grossissement.

▶ Objectifs permettant de voir l'objet

La **lentille d'objectif** est le dernier élément optique du corps du microscope. Sa distance focale détermine la distance de travail entre le microscope et le champ opératoire. La gamme des longueurs focales varie de 100 mm à 400 mm. Pour l'endodontie chirurgicale, une distance focale moyenne de 200 à 300 mm est généralement suffisante (une distance focale de 200 mm permet une distance de travail d'environ 20 cm, ce qui est en général suffisant). Il s'agit essentiellement de la distance de travail du champ opératoire. La décision est généralement prise en fonction de la taille du praticien et de son confort.

Tous les objectifs sont dotés de plusieurs couches de revêtement antireflet sur les deux surfaces, ce qui réduit la perte de lumière de retour de 2 % par surface de lentille à seulement 0,5 %.

La pratique idéale est de positionner le microscope dès l'arrivée du patient et de ne le bouger qu'une fois l'entièreté de la procédure de soins réalisée.

La source de lumière

La source de lumière est l'une des caractéristiques essentielles des MO. Elle permet l'illumination des parties les plus profondes d'un canal. Une fois que la lumière a atteint le champ opératoire, elle est réfléchie à travers l'objectif, les lentilles du changeur de grossissement et les binoculaires. Elle sort ensuite vers les yeux sous forme de deux faisceaux lumineux séparés qui produisent l'effet stéréoscopique. C'est ce qui permet au clinicien de voir la profondeur de champ.

▶ Une lumière coaxiale

La source lumineuse doit offrir un éclairage coaxial à la visée. Cela signifie que la lumière est focalisée et répartie entre les oculaires. Le praticien peut ainsi voir l'objet avec une absence totale d'ombre et d'éblouissement. Comme déjà indiqué, cela est rendu possible grâce aux optiques galiléennes qui envoient des faisceaux parallèles à chaque œil.

▶ Xénon ou LED ?

Les microscopes actuels sont généralement équipés de sources lumineuses au xénon ou à LED. Les lumières au xénon sont très proches de la lumière naturelle et offrent une intensité lumineuse élevée. Cela permet d'obtenir une documentation nette et une excellente visualisation des détails anatomiques. Elles génèrent toutefois de la chaleur et ont une durée de vie courte.

Les sources lumineuses LED ont des couleurs comparables à celles des lampes au xénon et semblent donc, elles aussi, similaires à la lumière du jour. La chaleur est évacuée par l'arrière de la source lumineuse, ce qui permet d'augmenter la température ambiante. Les LED ont, en moyenne, une longue durée de vie.

L'intensité lumineuse est contrôlée par un rhéostat et refroidie par un ventilateur.

▶ Filtres

La plupart des sources lumineuses sont équipées d'un filtre orange conçu pour travailler avec des matériaux sensibles à la lumière, tels que les composites en résine (fig. 15.4). Cela permet d'éviter la prise prématurée des matériaux. Un filtre vert permet un meilleur contraste entre le sang et les tissus lors des interventions chirurgicales. Certains microscopes sont également équipés de la fluorescence pour la détection des caries.

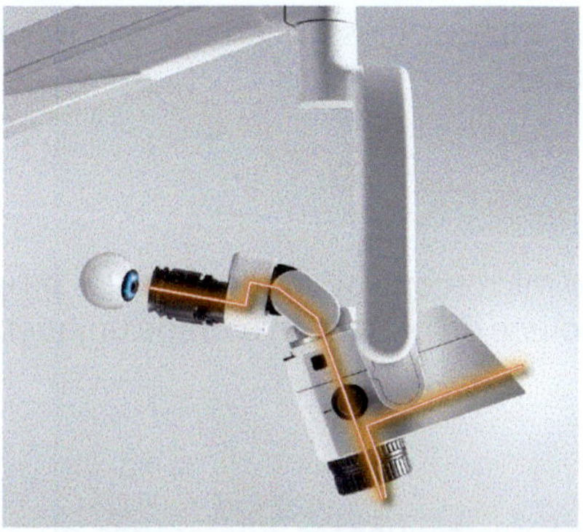

Fig. 15.4 Les microscopes sont équipés de filtres pour une meilleure visibilité (© Binhas Global Dental School).

Les structures de support

Il est essentiel que le microscope ait un fonctionnement stable, tout en restant maniable avec facilité et précision, en particulier lorsqu'il est utilisé à haute puissance. Plus la distance entre le point de fixation et le corps du microscope est grande et moins il sera stable. Pour que l'équilibre soit parfait dans n'importe quelle position, les ressorts intégrés doivent être tendus en fonction du poids du corps du microscope.

Pour obtenir une bonne position de travail, le microscope ne doit pas interférer avec les traitements effectués. À cette fin, il doit pouvoir être manœuvré facilement.

Il existe plusieurs modèles de supports :
- mobiles (sur une base à roulettes) ;
- fixes : ils sont fixés soit au plafond, soit contre un mur latéral ou même par la colonne du fauteuil dentaire.

Dans les environnements avec de hauts plafonds ou des murs éloignés, la fixation au sol peut être préférable.

Pour les possibilités de manœuvre, les critères ergonomiques seront :
- la possibilité de s'adapter aux critères anthropométriques du praticien ;
- la possibilité pour l'objectif de se déplacer dans les trois plans de l'espace, assurant ainsi des conditions de travail optimales ;
- l'adaptation aux préférences de travail du praticien ;
- la possibilité d'être utilisé dans toutes les disciplines dentaires.

Accessoires et périphériques

On qualifie d'élément accessoire tout objet pouvant être ajouté au microscope afin de faciliter son utilisation. Certains microscopes sont construits avec des composants fixes ne permettant pas l'insertion d'accessoires. D'autres peuvent être personnalisés avec des accessoires. Dans le cadre de cet ouvrage, nous nous contenterons de citer ces derniers.

Poignées

Des poignées de mobilisation permettent de manipuler plus facilement à la main le microscope. Elles peuvent être axiales ou latérales.

Accessoires stérilisables

Ils permettent une approche plus hygiénique du microscope opératoire lors des procédures chirurgicales (surpoignées, surmolettes, housse de protection à usage unique).

Caméra

La caméra numérique permet l'enregistrement des séquences opératoires ou la retransmission en direct de l'intervention sur un écran.

Communication et co-observation : le rôle du diviseur optique

Les caméras ou les appareils photo capturent même les plus petits détails du champ opératoire, ce qui permet l'enregistrement des moindres détails du traitement. Cela permet de les expliquer au patient, de les utiliser pour d'éventuels travaux ou de préparer des conférences. Par ailleurs, ils peuvent servir de preuve en cas de litige.

Les baïonnettes en caoutchouc

Adaptables à la tête binoculaire, elles permettent à un porteur de lunettes correctrices l'utilisation des oculaires.

Ergonomie et simplification du travail au microscope

L'utilisation quotidienne du flux numérique et d'un MO est, aujourd'hui, la base d'un cabinet moderne. Cela rend, toutefois, encore plus indispensable de systématiser l'ergonomie de la salle de soins. De même, une période d'instruction prolongée, destinée à l'ensemble de l'équipe dentaire, s'avère nécessaire.

Concernant le microscope, l'une des tâches les plus fastidieuses consiste à le positionner correctement par rapport au patient et au champ opératoire. Tous les mouvements du praticien pendant l'intervention doivent être, encore plus qu'à l'œil nu ou avec les loupes, maintenus, en ne déplaçant ni les yeux ni les mains hors du champ opératoire. L'assistante doit maintenir l'aspiration sous contrôle afin que la salive ou le saignement n'entravent pas la visibilité. La main gauche de l'opérateur doit tenir le miroir buccal pendant toute la durée de l'opération.

Nous ne rappellerons pas ici les cinq classes de mouvements qui ont été évoquées au *chapitre 13, p. 173*. Les principes fondamentaux restent les mêmes avec le microscope.

Une enquête[1] en ligne menée par Creasy *et al.* a révélé que 77 % des dentistes avaient des difficultés à positionner correctement les microscopes opératoires.

Un positionnement correct du praticien, de l'assistante, du patient et du microscope est d'une importance capitale dans la réalisation des traitements. La position du patient sur le fauteuil dentaire varie en fonction du site d'intérêt chirurgical et de son état de santé. Le travail à quatre mains devient une nécessité absolue. L'assistante voit sa responsabilité augmentée de façon importante.

Spécificités ergonomiques de l'utilisation du MO

Rappelons que l'usage du microscope répond à deux objectifs : améliorer la visibilité et réduire les troubles musculo-squelettiques *(voir chapitre 4)*. La posture plus verticale du praticien avec un microscope peut contribuer à réduire les tensions au niveau du cou et du dos. De plus, le MO offre un grossissement et une illumination améliorés. Les avantages ergonomiques sont donc évidents. Cependant, son utilisation fréquente comporte le risque inhérent à une tension prolongée. De même, un mauvais réglage conduit à des postures défavorables et à une expérience négative de son utilisation. Les microscopes munis d'un zoom sont plus confortables que les microscopes à paliers de grossissement. Les microscopes modernes peuvent ainsi être positionnés d'une seule main, tandis que certaines commandes (capture des images, etc.) ont déjà été transférées à des pédales de commande. Les développements futurs des MO envisagent même des commandes vocales pour certains ajustements de la position.

1. Creasy JE, Mines P, Sweet M. Surgical trends among endodontists : the results of a web-based survey. J Endod. 2009 ; 35 (1) : 30-4.

Vision indirecte

L'une des caractéristiques du MO est qu'il ne permet quasiment pas la visibilité directe, qui est limitée par l'anatomie de la bouche. Elle n'est possible que pour les quadrants antérieurs des arcades. Le patient est alors placé dans des positions extrêmes. Pour tous les autres quadrants, la seule possibilité est une visibilité indirecte à l'aide de miroirs non réfractifs.

Position de l'opérateur

La meilleure position pour l'opérateur dans presque toutes les procédures sous microscope est directement derrière le patient, à la position 11 ou 12 heures. La position à 12 heures, exactement derrière la tête du patient couché, est la position la plus ergonomique pour la plupart des procédures sous microscope. Les positions autres que la position à 11 ou 12 heures (par exemple, la position à 9 heures) peuvent sembler plus confortables lors de l'apprentissage du MO, mais au fur et à mesure que l'on acquiert de plus en plus de compétences, il devient inutile de changer de position. Les cliniciens qui changent constamment de position sont, en réalité, moins efficaces.

Comme pour les loupes, le microscope ne doit jamais modifier la posture de travail. Celle-ci est définie sans aide visuelle et cette dernière est adaptée à la posture, et non l'inverse (fig. 15.5).

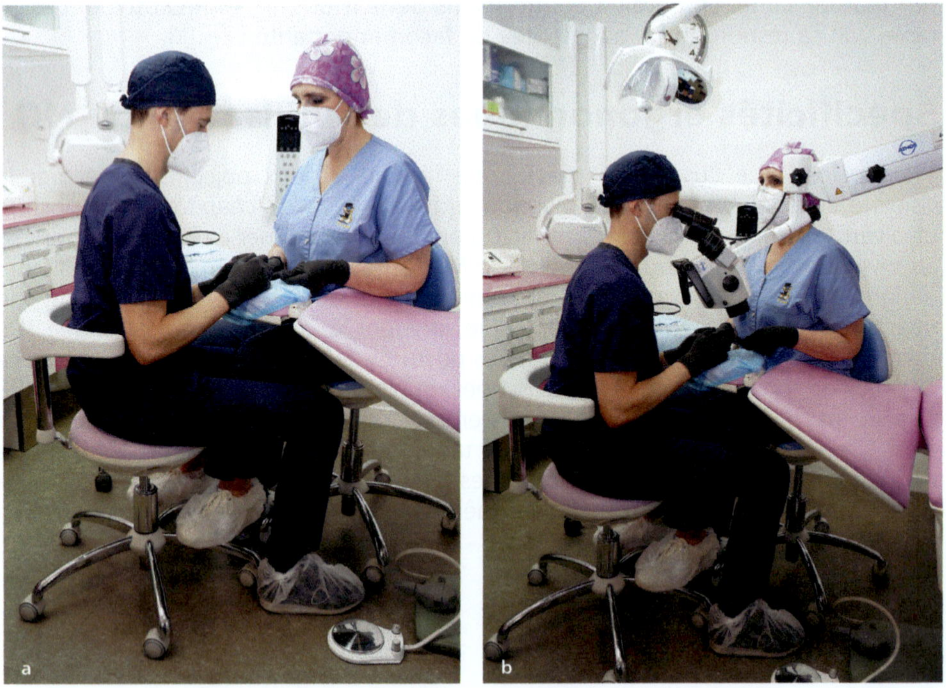

Fig. 15.5 La position ergonomique est définie sans aide visuelle (© Binhas Global Dental School).

L'opérateur doit conserver sa position *(voir chapitre 3)* à l'aide de la proprioception. Le patient sera déplacé pour s'adapter à cette position. Une fois le patient correctement positionné, le fauteuil patient est ajusté de façon que les mains puissent être confortablement placées au niveau de la bouche. Les pieds doivent être placés à plat sur le sol. Le dos sera en position neutre, droit et perpendiculaire au sol. Cette position permet un contrôle fin maximal de l'instrumentation mécanique pendant la procédure.

L'oculaire est incliné de manière que la tête et le cou du praticien soient maintenus à un angle d'inclinaison confortable, et dans tous les cas inférieur à 25°. Cette position est conservée quel que soit le quadrant sur lequel on travaille.

Une fois la position idéale établie, l'opérateur place le MO sur l'un des grossissements inférieurs pour localiser la zone de travail dans son angle d'orientation correct. L'image est mise au point et il peut passer à des grossissements supérieurs si nécessaire.

Lorsque le praticien est assis dans cette position, cela réduit la surcharge statique et permet une coordination motrice plus précise pendant le travail.

Position du patient

Une fois que le praticien est assis correctement, le patient doit être placé dans une position de traitement appropriée. Il convient de lui trouver une position confortable, toujours en décubitus dorsal. Il est placé dans la position de Trendelenburg et le fauteuil est monté jusqu'à ce que sa tête atteigne le point 0.

La plupart des traitements sur le maxillaire supérieur peuvent être effectués lorsque le patient est couché à plat ou légèrement incliné. Lorsque la visibilité est mauvaise, il est souvent nécessaire d'abaisser le patient ou de placer sa tête en arrière afin d'obtenir un meilleur angle de vue. Les traitements endodontiques sont généralement effectués en vision indirecte à l'aide d'un miroir. Ici, déplacer la tête du patient de 10 à 20 degrés vers l'arrière améliore la visibilité. Il est en général inutile pour le praticien de changer de position ou de déplacer le MO. Déplacer la tête du patient vers la gauche ou la droite est suffisant. Dans de nombreux cas, cela permet d'obtenir une vue directe de la zone de traitement. La position inclinée de la tête du patient peut être stabilisée à l'aide d'un appui-tête ou de coussins en mousse à mémoire de forme, qui serviront de supports pour la tête et le cou.

Positionnement du microscope et mise au point

Après avoir établi les positions du praticien et du patient, il faut placer le MO dans la bonne position. Une fois la source lumineuse allumée, le microscope doit être manœuvré afin que le cercle lumineux éclaire la zone de travail. L'opérateur déplace le corps du microscope à peu près jusqu'à la distance de travail, puis, en regardant par l'oculaire, il déplace le microscope de haut en bas jusqu'à ce que la zone de travail devienne nette.

L'oculaire inclinable est alors réglé de façon que la tête et la colonne vertébrale de l'opérateur puissent maintenir une position confortable, avec la zone de travail mise au point. Pour que le praticien puisse travailler dans une position ergonomique correcte, le MO doit être réglé sur la bonne distance de travail ou être équipé d'un varioscope.

En général, le MO est positionné perpendiculairement au sol. Cette position est indiquée pour de nombreuses situations cliniques. S'il n'est pas perpendiculaire au sol, cela change la position du praticien et entraîne une inclinaison latérale de la tête. Cela se traduit par une surcharge statique de la colonne cervicale.

Les principaux inconvénients des microscopes opératoires sont dus à des erreurs de positionnement ou des compétences ergonomiques insuffisantes du praticien. Il est toujours nécessaire de contrôler que l'ergonomie est correcte afin de travailler avec le moins de muscles possible en tension.

Impact de l'utilisation prolongée du microscope chez le praticien

Si de toute évidence le MO constitue une avancée majeure dans la pratique dentaire, il peut, s'il est mal utilisé, présenter un risque pour l'utilisateur régulier.

L'impact de l'usage régulier d'un microscope opératoire peut se manifester de différentes façons.

Impact oculaire

Mal réglé, l'usage d'un dispositif optique grossissant peut devenir une source de migraine, de fatigue visuelle, voire d'une réduction de l'acuité visuelle. Les différents facteurs qui interviennent peuvent être individuels et/ou professionnels (environnement physique, matériel utilisé, aménagement du poste de travail et longues séances avec fixité du regard).

Le microscope doit toujours être couplé à l'usage d'un scialytique et d'un plafonnier afin de prévenir l'éblouissement de contraste.

Impact musculaire et articulaire

Les chirurgiens-dentistes souffrent de douleurs au niveau du dos et du cou et ces douleurs sont attribuées, dans de nombreux cas, à leur position de travail [1]. L'utilisation des aides visuelles contribue à diminuer ce risque de douleurs neuromusculaires mais peut, en cas de mauvais réglage, les aggraver.

Troubles musculo-squelettiques (TMS)

Le MO, correctement utilisé, permet une position de travail relativement neutre. On peut ainsi garder la même position plus longtemps sans souffrir d'une gêne due à la quasi-immobilité de la posture. On peut donc déduire que son usage correct

1. Rucker LM, Sunell S. Ergonomic risk factors associated with clinical dentistry. *J Calif Dent Assoc* 2002 ; 30 : 139-148.

doit prévenir l'apparition des TMS. Cependant, il existe très peu d'études réalisées sur l'apparition des TMS avec l'usage du microscope opératoire. De la même manière, aucune étude à ce jour n'a démontré scientifiquement que l'utilisation du microscope opératoire était source de trouble ou d'inconfort physique.

Le microscope, contrairement aux autres aides optiques, nécessite de la part du praticien une manipulation demandant un engagement physique. Le positionnement et le repositionnement du microscope de sa position d'attente vers sa position de travail et inversement sont effectués de façon très régulière par le praticien. Ces manipulations peuvent être source de mouvements à risque. Ainsi, si le microscope est mal positionné dans sa position d'attente (trop loin, trop haut) ou dans sa position de travail (trop bas, trop haut), le praticien devra fournir des efforts potentiellement à risque au long cours pour sa santé posturale.

Si les vis et freins mécaniques sont trop serrés, l'ensemble se trouve rigidifié. Cette raideur peut impacter physiquement le praticien qui, à chaque utilisation, devra fournir un effort supplémentaire pour déplacer le microscope.

Dentisterie à quatre mains et microscope

Pour permettre des processus de travail efficaces et sans heurts lors de l'utilisation du microscope opératoire, une harmonie parfaite doit exister entre le praticien et l'assistante. Cela ne se fait pas en un jour et demande, de la part des deux acteurs, patience et volonté de s'harmoniser.

Avant le début du traitement, les instruments microchirurgicaux, les biomatériaux, les appareils à ultrasons, les ordinateurs, les radiographies numériques et les scanners, etc., devront être placés de façon que l'assistante n'ait pas à se lever durant l'acte opératoire.

Zone de travail de l'assistante lors du travail sous microscope

L'accès à l'ensemble du plateau technique nécessaire aux traitements doit pouvoir se faire facilement et sans utiliser plus d'un mouvement de classe III. C'est pourquoi, comme pour les traitements à l'œil nu ou avec les loupes, nous recommandons de placer une tablette mobile à la portée de l'assistante avec tout le matériel nécessaire à la réalisation de l'acte. Cela est confirmé par les travaux de Carr[1], qui préconise le placement d'une large tablette mobile au niveau de la tête du fauteuil côté assistante. Il faut également dégager la zone de transfert d'instruments afin de permettre le passage fluide des instruments à l'opérateur. La communication entre le praticien et l'assistante doit être extrêmement claire pendant le transfert d'instruments. Selon l'expérience de l'équipe, cela peut se faire de façon verbale ou non verbale. Le praticien ne pouvant quitter des yeux le champ opératoire, l'instrument doit lui être remis avec la plus grande précision et une prise en main assurée. Sinon il y a un risque de blessure avec les instruments tranchants.

1. Carr GB, Murguel C. The use of the operating microscope in endodontics. *Dent Clin North Am.* 2010 ; 54 (2) : 191-214.

En théorie, l'assistante dentaire devrait être en mesure de voir exactement ce que voit l'opérateur. C'est pourquoi certains fabricants proposent des tubes de co-observation. Cependant, sur un plan pratique, dans la mesure où les distances de travail sont individuelles, il arrive souvent qu'il existe des différences entre les distances de travail du praticien et de l'assistante. Cela oblige cette dernière à adopter des positions non ergonomiques. Aussi, de nombreux cabinets n'utilisent pas la co-observation, et l'assistante, après une période d'adaptation, reste à l'œil nu.

Une variante consiste pour l'assistante à regarder un écran retransmettant l'image captée par le microscope. Une vue plus libre est alors offerte à l'assistante qui, tout en gardant un regard dirigé vers l'infini, possède dans son champ de vision périphérique un accès à l'ensemble du plateau technique. Cela, bien entendu, ne peut être réalisé sans un entraînement assidu.

Rôle de l'assistante

Le rôle de l'assistante est fortement accru lors de l'usage du microscope. Son travail précis durant l'aspiration est un gage de sérénité et d'optimisation du travail pour le praticien du fait de la nécessité d'un travail en vision indirecte.

Le désembuage réalisé par l'aspiration et la soufflette de l'assistante permet au praticien de maintenir plus longtemps son focus lors de l'utilisation d'instruments rotatifs ou ultrasonores nécessitant l'usage d'un spray air/eau. L'assistante doit utiliser sa main gauche. En réalité, le travail reste le même que sans aides visuelles ou avec des loupes. Simplement les gestes doivent être plus précis.

Pour Trudeau cité par Giess [1] (2015), les « incontournables » du travail sous microscope pour une assistante sont :

- savoir se positionner face au microscope après l'installation du patient et avant les réglages du praticien ;
- savoir lire les signaux manuels du praticien ;
- savoir nettoyer (soufflette air/eau) le miroir et le remplacer ;
- savoir précourber dans les cas simples les limes endodontiques ;
- savoir transférer l'irrigant canalaire, manipuler les instruments rotatifs et savoir donner la seringue anesthésique en maintenant une aspiration efficace.

La connaissance des séquences opératoires permet à l'assistante d'anticiper les besoins du praticien. Idéalement, elle doit éviter au praticien de quitter la vision microscopique du champ opératoire.

Conseils utiles pour la mise en œuvre du travail sous MO

- **Attention de ne pas placer le fauteuil trop haut** : si la hauteur du fauteuil est trop élevée, le MO devra également être positionné plus haut afin de pouvoir se concentrer sur le champ opératoire.

•••

1. Giess R. « Le microscope opératoire en endodontie : applications cliniques ». Thèse pour le diplôme d'état de docteur en chirurgie dentaire, 2017. Université de Lorraine.

- **Demandez au patient de placer sa tête le plus haut possible sur la têtière** : la tête du patient sera ainsi plus proche de vous, et cela vous évitera de pencher la tête vers l'avant. C'est aussi ce à quoi peuvent servir les oculaires extensibles qui rapprochent encore plus les oculaires de l'opérateur, réduisant encore davantage l'inclinaison du cou vers l'avant.
- **Déplacez souvent la tête du patient** : au lieu de bouger vous-même ou encore de tourner ou incliner le MO, demandez au patient de déplacer sa tête. Par exemple, pour visualiser les dents maxillaires postérieures, demandez au patient de mettre sa tête en arrière (menton haut). De même, tournez sa tête à gauche ou à droite selon le quadrant traité. C'est ce que nous recommandons même lorsque le MO n'est pas utilisé.
- **Travaillez en vision indirecte en utilisant un bon miroir dentaire** : les dents postérieures maxillaires et mandibulaires sont impossibles à traiter en vision directe dans une position entre 11 h et 12 h 30.
- **Utilisez systématiquement la digue :** cela évitera la formation de buée sur le miroir. Elle permet aussi de maintenir les tissus mous rétractés, offrant ainsi un large champ de travail.

Choix du microscope

Le choix d'un MO n'est pas quelque chose de simple. Il est non seulement déterminé par le type d'exercice souhaité, mais également par la taille de la salle de soins, par le type d'implantation, par la nécessité d'une assistante en permanence, par le budget et bien d'autres paramètres. Dans tous les cas, il représente un changement de philosophie de travail et entraîne une nécessaire réorganisation.

Quel que soit le microscope choisi, il devra être adapté à la pratique dentaire :

- maniabilité ;
- position de travail assise ;
- profondeur de champ importante ;
- travail en vision indirecte dans 80 % des cas ;
- assistance opératoire indispensable ;
- nécessité d'une source lumineuse puissante.

Lors de l'achat d'un microscope, les paramètres suivants sont impérativement à prendre en compte : la qualité optique, le degré de grossissement, l'illumination, l'ergonomie, l'installation du microscope (montage au sol, au mur, au plafond, sur le fauteuil...), la documentation (possibilité de connecter des dispositifs vidéo et photo), l'hygiène, et enfin le coût.

Applications cliniques pour l'utilisation des loupes et du microscope

Les applications cliniques des aides optiques (loupes et microscopes) ne cessent de se développer. Elles trouvent une justification dans la plupart des disciplines dentaires. Elles permettent d'obtenir un bénéfice qualitatif pré, per et postopératoire. Les avantages cliniques sont quasiment les mêmes pour les loupes et le microscope opératoire. La différence essentielle réside dans l'importance du grossissement, permettant de déceler plus précisément, pour le microscope, certaines pathologies ou de poser un diagnostic plus finement. Dans tous les cas de figure, quelle que soit l'aide visuelle, elle permet toujours d'obtenir de meilleurs résultats cliniques qu'à l'œil nu.

Les indications pour l'utilisation des aides visuelles sont très nombreuses et on pourrait dire que tous les traitements dentaires, à l'exception des prothèses mobiles, pourraient être réalisés avec elles.

Impact des aides visuelles sur les TMS

Les effets musculo-squelettiques et posturaux des aides visuelles sont détaillés au *chapitre 14*.

Les TMS représentent l'un des risques professionnels les plus répandus dans la profession dentaire. Or, depuis 1998 et les travaux de Lance Rucker [1], nous avons des preuves solides que la pratique clinique peut être parfaitement confortable grâce aux aides visuelles.

En conclusion : rôle des aides visuelles dans le traitement des TMS

Les aides visuelles sont supposées réduire le risque de TMS en raison d'une part de la distance de travail des loupes de grossissement et de la conception des microscopes opératoires, et d'autre part des angles d'inclinaison des loupes.

L'une des règles les plus fondamentales en ergonomie est que tout dispositif, quel qu'il soit, doit s'adapter aux besoins anatomiques et physiologiques de l'utilisateur, et non l'inverse. L'utilisation des aides visuelles, loupes ou microscope, ne déroge pas à cette règle.

1. Rucker LM, Boyd MA. Optimizing dental operatory working environment. In : Murphy D (ed). Ergonomics and the dental care worker. Washington DC : American Public Health Association, 1998 : 301-318.
Rucker LM, Sunell S. Ergonomic risk factors associated with clinical dentistry. *J Calif Dent Assoc* 2002 ; 30 (2) : 139-148.
Rucker LM. Surgical telescopes : posture maker or posture beaker ? In : Murphy D (ed). Ergonomics and the dental care worker. Washington DC : American Public Health Association, 1998 : 191-216.
Rucker M, Beattie C, McGregor C, Sunell S, Ito Y. Declination angle and its role in selecting surgical telescopes. *J Am Dent Assoc* 1999 ; 130 : 1096-1100.
Van As GA. Digital documentation with the dental operating microscope. *Pract Proced Aesthet Dent* 2004 ; 16 (3) : 6-7.

L'augmentation du grossissement a amélioré la réalisation des traitements dans pratiquement toutes les disciplines. Elle entraîne une meilleure ergonomie, une meilleure visibilité pour le praticien, avec pour conséquence une augmentation de la précision. Cela permet un meilleur diagnostic et la réalisation de meilleurs traitements. C'est pourquoi la profession dentaire doit se préparer à l'avenir en mettant davantage l'accent sur l'utilisation régulière des loupes et du microscope opératoire dans la pratique quotidienne.

Cependant, **le réglage des aides visuelles doit être d'une extrême précision**. À défaut, le risque de problèmes ergonomiques sera important. Votre bien-être, la qualité de vos traitements et votre efficacité seront diminués. Nous serons loin de l'Ergofficacité®.

Concernant les loupes, rappelons ici que l'une des caractéristiques essentielles est leur bon angle d'inclinaison.

La gamme des aides visuelles est large et, parfois, il est difficile d'en comprendre toutes les subtilités. Cependant, la catégorisation en loupes galiléennes, loupes képlériennes (prismatiques) et microscope est fondamentale. Il est également nécessaire de savoir, lors du choix, qu'il y a toujours un compromis entre l'optique et l'ergonomie.

Sur un plan pratique, fidèles à notre recommandation depuis de nombreuses années, nous recommandons une approche progressive pour l'intégration des aides visuelles dans votre cabinet :

- la première étape fondamentale est la maîtrise parfaite du travail à quatre mains. Aucune aide visuelle ne pourra être optimisée sans un binôme praticien-assistante hautement formé au travail à quatre mains ;
- la deuxième étape consiste en l'utilisation de loupes galiléennes relevables parfaitement adaptées au début de l'apprentissage des aides visuelles. Elles permettront au praticien non initié de s'habituer aux dispositifs de grossissement sans courbe d'apprentissage excessive ;
- l'étape suivante est l'utilisation de loupes képlériennes pour la réalisation de travaux plus précis sur un champ de vision plus étroit ;
- enfin, l'étape ultime est l'intégration du microscope opératoire, dont la mise en place entraîne une réorganisation complète du cabinet.

Comme déjà évoqué, l'utilisation d'aides visuelles entraîne un changement de philosophie de la pratique dentaire et doit être mûrement préparée. Dans ce domaine, la hâte est toujours mauvaise conseillère. Prenez le temps de vous informer largement, profitez-en pour vous former au travail à quatre mains, testez sur les patients les différents systèmes et soyez surtout attentif au confort que vous ressentez dans les phases de tests.

IV

Préserver sa santé

16

La prévention : seule méthode efficace pour une carrière sans pathologies musculo-squelettiques

Rappelons ici que les pathologies musculo-squelettiques les plus fréquentes au cabinet dentaire sont les maux de tête, les douleurs du cou et des épaules, les maux de dos et les pathologies du poignet.

De nombreux troubles musculo-squelettiques peuvent potentiellement mettre fin à une carrière dentaire. Les mauvaises habitudes de travail, de mauvaises postures ainsi que des équipements et des instruments inadaptés peuvent contribuer à ces troubles liés à l'activité.

Ces pathologies concernent, entre autres, pour ne citer que les plus courantes :
- les douleurs chroniques du bas du dos ;
- les tensions et douleurs dans le cou ;
- les douleurs des épaules ;
- le syndrome du canal carpien.

Quelle est l'origine de votre douleur ?

Les données obtenues par une enquête[1] réalisée sur la base du sondage de la population des praticiens corroborent les données de l'expérience et des autres études réalisées sur ce thème. Le chirurgien-dentiste est un professionnel particulièrement exposé au risque lombalgique. Sa charge de travail et les positions qu'il utilise au cours de celui-ci rendent compte de cette vulnérabilité. Le travail en vision directe lorsqu'il concerne le maxillaire est également un facteur qui pèse très lourd dans le bilan rachialgique.

L'addition de ces facteurs ne permet pas de maintenir l'intégrité rachidienne. Il s'ensuit qu'aucun praticien ne se trouve à l'abri de cette affection, même si son capital morphologique initial est irréprochable.

1. Ginisty J. Résultats de l'enquête relative aux maladies professionnelles des chirurgiens-dentistes. *Bull. Acad. Natle Chir. Dent.* 2002, 45-4.

L'altération de celui-ci peut concerner :
- les structures d'amortissement que sont les disques intervertébraux ;
- les guides des mouvements de la colonne vertébrale représentés par les facettes articulaires ;
- les ligaments passifs ;
- les ligaments actifs que sont les muscles.

En résumé, il apparaît donc que les douleurs d'origine musculo-squelettique proviennent de sources extrêmement variées, incluant la prédisposition génétique, l'environnement, les blessures antérieures et l'âge.

Bien sûr, vous n'avez que très peu de contrôle sur ce dernier facteur, mais il vous est possible de maîtriser les autres causes des TMS, comme les postures statiques prolongées, la répétition de mouvements, un éclairage insuffisant, un mauvais positionnement de la tête du patient par rapport au praticien, un stress mental, un équipement inadapté et, enfin, une mauvaise condition physique *(voir chapitre 2 : fig. 2.3)*.

S'ils sont ignorés, les facteurs de risque peuvent se transformer en dommages structurels irréversibles pour la personne. Ces dommages peuvent commencer par des microtraumatismes, qui surviennent sur une base quotidienne. Ils peuvent même passer inaperçus durant des mois voire des années avant d'aboutir à une douleur perceptible.

Rappelons encore ici le risque constaté le plus fréquemment en dentisterie : les postures statiques prolongées.

En France, aucun enseignement de l'ergonomie ni des positions de travail n'existe dans les facultés. C'est la raison pour laquelle nous constatons de façon quasiment systématique des erreurs basiques dans la plupart des cabinets, avec parfois des conséquences qui peuvent bien entendu être catastrophiques. Si on ajoute à cela une mauvaise capacité à travailler en vision indirecte entraînant des torsions de la colonne vertébrale, une extension inappropriée du coude et une compression de l'abdomen, nous avons là un cocktail détonant pour l'apparition de troubles musculo-squelettiques.

L'ergonomie préventive : la meilleure des assurances

L'ergonomie préventive en pratique quotidienne peut avoir un impact majeur sur la vie professionnelle dentaire. Les avantages d'une ergonomie préventive sont les suivants :
- gestion efficace des réductions des douleurs d'origine musculo-squelettique ;
- prévention des blessures d'origine professionnelle ;
- augmentation des niveaux d'énergie et de productivité ;
- diminution du stress professionnel ;
- amélioration du moral de l'équipe ;
- réduction du nombre d'arrêts maladie ;
- amélioration de la qualité de vie et de la satisfaction professionnelle ;
- allongement de la durée de la carrière.

Il est intéressant de constater que souvent les praticiens ne s'intéressent aux problèmes musculo-squelettiques que lorsqu'ils ont entraîné des problèmes de douleurs aiguës. Heureusement, de plus en plus de professionnels comprennent l'intérêt d'un programme d'ergonomie préventive.

17

Rester en bonne santé

Santé et forme physique

Une bonne santé est essentielle pour exercer la dentisterie sans risques. Mais nous irons plus loin car l'exercice de la dentisterie est particulièrement stressant et peut être source de nombreux problèmes de santé. C'est pourquoi nous vous encourageons à **être en bonne condition physique**. Ce qui signifie un peu plus qu'**être en bonne santé**.

Vous trouverez dans l'encadré *page 270* les 10 recommandations pour maintenir une bonne santé.

La **condition physique** est définie comme la capacité du corps à fonctionner efficacement. C'est se sentir en pleine forme et être à son meilleur niveau.

Cela est possible :

- en pratiquant une activité physique régulière **adaptée à ses capacités** ;
- en accordant une grande attention à la **récupération** ;
- en veillant à une hygiène de vie compatible avec l'exercice de la profession.

La condition physique n'est pas liée à votre niveau de performance. Il n'est pas question de devenir un champion. Il s'agit d'exercer notre profession en restant en bonne santé le plus longtemps possible. Vous pouvez être en bonne condition physique tout en ne pratiquant des exercices que chez vous.

Si vous n'êtes pas en bonne condition physique, **les risques de blessures sont plus importants**.

N'oubliez pas de toujours consulter votre médecin avant de commencer un programme d'exercices. Il est conseillé, à tout âge, de réaliser des tests réguliers pour évaluer sa condition physique. Dans le cadre de la pratique dentaire, nous recommandons les tests suivants :

- évaluation de votre **capacité cardio-respiratoire**, avec des tests de marche ou sur bicyclette ergométrique, vous permettant de connaître votre fréquence cardiaque cible (FCC). À l'aide d'un cardio-fréquence-mètre, vous mesurerez facilement votre fréquence cardiaque. Grossièrement, votre fréquence cardiaque maximale (FCM) est la différence entre 220 et votre âge. Pour un exercice de haute intensité, votre fréquence cardiaque cible ne doit pas dépasser 85 % de votre FCM. Pour un exercice de faible intensité, votre fréquence cardiaque cible sera de 60 % de votre FCM. Ainsi, si vous avez 35 ans, votre fréquence cardiaque cible pour un exercice de faible intensité sera de

111 battements par minute pendant l'activité, avec un niveau d'entraînement de 60 % de votre FCM[1] :
  - FCM = 220-35 (âge) = 185 ;
  - FC cible = 185 × 0,60 = 111 battements/minute ;
- évaluation de votre **souplesse**, qui se mesure à l'aide de tests simples comme l'amplitude des articulations ;
- **index de masse corporelle** ou pourcentage de graisse de l'organisme : cela donne une idée précise de la surcharge pondérale.

La condition physique

La condition physique peut être divisée en deux domaines : la condition cardio-respiratoire et la condition musculaire.

Aptitude cardio-respiratoire

C'est l'aspect de la condition physique le plus important en dentisterie. L'aptitude cardio-respiratoire est déterminée par la capacité du cœur et des vaisseaux sanguins à transporter l'oxygène des poumons vers les tissus de l'organisme. Lorsque l'oxygène est transporté efficacement, le flux sanguin peut également être transporté plus efficacement vers les organes et les systèmes du corps. Or, lors des PSP (postures statiques prolongées), fréquentes lors de la réalisation des traitements dentaires, cet apport ne se fait pas correctement, voire plus du tout. C'est pourquoi une bonne condition cardio-respiratoire peut contribuer à réduire les tensions musculaires tout en permettant une performance optimale. Il a été démontré[2] que l'activité aérobie soulage les douleurs musculaires et peut prévenir les dysfonctionnements musculo-squelettiques et le stress.

Forme musculaire

La forme musculaire joue un rôle différent dans le fonctionnement de l'organisme. Une bonne condition physique musculaire fait référence à la faculté du muscle à fonctionner à sa capacité maximale. Elle peut également impliquer la capacité du muscle à optimiser son amplitude de mouvement. L'amplitude et la souplesse peuvent être altérées par des blessures ou de mauvaises positions qui raccourcissent les structures en plaçant les tendons dans des positions raccourcies.

Il est recommandé d'effectuer plutôt un exercice physique modéré, à 80 % de la fréquence cardiaque maximale, pendant au minimum 30 minutes, 3 ou 4 fois par semaine. Les exercices modérés sont même préférables aux exercices vigoureux, qui sollicitent les groupes musculaires de manière agressive et risquent ainsi d'épuiser le corps. Si vous êtes passionné par un sport, cela ne doit évidemment pas vous empêcher de le pratiquer à fond, à condition de respecter scrupuleusement les

1. Vous trouverez sur Internet des méthodes de calcul plus précises, dont la méthode Karvonen, qui est la plus connue.
2. Booth J, Moseley GL, Schiltenwolf M, Cashin A, Davies M, Hübscher M. Exercise for chronic musculoskeletal pain : A biopsychosocial approach. *Musculoskeletal Care* 2017 ; 15 (4) : 413-421.

plans d'entraînement et d'effectuer consciencieusement les étirements pré et surtout postentraînements ou compétitions.

La pratique régulière d'un exercice physique permet d'améliorer la santé, de diminuer le stress et apporte une plus grande satisfaction au travail. Le mouvement permet aux articulations de rester lubrifiées pour une amplitude de mouvement souple et efficace. Il favorise également la santé de la colonne vertébrale, car les disques vertébraux ont besoin de bouger pour assurer l'échange de fluides.

On ne devrait pas faire d'exercice sans s'étirer de manière adéquate et sûre, à la fois en guise d'échauffement et en fin de séance. L'objectif est d'étirer et de renforcer les muscles et de conditionner votre corps. Point important : les exercices doivent favoriser l'alignement et équilibrer les deux côtés de votre corps. En effet, la pratique dentaire a tendance à privilégier l'utilisation d'un seul côté pendant la journée de travail.

Attention : en raison de leur vulnérabilité aux déséquilibres musculaires, tous les exercices de renforcement ne sont pas nécessairement de bons exercices pour les professionnels dentaires.

Une étude [1] finlandaise sur les chirurgiens-dentistes a démontré qu'il est préférable de choisir des exercices d'endurance plutôt que des exercices de renforcement musculaire : « *(...) le manque de force musculaire est rarement un facteur critique (...) même chez les dentistes femmes. Si une plus grande force musculaire peut protéger contre la surcharge dans les professions où des forces externes plus importantes sont fréquemment appliquées, elle ne semble pas protéger contre les symptômes causés par les charges posturales statiques.* »

Remarque : il est conseillé de consulter votre médecin lorsque vous commencez un nouvel exercice, surtout s'il s'agit d'un exercice de renforcement musculaire.

Au-delà des étirements, nous vous proposons dans les chapitres suivants de cet ouvrage une série d'exercices ainsi que différents sports adaptés au maintien d'une bonne condition physique dans le cadre de la profession dentaire.

1. Lehto TU, Helenius HY, Alaranta HT. Musculoskeletal symptoms of dentists assessed by a multidisciplinary approach. *Community Dent Oral Epidemiol* 1991 ; 19 (1) : 38-44.

10 conseils pour améliorer sa santé

1. Surveiller son alimentation.
2. Pratiquer une activité physique régulière.
3. Boire plus d'eau.
4. Mieux dormir.
5. Prendre le temps de se détendre.
6. Sortir et voir du monde.
7. Avoir une attitude positive.
8. Éviter le tabac.
9. Remplacer le café par le thé.
10. Limiter la position assise au travail.

18

Les 3 P d'une bonne forme physique au cabinet

Pour maintenir le bien-être musculo-squelettique en dentisterie, il est utile de comprendre trois concepts de base qui ont un impact sur chaque partie de votre corps.

- **P**osture sur le siège opérateur : posture neutre (la position neutre de la tête est l'oreille au-dessus de l'épaule lorsqu'elle est vue de côté).
- **P**ositionnement du patient : il s'agit du bon positionnement du patient au fauteuil pour maintenir ces postures neutres.
- **P**ériodicité des étirements : importance des étirements et des mouvements périodiques (pour éviter les microtraumatismes).

Changements fréquents de position

Les postures statiques prolongées étant l'une des principales causes de TMS, essayez de changer fréquemment de position autour de la tête du patient. Chaque fois que vous bougez, vous déplacez subtilement la charge de travail d'un groupe de muscles à un autre. Cela réduit les risques de développer une ischémie musculaire. Essayez de passer un peu plus de temps dans les positions « 11 heures à 1 heure » et moins dans les positions « 8 heures à 10 heures ».

Pour certains actes, quelques praticiens trouvent la position debout plus ergonomique que la position assise.

Étirements périodiques au fauteuil

Il est important de réaliser des pauses fréquentes pour s'étirer et bouger. Il a été démontré qu'il est préférable de réaliser une pause et des étirements 1 minute par heure plutôt que 10 minutes en fin de journée. En l'occurrence, le nombre est plus important que la durée. En effet, les étirements réguliers agissent comme des rupteurs de tension qui empêchent celle-ci de s'installer durablement. Rappelons que ce sont les postures statiques prolongées (PSP) qui provoquent des microtraumatismes importants et peuvent entraîner des douleurs liées au travail et des TMS persistants.

En intégrant à votre journée de travail des pauses régulières pour vous étirer sur votre siège et pour bouger, vous vous engagez sur la voie d'une carrière plus longue et plus saine.

Le stretching au fauteuil est une stratégie qui permet de traiter presque tous les microtraumatismes résultant des PSP. Les étirements aident à **prévenir les déséquilibres musculaires** en maintenant une amplitude de mouvement normale et en améliorant la souplesse. Des étirements effectués dans le sens inverse des postures statiques gênantes et prolongées améliorent la flexibilité et aident à prévenir les déséquilibres musculaires à l'origine des douleurs.

Les étirements doux au fauteuil ont de multiples bienfaits :

- ils préviennent l'ischémie musculaire en augmentant le flux sanguin vers les muscles. Ils augmentent le flux sanguin qui amène l'oxygène et les nutriments vers vos muscles ;
- ils réduisent la formation de points de déclenchement douloureux ;
- ils préviennent la dégénérescence discale en augmentant l'apport de nutriments au disque ;
- ils sont également extrêmement relaxants.

Les étirements doivent donc être effectués au fauteuil mais également lors des déplacements au sein du cabinet. Ils impliquent une rotation, une flexion latérale ou une extension, généralement dans la direction opposée à celle dans laquelle vous travaillez habituellement.

Micropauses : le nombre est plus important que la durée

Il est important de faire de courtes pauses fréquentes (micropauses), par exemple entre deux rendez-vous avec des patients. Si vous restez assis pendant une longue période, il est important d'étirer les muscles de vos jambes en les redressant et en faisant bouger les chevilles et les pieds. La flexion et l'extension des pieds, la rotation des chevilles dans le sens des aiguilles d'une montre et dans le sens inverse, le soulèvement et l'abaissement des jambes et l'étirement du haut du corps derrière vous peuvent y contribuer.

Les praticiens qui réalisent des pauses naturelles au cours de leur journée de travail pour se reposer ou bouger ressentent nettement moins de douleurs et d'inconfort. Un programme de périodes de repos courtes et fréquentes est plus bénéfique qu'un autre avec de longues périodes de repos peu fréquentes. En effet, si ces ruptures de tension sont trop éloignées les unes des autres, le rythme des dommages dépassera celui de la réparation, ce qui entraînera finalement la dégradation des tissus. La durée d'un étirement prolongé de 15 ou 30 secondes est plus efficace que des étirements brefs et répétés de 5 secondes[1].

1. Valachi B. *Practice dentistry pain-free. Evidence-based strategies to prevent pain and extend your career.* Portland : Posturedontic Press, 2008 : 26-27.

Quand réaliser ces micropauses ?

- Praticiens :
  - alors que la pâte à empreinte est en train de durcir ;
  - pendant que l'assistante malaxe l'alginate ;
  - durant l'anesthésie ;
  - pendant les rendez-vous manqués ou entre deux patients.
- Assistantes :
  - pendant que le praticien sculpte un composite ;
  - pendant que le praticien réalise un entretien préclinique ;
  - pendant une visite de contrôle ;
  - pendant la prise d'empreinte par le praticien.

Vous pouvez également tirer profit d'un simple lever pendant une pause, d'une courte marche ou d'autres activités impliquant un mouvement pendant les pauses plus longues ou le déjeuner.

Comment s'étirer en toute sécurité

Il est impératif d'apprendre à s'étirer correctement. Un étirement mal réalisé peut en fait favoriser les blessures.

Tout d'abord, prenez la position de départ pour l'étirement ; inspirez profondément et expirez en augmentant lentement l'intensité de l'étirement jusqu'à un point de tension légère ou d'inconfort. Maintenez l'étirement pendant deux ou trois cycles respiratoires, puis relâchez lentement l'étirement et revenez à une position neutre. Répétez l'étirement, si vous en avez le temps. Effectuez les étirements dans les deux sens, même si un côté est plus tendu que l'autre. Si une tension bilatérale est présente, effectuez l'étirement principalement vers le côté le plus tendu pendant toute la journée de travail. À la maison, effectuez des étirements dans les deux sens. Évitez de vous étirer dans une zone douloureuse et arrêtez l'étirement s'il augmente la douleur. Le même étirement peut être effectué jusqu'à trois fois par jour.

Sélection d'étirements

Un programme d'étirement au fauteuil pour praticiens et assistantes dentaires devrait aider à prévenir les syndromes de douleur et les déséquilibres uniques auxquels ils sont prédisposés. Pour un bénéfice optimal, il est recommandé de rappeler les techniques d'étirement appropriées (fig. 18.1) en affichant des exemples d'étirement au cabinet sur des tableaux muraux. Des étirements réguliers, tant au fauteuil qu'à l'extérieur, constituent un important changement de style de vie qui vous mettra sur la voie d'une carrière plus longue et plus saine.

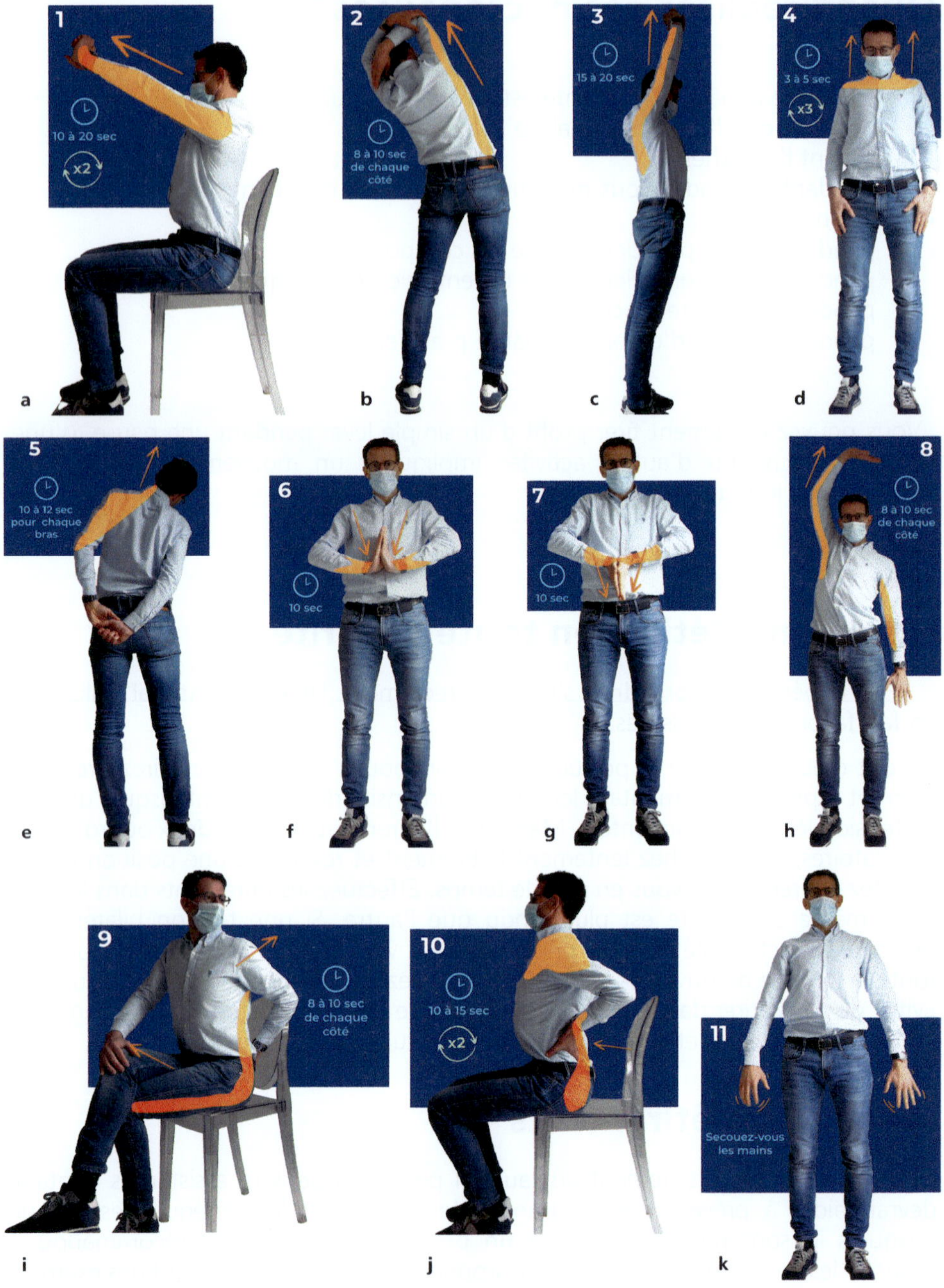

Fig. 18.1 Exemples d'étirements au fauteuil pour les professionnels de l'art dentaire (© Binhas Global Dental School)[1].

1. Adapté de Valachi B. *Practice dentistry pain-free. Evidence-based strategies to prevent pain and extend your career.* Portland : Posturedontic Press, 2008 : 26-27.

Rupture de vision

Pour faire une pause vis-à-vis des lumières et de la focalisation sur le champ opératoire (ou de l'ordinateur pour la secrétaire), placez légèrement la paume de vos mains sur vos yeux lorsqu'ils sont fermés. Maintenez cette position pendant environ 45 secondes. Vous pouvez également vous entraîner à **regarder de temps en temps** dans la direction opposée à votre travail, c'est-à-dire **vers le haut**, la pratique dentaire s'exerçant essentiellement avec les yeux vers le bas.

Fin d'une journée de travail

À la fin de votre journée de travail, choisissez des activités qui vous aident à vous détendre. Les techniques de réduction du stress – comme la relaxation audio, la méditation ou des activités comme les exercices aérobies 3 ou 4 fois par semaine – peuvent avoir un effet positif sur votre santé et votre bien-être. Vous pouvez également participer à des activités sportives en groupe, car elles peuvent aussi être amusantes et revigorantes.

Exercices hors cabinet pour les professionnels dentaires

Nul besoin d'être un sportif de haut niveau pour exercer la profession de chirurgien-dentiste ou d'assistante. Il a été démontré que l'exercice physique approprié est une intervention préventive efficace contre les douleurs du dos, du cou et des épaules. Un bon exercice peut prévenir les blessures, améliorer le confort et accroître la longévité de votre carrière. Un mauvais exercice peut aggraver les déséquilibres musculaires, augmenter la douleur ou raccourcir votre carrière.

Dans le cadre de votre programme d'exercices à domicile (ou en salle de sport), vous devez étirer les muscles spécifiques qui ont tendance à se contracter en cas de travail prolongé en position assise.

Votre programme d'étirement devrait inclure les muscles suivants :

- la musculature antérieure du cou ;
- les muscles trapèze supérieur et élévateurs des épaules ;
- les muscles de la poitrine ;
- les muscles fléchisseurs du poignet ;
- le muscle piriforme (qui va de la face pelvienne du sacrum à la limite supérieure du grand trochanter) du fémur (ce muscle peut comprimer le nerf sciatique) ;
- le muscle ilio-psoas.

Il a été démontré qu'une activité modérément intense, telle que la marche rapide, présente des avantages significatifs pour la santé (fig. 18.2). La marche rapide réduit le risque de maladies cardiovasculaires et pourrait même être plus bénéfique qu'une activité physique intense. Il est important de ne pas oublier de porter des chaussures appropriées. Certaines chaussures ou baskets conviennent mieux à une voûte plantaire basse ou haute. Choisir les bonnes chaussures peut aider à soulager les douleurs lombaires.

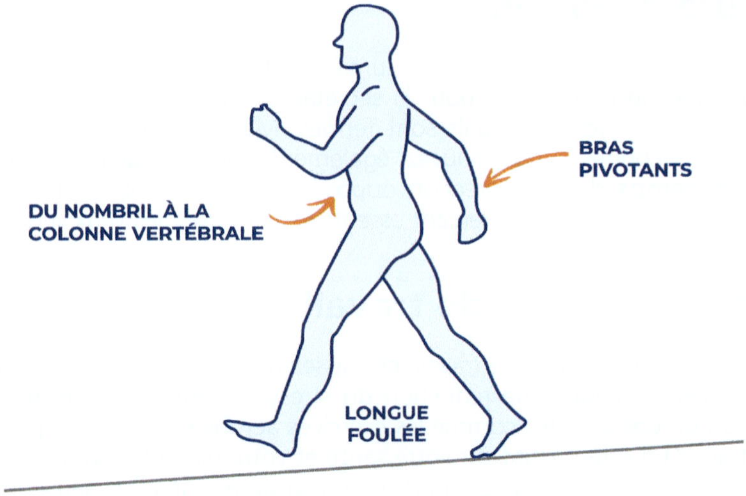

Fig. 18.2 La marche rapide en balançant les bras favorise l'activation musculaire cyclique et peut réduire les lombalgies (© Binhas Global Dental School).

En raison de la prédisposition aux déséquilibres musculaires des professionnels de santé dentaire, des exercices aérobies sont recommandés, comme la natation, la marche, ou le ski de fond. Il est conseillé de pratiquer régulièrement au moins deux types d'exercices aérobies, pour la variété et les avantages de l'entraînement croisé.

De nombreux praticiens et assistantes ont des préférences pour la course à pied ou le jogging. Il est important de bien respecter les phases d'échauffement et d'étirement postentraînement, de porter des chaussures appropriées et d'éviter autant que possible de courir sur du béton. De plus en plus de confrères et d'assistantes se rendent à vélo au cabinet. Il s'agit d'une excellente habitude car c'est un exercice aérobie sans risque pour les articulations s'il est pratiqué avec modération. En tout état de cause, vous serez beaucoup plus enclin à suivre un programme d'exercices si vous les appréciez et si vous y avez facilement accès. Aussi ne vous privez pas.

Comme déjà indiqué, les exercices aérobies doivent être pratiqués 3 ou 4 fois par semaine, ou plus, pendant au moins 30 minutes.

Exercices que tous les chirurgiens-dentistes devraient réaliser régulièrement pour rester en bonne santé[1]

Les positions statiques adoptées lorsque vous traitez les patients peuvent être compensées en effectuant les exercices et étirements suivants tous les jours, dans votre cabinet ou chez vous.

1. Extrait de Romelo Rodriguez – Oral Health Group. 6 Exercices All Dentists Should Regularly Data Stay Healthy.

Glissements muraux

Tenez-vous debout, le dos contre un mur. Gardez vos talons, vos fessiers, vos épaules et l'arrière de votre tête aussi près que possible du mur. Contractez légèrement vos abdominaux et rétractez vos omoplates vers l'arrière et le bas (serrez vos omoplates l'une contre l'autre et maintenez ce serrage pendant tout le mouvement). Placez l'arrière de vos bras, vos avant-bras et vos mains au-dessus de votre tête et sur le mur (fig. 18.3). Tout en maintenant ces trois points en contact avec le mur, essayez de faire glisser les trois points vers le bas et ramenez vos coudes sur les côtés, comme le montre la figure 18.4. Recommencez maintenant en faisant glisser vos mains vers le haut du mur et en gardant les trois points aussi près du mur que possible. Montez et descendez vos mains lentement le long du mur et essayez de répéter cet exercice 10 fois, 2 fois par jour.

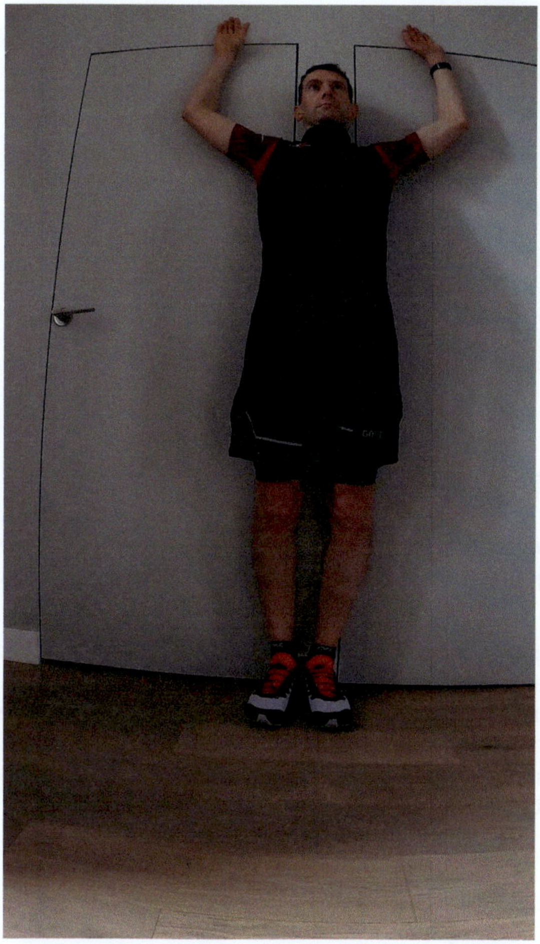

Fig. 18.3 Démonstration d'un glissement mural en position haute (© Binhas Global Dental School).

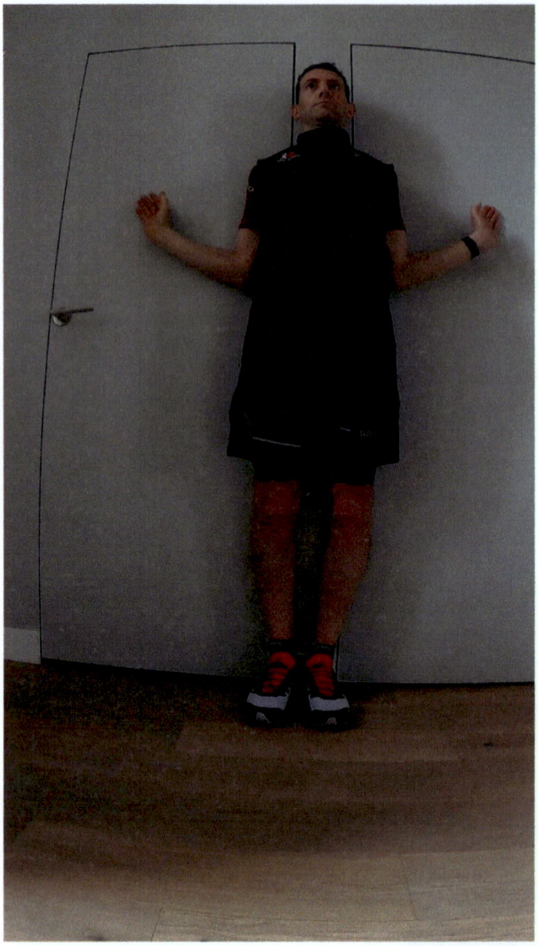

Fig. 18.4 Démonstration d'un glissement mural en position basse (© Binhas Global Dental School).

Étirement de la poitrine

Les muscles antérieurs des épaules peuvent devenir très tendus à force d'être arrondis vers l'intérieur toute la journée. Pour contrer cette contraction, nous devons étirer ces muscles.

Debout dans l'embrasure d'une porte, placez un pied en avant et levez vos bras pour placer l'intérieur de votre avant-bras et votre paume contre les côtés de la porte. Votre coude doit former un angle d'environ 90 degrés et vos bras doivent être parallèles au sol. Ramenez lentement votre poitrine vers l'avant jusqu'à ce que vous sentiez un léger étirement à l'avant de votre poitrine et à l'avant de vos épaules (fig. 18.5). Maintenez cet étirement léger pendant 30 secondes, 2 fois par jour.

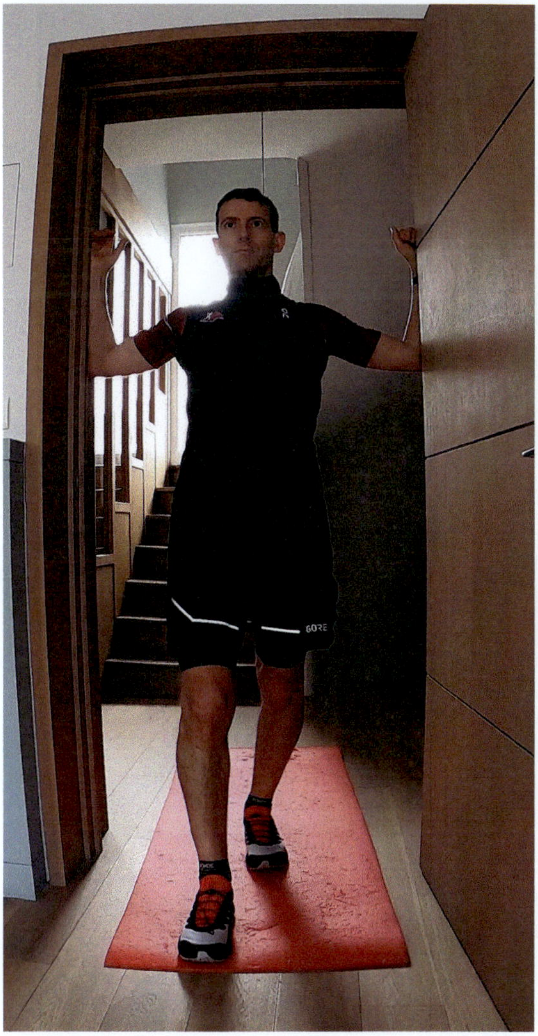

Fig. 18.5 Démonstration d'un exercice d'étirement de la poitrine (© Binhas Global Dental School).

Étirement des fléchisseurs de la hanche

Les fléchisseurs de la hanche sont un groupe de muscles situés à l'avant de vos hanches. Ils aident à amener vos genoux vers l'avant et vers le haut. Le fait d'être assis dans un fauteuil dentaire pendant de longues périodes entraîne un resserrement de ces muscles. Nous pouvons contrer cette contraction en étirant ces muscles de la façon suivante (fig. 18.6).

En vous tenant debout, le visage éloigné d'un objet stable qui se trouve à peu près à la hauteur du bas de votre fessier, pliez un genou et tendez le bras vers l'arrière pour placer le haut de votre pied gauche sur l'objet, tout en gardant vos genoux vers le corps et non pas écartés l'un de l'autre. Continuez à avancer votre pied droit pour qu'il soit légèrement en avant. Tenez-vous droit et penchez-vous

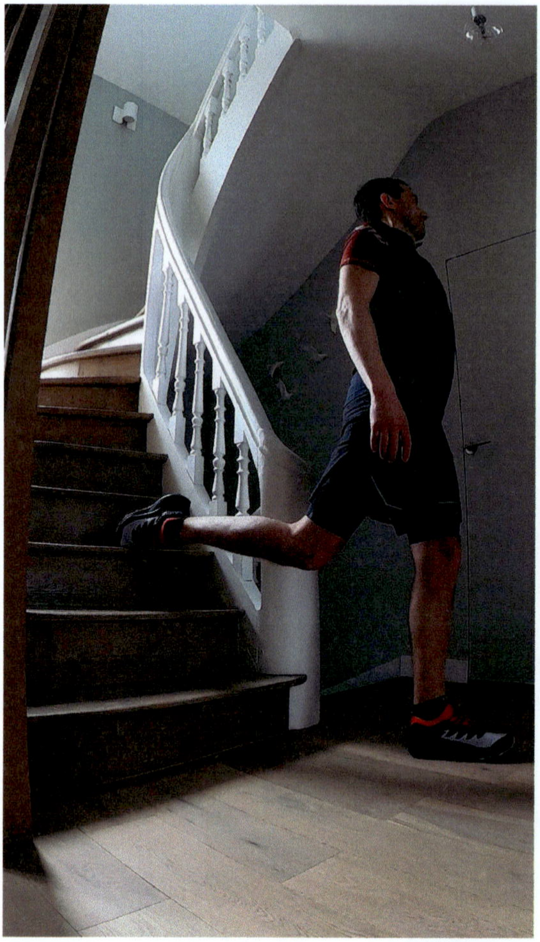

Fig. 18.6 Démonstration d'un exercice de flexion de la hanche (© Binhas Global Dental School).

légèrement en arrière en contractant votre fessier gauche. Vous devriez sentir un léger étirement à l'avant de votre hanche gauche. Maintenez l'étirement pendant 30 secondes 2 fois par jour et répétez l'exercice du côté droit. N'oubliez pas de ne pas trop l'étirer. Penchez-vous seulement légèrement en arrière et effectuez une légère contraction du fessier pour faciliter l'étirement.

Extensions thoraciques

Se pencher en avant lors du traitement des patients peut contribuer à une mauvaise posture de la colonne vertébrale, en allongeant et en affaiblissant cette zone. Lorsque cela se produit, notre colonne vertébrale s'arrondit et semble se recroqueviller. Les extensions thoraciques permettent de garder une posture droite et de maintenir la partie centrale de la colonne vertébrale en bonne santé et forte.

Commencez par placer vos mains et vos genoux sur le sol. Dans cette position à quatre points d'appui sur le sol, gardez votre paume gauche vers le sol, directement sous votre épaule gauche. Vos genoux doivent être pliés sur le sol avec un angle de 90 degrés. Vos hanches doivent être placées juste au-dessus de vos genoux. Placez votre paume droite sur l'arrière de votre tête et faites pivoter votre coude droit vers l'intérieur, en l'amenant aussi près que possible de votre coude gauche (fig. 18.7). Puis ouvrez votre colonne vertébrale en faisant pivoter votre coude droit pour l'éloigner de votre coude gauche. Tendez le coude droit jusqu'à la fin de votre amplitude et serrez vos omoplates derrière vous (fig. 18.8). Ensuite, faites pivoter votre coude droit pour le ramener vers le coude gauche. Répétez ces extensions thoraciques 10 fois de chaque côté.

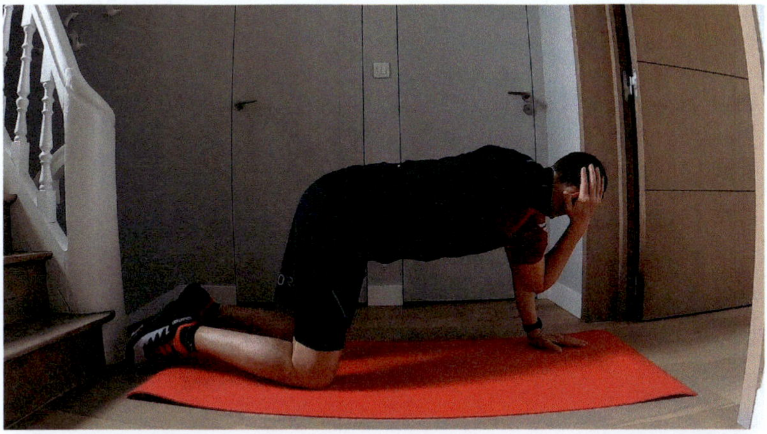

Fig. 18.7 Démonstration de la position de rotation vers l'intérieur d'une extension thoracique (© Binhas Global Dental School).

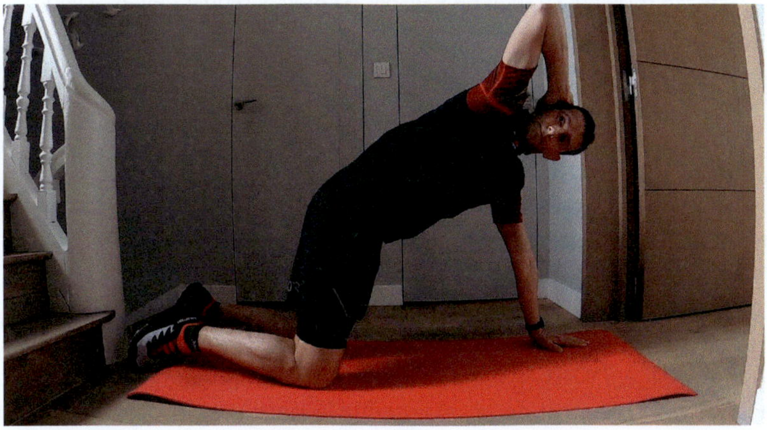

Fig. 18.8 Démonstration de la position d'extension complète d'une extension thoracique (© Binhas Global Dental School).

Gainage

Les problèmes de bas du dos sont très courants en dentisterie. Ils sont souvent le résultat d'une faiblesse du tronc, qui peut provenir de la position sur le fauteuil dentaire.

Le gainage est un excellent moyen de tester la force du tronc. Commencez par placer vos pieds sur le sol et vos coudes directement sous vos épaules. Soulevez ensuite vos genoux, vos hanches et votre poitrine du sol. Vous devez être en ligne droite des chevilles à la tête (fig. 18.9). Une fois dans cette position, il est important de garder une respiration constante et d'essayer de maintenir la position avant que votre corps ne se mette à trembler. Un objectif que vous pouvez envisager pour cet exercice de planche est de commencer par le tenir pendant 30 secondes, puis jusqu'à 2 minutes.

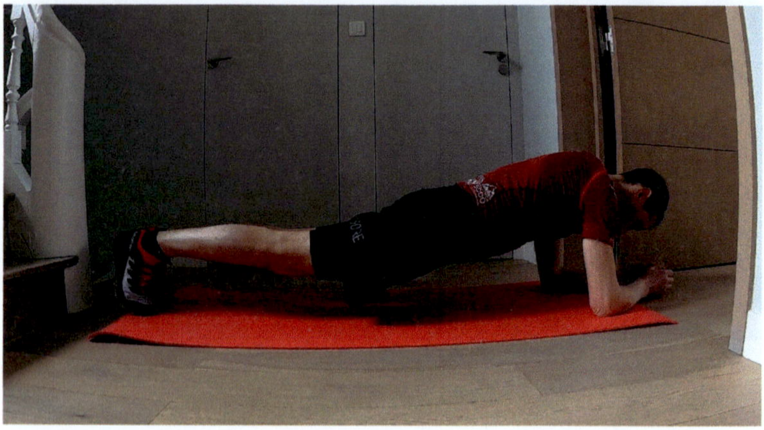

Fig. 18.9 Démonstration de gainage (© Binhas Global Dental School).

Levée de genou double

Un autre exercice permettant de renforcer un tronc affaibli est la double élévation des genoux. Souvent, les gens se lancent directement dans une levée de jambe droite, ce qui est trop pour ce dont ils ont besoin au début et peut-être beaucoup trop intense pour la colonne vertébrale. Je recommande de commencer par une position de genoux pliés.

Commencez par vous allonger sur le dos, les mains sur les côtés. Relevez vos cuisses de façon que vos hanches forment un angle de 90 degrés. Pliez ensuite vos genoux pour qu'ils forment également un angle de 90 degrés (fig. 18.10). C'est votre position de départ. À partir de là, maintenez la position des genoux à 90 degrés et abaissez lentement vos hanches jusqu'à ce que vos cuisses atteignent un angle de 45 degrés (fig. 18.11). Essayez de ne pas descendre plus bas que cela au début, car le bas de votre dos commencera à se cambrer et à décoller du sol. Il suffit de descendre les jambes aussi bas que possible pour que le bas de votre colonne vertébrale reste au sol. Essayez de faire deux séries de 10 répétitions, puis passez à 15 répétitions.

Grâce à ces exercices, vous pourrez maintenir une bonne posture et renforcer vos muscles abdominaux afin d'éviter toute gêne dans le bas du dos.

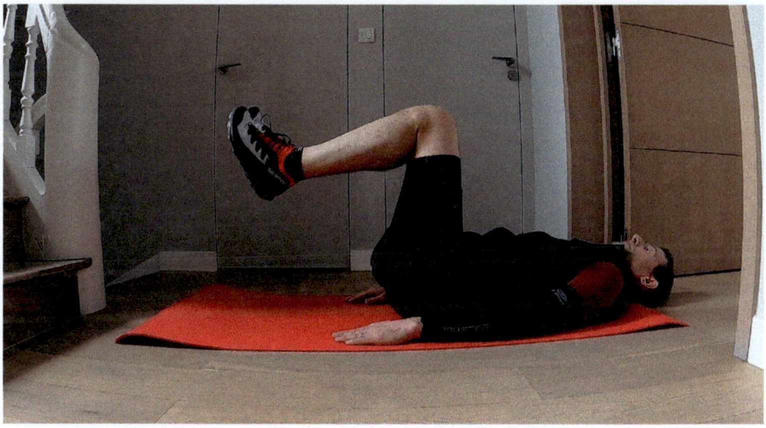

Fig. 18.10 Position de départ d'une double levée de genoux (© Binhas Global Dental School).

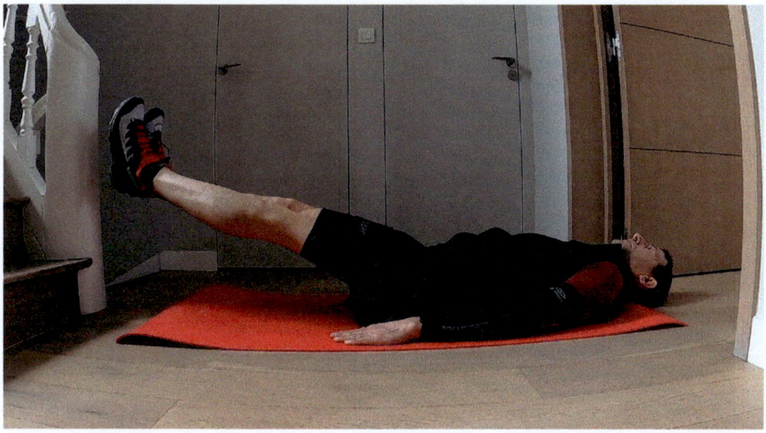

Fig. 18.11 Position finale d'une double levée de genoux (© Binhas Global Dental School).

19

Les sports recommandés et déconseillés pour les professionnels dentaires

En préalable : une mise en garde

C'est une fierté de la profession de constater que ces dernières années nous ont donné l'occasion de voir un certain nombre de chirurgiens-dentistes réaliser des performances de niveau mondial dans leurs spécialités sportives.

Nous ne nous adressons pas ici à ces sportifs de haut niveau mais bien à l'ensemble des praticiens, dont l'activité physique peut être plus ou moins intense mais toujours dans un cadre d'entretien de sa condition physique ou de compétitions occasionnelles. Le but n'est pas de viser la performance, en tout cas pas pour tout le monde. Il est simplement conseillé de rester mobile et actif.

La pratique d'un sport ne vient pas, en théorie, augmenter le risque de problèmes de dos. Toutefois, un sport mal pratiqué avec un matériel mal adapté peut provoquer des lombalgies aiguës, qui finiront par se traduire par des lésions définitives, conduisant à s'interroger sur le bien-fondé de la pratique du sport. Il est vrai que certains sports sont plus nocifs que d'autres, en entraînant des mouvements forcés en rotation, mal contrôlés, pouvant conduire à de véritables claquages du dos. D'autres, plus ou moins violents, peuvent entraîner des lésions irréversibles des disques intervertébraux. Cela ne signifie pas que vous ne pouvez pas les pratiquer. Simplement, il faut prendre conscience des répercussions sur votre dos et respecter certaines règles pour ne pas accentuer les douleurs :

- adopter un échauffement et un suivi postentraînement à la hauteur des risques ;
- effectuer les mouvements étape par étape en respectant son rythme ;
- se faire guider par un coach ou un entraîneur qui sauront donner de bons conseils sur les gestes et les postures, surtout au début de la pratique.

En vérité, poursuivre raisonnablement des activités sportives est souvent une bonne indication en cas de mal au dos. Contrairement à une croyance répandue, aucune activité sportive n'est à bannir, même lorsqu'on a mal au dos. Toute activité sportive peut être bénéfique. Tous les sports peuvent présenter des risques mais, bien pratiqués, ils peuvent permettre un maintien de la condition physique et une activité de détente. Le meilleur pour vous est celui qui vous apporte du plaisir.

En revanche, il est quelquefois nécessaire de modifier son geste sportif, voire son équipement ou les caractéristiques de son entraînement afin d'éviter la survenue de lombalgies chroniques. Choisir un sport adapté est très important.

Il nous est impossible d'aborder ici tous les sports. Nous nous contenterons de citer les meilleurs pour le dos ainsi que ceux plutôt déconseillés.

Les sports bons pour le dos

La natation

La natation est idéale pour les personnes souffrant de douleurs dorsales. Il s'agit d'un sport dit porté, permettant au corps de se retrouver dans un état semblable à l'apesanteur : le dos, et en particulier la colonne vertébrale, ne subit plus certaines contraintes liées à la compression des vertèbres, par exemple.

Cependant, toutes les nages ne sont pas bonnes pour le dos ! Évitez la brasse avec la tête hors de l'eau et la nage papillon qui augmentent la cambrure du dos. Préférez le *crawl*, la nage sur le dos ou la brasse coulée (tête dans l'eau), qui favorisent un bon positionnement de la colonne vertébrale, soulagent les douleurs et renforcent les abdominaux pour un meilleur maintien des lombaires.

Cependant, ce n'est pas toujours facile de se rendre à la piscine, et assez vite certains renoncent devant les contraintes. De plus, idéalement, comme pour tout sport pour les professionnels dentaires, il est recommandé de le pratiquer en plein air, ce qui est souvent difficile en hiver.

L'aquagym

L'aquagym est excellente pour soulager les douleurs musculaires et articulaires. Cette activité est particulièrement recommandée aux personnes en surpoids et aux femmes enceintes. Dans l'eau, le corps est léger et les mouvements plus « faciles » à réaliser quand les douleurs dorsales persistent. En règle générale, pratiquer un sport dans l'eau réduit le poids du corps et la sensation de pesanteur. L'aquagym est souvent dispensée par des coachs pour renforcer les muscles du dos. Elle est adaptée aux personnes souffrant du dos.

Conseil : évitez les activités aquatiques qui demandent de faire des mouvements trop brusques et trop rapides comme le water-polo ou le plongeon.

Le stretching

Cette gymnastique combine musculation et étirements des ligaments et des tendons. Elle permet d'assouplir les muscles, notamment ceux du dos. Il s'agit de séances d'étirements dont la durée varie de 30 minutes à 1 heure. Tout le monde peut pratiquer le stretching mais, pour qu'il soit efficace, il faut le faire de façon régulière. Il accroît la mobilité musculaire et articulaire. Il soulage ainsi rapidement les douleurs du dos dues aux contractions musculaires, aux rigidités ligamentaires ou à l'inflammation des tendons.

Le vélo

Contrairement à ce que l'on pourrait penser, rien n'empêche de rouler à vélo ou de faire du vélo d'appartement. Il faut toutefois adopter une position adéquate : ne pas arrondir le dos ni trop se pencher en avant, en réglant convenablement hauteurs de selle et de guidon. Mieux vaut aussi éviter les sorties trop longues et en terrain accidenté pour limiter les chocs traumatisants pour la colonne vertébrale. Il faut veiller à choisir un vélo adapté à sa taille et ajuster la selle, pour ne pas être penché trop en avant et perdre toute l'efficacité de ce sport, initialement bon pour le dos. Cependant, si vous avez mal au dos lorsque vous faites du vélo, malgré le bon réglage de votre position, il faudra arrêter ce sport et en choisir un autre. Quant au VTT, mieux vaut l'oublier : le dos apprécie rarement les secousses répétées des descentes hors route.

À noter : le vélo électrique, de plus en plus en vogue, évite de s'avachir vers le guidon, d'avoir le dos rond et la tête en avant.

La marche

Accessible à tous, économique, facile à pratiquer, la marche est conseillée, quelle que soit votre condition physique. Essayez de diminuer la longueur de vos enjambées pour faire davantage de petits pas. Cela permet de limiter la torsion de la colonne et ainsi réduire le mal de dos. Mais cela ne signifie pas ralentir votre rythme. **Faites plutôt des petits pas plus rapides**. Si vous marchez avec un sac, surtout allégez-le au maximum !

À condition que l'on soit bien chaussé, en privilégiant au début des terrains peu accidentés, la marche a tout pour elle. À raison de 30 minutes au minimum par jour, elle constitue une excellente activité aérobie qui apporte un bénéfice sur la lombalgie, mais aussi sur l'état mental. Elle a aussi cet avantage d'être la plus simple à pratiquer régulièrement, sans trop d'équipement, où l'on veut, quand on veut. Si vous n'êtes pas habitué, commencez par des sorties courtes et régulières (30 à 45 minutes), puis allongez la durée jusqu'à 3 heures. Munissez-vous de bonnes chaussures avec un petit talon pour amortir les pas.

Les bâtons peuvent être utilisés comme en marche nordique, pour faire bouger les bras en synergie avec les jambes et pour bien muscler l'ensemble du dos. Ils vont soulager le poids du corps au niveau des genoux et permettent d'éviter les traumatismes.

La marche nordique

Il s'agit d'une marche rapide pratiquée avec des bâtons. Cette activité présente l'avantage de mobiliser tout le corps et limite la fatigue grâce aux bâtons, qui offrent deux appuis supplémentaires. La marche dynamique participe efficacement à la musculation du dos. Ce sport « porté » n'est pas violent pour le corps. Il augmente la fréquence cardiaque et donc envoie le flux sanguin et les nutriments vers les muscles du dos.

Plus la marche est lente et plus les contraintes deviennent importantes. À l'inverse, la marche rapide (4 à 6 km/h) soulage les charges exercées sur les lombaires, ce qui en fait le type de marche la plus recommandée pour le mal de dos.

Quoi qu'il en soit, aucun des types de marche n'est associé à des effets indésirables sur le dos. C'est pourquoi il est conseillé de marcher tous les jours, 2 ou 3 fois pendant 10 à 15 minutes, pour soulager la lombalgie.

Le Pilates

Le Pilates est recommandé en cas de mal de dos. Il a l'avantage de renforcer les muscles de la posture (muscles extenseurs de la tête, du tronc, de la cuisse, du pied et de la jambe) et les muscles profonds (psoas, iliaque, ilio-dorsal, long dorsal, intervertébraux, sus-épineux). Il permet également d'étirer les muscles trop sollicités au fauteuil et de retrouver un bon équilibre. Cette gymnastique s'appuie sur des enchaînements d'exercices au sol, avec ou sans accessoires. Elle allie concentration, respiration et précision des mouvements. L'analyse de 90 études[1] évaluant, entre autres, l'efficacité du Pilates, parue en 2019 dans le *British Journal of Sports Medicine*, souligne une relative efficacité, sans effets indésirables, à court et moyen termes, contre la douleur et l'invalidité liées à une lombalgie commune. Certains types de Pilates utilisent des accessoires comme des *Swiss balls*. Ils permettent d'engager les muscles profonds de la sangle abdominale et du dos grâce au déséquilibre créé.

Le yoga

Cette discipline indienne ancestrale vise l'harmonisation du corps et de l'esprit. La forme la plus pratiquée en occident, le Hatha yoga, consiste en enchaînements de postures qui renforcent les muscles profonds, en les étirant, tout en travaillant sur la respiration. Concernant le dos, le yoga offre aussi beaucoup de bénéfices, car les exercices incluent des étirements du dos. Le fait d'étirer les muscles et les ligaments permet au dos de se décontracter et de le soulager de ses tensions. Certaines postures sont cependant déconseillées lorsqu'une personne souffre de douleurs en bas du dos. Aussi, faites attention à ne pas trop forcer sur le dos durant certains exercices pour éviter d'accentuer les douleurs. Enfin, préférez les cours avec un coach certifié, qui saura corriger vos postures et vous donner des conseils pour ne pas vous blesser.

Le tai-chi et le qi gong

Ces sports peuvent être recommandés en cas de lombalgie. Ces activités ancestrales fondées sur des mouvements lents et des postures statiques en isométrie permettent de se muscler sans tensions brusques et délétères. Associées à des

1. Yamato TP, Maher CG, Saragiotto BT, Hancock MJ, Ostelo RWJG, Cabral CMN *et al.* Pilates for low back pain. *Cochrane Database Syst Rev* 2015 (7) CD010265.

exercices respiratoires, elles permettent également de se relaxer. Ainsi, les contractions musculaires liées au stress s'estompent et, avec elles, de nombreuses douleurs cervicales et dorsales.

Bon à savoir : le qi gong est officiellement recommandé par les guides de bonne pratique pour les patients souffrant de cervicalgies chroniques, c'est-à-dire des douleurs au niveau du cou.

La danse

Danser allie renforcement de la musculature et entretien de la souplesse, ce qui permet de réduire les maux de dos. Les types de danses indiquées en cas de mal de dos sont les danses de salon, la danse classique et le *modern jazz*. Les danses déconseillées sont celles où les déhanchements sont très prononcés, avec un risque de traumatisme des muscles du bas du dos et de la nuque.

La gymnastique du dos et le gainage

La gymnastique du dos a été à l'origine mise en place spécialement pour les personnes souffrant de douleurs chroniques du dos ou ayant subi des interventions chirurgicales. Elle s'apparente beaucoup au gainage. Elle consiste à renforcer les muscles abdominaux et paravertébraux qui protègent notre dos en évitant les mouvements brusques. Le plus souvent, ces muscles sont sollicités en isométrie, c'est-à-dire sans mouvement. Il s'agit de maintenir une position pendant un certain temps. Cela a l'avantage d'agir sur les muscles profonds du dos. Par ailleurs, quel que soit le sport pratiqué, il est recommandé d'effectuer, en complément, quelques exercices de gainage.

Le *Swiss ball*

Le *Swiss ball* est un gros ballon gonflable, disponible en différents diamètres, qui sert à réaliser des étirements et un maintien postural. Il est idéal pour tout type de problème de dos. La façon la plus simple de l'utiliser est de s'asseoir dessus. Il améliore la posture et l'équilibre grâce à l'instabilité qu'il procure, permettant de travailler la proprioception. Il est excellent pour développer les abdominaux ! En effet, en recherchant votre équilibre, vos abdominaux sont très sollicités. Vous travaillez le renforcement des muscles profonds et également de la colonne vertébrale. La durée conseillée de son utilisation est en moyenne de 15 minutes par jour. Les micromouvements réalisés pour maintenir une bonne posture et la position non statique adoptée sur le *Swiss ball* permettent aussi une meilleure circulation sanguine.

Conclusion : combien de fois par semaine ?

L'idéal est de pratiquer pendant 30 à 45 minutes 2 ou 3 fois par semaine. Si vous marchez ou faites du vélo, 20 à 30 minutes par jour en une seule séance peuvent suffire.

Les sports déconseillés pour le dos

Pour rappel, en l'absence de problèmes lombaires, aucun sport n'est à bannir. Si la douleur n'est pas déclenchée par la pratique de ces sports, alors ils sont bénéfiques pour le dos, car ils permettent de pratiquer une activité physique régulière. Simplement, étant donnée la prédisposition des professionnels dentaires aux problèmes de dos, mieux vaut éviter toutes les activités qui :

- tassent la colonne (course à pied sur goudron, saut à la corde, équitation, judo, boxe, moto-cross, sports de contact, VTT) ;
- nécessitent des gestes brusques et asymétriques (tennis, squash, golf) ;
- provoquent des chocs qui peuvent être violents (judo, rugby, handball, football).

Si cependant vous les choisissez, il est important de respecter les bonnes pratiques. Réaliser les bons gestes, avoir une préparation physique appropriée, du matériel performant, savoir s'arrêter quand les douleurs dorsales apparaissent. Souvenez-vous que les chocs violents reçus jeunes se payent « cash » avec le temps. Il est crucial, au risque de nous répéter, de s'échauffer avant l'entraînement ou la compétition et de s'étirer après. En cas de choc violent, le minimum de précaution est de consulter un médecin.

Par ailleurs, dans la vie quotidienne, il faut penser à prendre de bonnes habitudes :

- s'accroupir pour porter quelque chose au lieu de s'abaisser ;
- le matin, au réveil, se positionner d'abord sur le côté afin de se lever ;
- pratiquer des étirements du dos au réveil ;
- se lever toutes les 20 à 30 minutes en cas de position assise prolongée.

Un mot sur les longues distances en course à pied

Il y a aujourd'hui un engouement pour les courses sur route de 10 km, jusqu'à 100 km voire plus. Cela pose une véritable interrogation concernant le dos des coureurs à pied. L'entraînement et les courses provoquent des microtraumatismes répétés à chaque foulée. Ceux-ci doivent être absorbés pour ne pas se répercuter sur le dos. Aussi, les chaussures doivent être adaptées. Par ailleurs, l'absorption des chocs est liée à plusieurs facteurs, dont la vitesse de course, la dureté du sol et la qualité des muscles des membres inférieurs et du dos. Si l'on pratique ce sport, il est indispensable de travailler le geste d'appui au sol limitant la répercussion de ces microtraumatismes.

Stress et mal de dos

Face à une situation ou un travail stressant, la tendance à souffrir de lombalgies et de sciatiques augmente de façon significative. Le lien entre stress et mal de dos vient, entre autres, du fait que le muscle va répondre au stress par une crispation, une contraction musculaire, qui peut être la cause d'une douleur locale. Le stress chronique, lui, déclenche la libération de substances favorisant les inflammations, d'où de possibles poussées d'arthrose, à l'origine de lombalgies.

Quels liens entre stress et douleurs de dos ? Plusieurs pistes sont en voie d'exploration, même si aucune n'a fait l'unanimité. Le stress semble aller de pair avec des tensions dans les trapèzes. De plus, en cas de stress, la libération d'adrénaline et de noradrénaline diminue l'évacuation des déchets musculaires, source de fatigue et de douleurs musculaires. Enfin, la sécrétion de cytokines favoriserait l'inflammation des tendons, des muscles et des articulations.

Les hypothèses ne manquent pas et font toujours l'objet de recherches. Mais si les mécanismes en cause ne sont pas encore clairement élucidés, il est clair que les conditions de travail stressantes sont à l'origine de lombalgies.

20

Les problèmes d'ergonomie des secrétaires

La qualité de l'accueil est un élément déterminant du fonctionnement d'un cabinet. Si de nombreuses études ergonomiques ont été réalisées pour les personnes en salles de soins, en revanche, très peu ont été faites pour les personnes à l'accueil ou celles gérant les aspects administratifs. Pourtant, leurs conditions de travail influent directement sur le rapport des patients avec le cabinet.

Au-delà de l'accueil proprement dit, au-delà des explications sur les aspects administratifs, financiers voire cliniques, elles doivent souvent gérer la prise de rendez-vous, les encaissements, etc. Elles doivent répondre au téléphone et travailler sans cesse sur un ordinateur. À cela s'ajoutent des besoins fonctionnels purs tels que la recherche de documents, les vérifications dans les dossiers, la rédaction et l'envoi de courrier ou d'e-mails, la réalisation de photocopies voire la comptabilité. Enfin, elles peuvent être également amenées à effectuer des déplacements à l'extérieur (Poste, banque, courses diverses...). Certaines situations récurrentes sont sources de stress et d'autres de TMS (travail sur ordinateur).

Sources de stress au secrétariat

Parmi les sources de stress rencontrées, citons entre autres :

- la durée des échanges avec les patients et les accompagnants ;
- la gestion de plusieurs personnes simultanément dans un environnement bruyant : plus le nombre de praticiens augmente, plus le nombre de conversations simultanées également. Les situations où se tiennent deux conversations simultanées entraînent un niveau de bruit et de stress peu compatible avec la qualité de l'accueil souhaitée par le cabinet et attendue par les patients. Parmi celles-ci, citons, entre autres, les échanges entre chaque secrétaire et les patients, les accompagnants et les praticiens, les prises de rendez-vous par téléphone alors que des conversations se déroulent à proximité, etc. ;
- la gêne occasionnée par le manque de confidentialité ;
- la présence simultanée des secrétaires, des assistantes, des praticiens et parfois des prothésistes au secrétariat ;
- le pourcentage de temps occupé par de mauvaises orientations : les renseignements aux personnes et les sollicitations téléphoniques mal orientées font également partie de l'activité du secrétariat. La charge mentale qu'occasionne la sélection des informations utiles s'ajoute à celle des informations à traiter par

chaque secrétaire (gérer les différents types de certificats médicaux, expliquer les différentes techniques dentaires, réexpliquer certaines informations données par le chirurgien-dentiste ou l'assistante...). Cela fait appel à un savoir et un savoir-faire dont l'importance mérite d'être soulignée. Certains patients rencontrent également des difficultés à énoncer certains de leurs problèmes. Tous ne maîtrisent pas parfaitement le français, certains entendent mal et d'autres doivent faire comprendre qu'ils ne savent pas écrire. Le choc émotionnel de l'annonce d'une intervention amène souvent à une formulation différée des questions par le patient lorsqu'il se trouve devant le ou la secrétaire après le départ du praticien. La confidentialité lui est nécessaire pour s'exprimer. Par ailleurs, les personnes et les appels téléphoniques mal orientés entraînent un dérangement nécessitant de « se reconditionner » pour reprendre le fil de l'activité interrompue. Le minimum nécessaire pour clore mentalement l'épisode d'interruption et vérifier l'état de la situation précédente (encaissement, recherche d'un rendez-vous, ordinateur...) est en moyenne de 30 secondes ;

- les incidents et les difficultés émotionnelles des patients voire leur agressivité : les solutions aux problèmes posés exposés ci-dessus relèvent d'une réflexion sur l'organisation du poste de secrétariat et de l'apprentissage de techniques de communication adaptées à un poste multitâches. Les mêmes techniques de gestion du stress que pour l'équipe clinique sont recommandées *(voir chapitre 2)* ;
- les problèmes de mauvaises postures (tenue inappropriée du combiné téléphonique, mauvaise ergonomie du poste de travail...) :
  - concernant l'usage du combiné téléphonique, il est fortement recommandé, pour éviter toute contorsion lors de l'utilisation du téléphone, d'utiliser un casque sans fil. Celui-ci devra être le plus léger possible afin d'être supporté tout au long de la journée. À noter que la libération des deux mains permet l'utilisation d'un ordinateur simultanément à la réponse téléphonique au patient ;
  - concernant le bon positionnement au poste de travail de type administratif, il est à rappeler que l'usage de l'ordinateur peut être générateur de multiples troubles fonctionnels, dont des problèmes oculaires, des douleurs au poignet, au cou, aux épaules, au dos, aux jambes, le blocage des doigts, etc.

Les causes des douleurs des secrétaires

Elles sont différentes selon la localisation de la douleur :
- épaules : extension des bras, manque de soutien des avant-bras, dos courbé ;
- cervicales : tête penchée, téléphone coincé dans le creux de l'épaule... ;
- bras et avant-bras : manque de soutien des avant-bras, main tournée vers l'intérieur ;
- poignet : clavier relevé, rotation des mains, mauvaise position de la souris ;
- jambes : siège trop haut ou trop bas ;
- fatigue oculaire : éclairage, reflets...

Problèmes dus à l'utilisation de l'ordinateur

Le travail sur écran sollicite fortement la vision :

- exigence d'accommodation permanente. La conséquence en est le risque d'apparition de troubles induits par la fatigue visuelle ;
- picotements, yeux secs, maux de tête ;
- baisse de la qualité du travail et de la productivité par baisse de l'attention et de la concentration ;
- augmentation de la charge mentale ;
- mauvaises postures de travail visant à compenser les contraintes visuelles (TMS).

Comment bien positionner le poste informatique fixe

Installer le poste informatique sur un plan droit (fig. 20.1). Cela implique de placer l'écran :

- directement face à l'utilisateur ;
- sur le bureau ;
- le haut de l'écran à la hauteur des yeux ;
- légèrement orienté vers l'arrière.

Comment bien positionner l'ordinateur portable

- Privilégier un clavier indépendant.
- Utiliser une souris indépendante.
- Utiliser un support d'écran.
- Régler son siège et la distance œil/écran.
- Sans équipement complémentaire, ne pas dépasser 2 heures consécutives.

Clavier et souris : ce qu'il faut éviter

- Relever les taquets du clavier : angle délétère pour le poignet, risque de syndrome du canal carpien.
- Installer souris ou clavier à distance du bord du bureau.
- Rotation des poignets vers l'intérieur ou l'extérieur.
- Accoudoirs trop écartés.
- Hyperextension d'un membre supérieur.

Bien choisir et bien régler son siège

- Prévoir des roulettes adaptées à la nature du sol.
- Régler la hauteur comme pour les sièges opérateurs en proprioception (*voir p. 37*).
- Il est important d'éviter de s'asseoir sur le bord du siège, de croiser les jambes sous le siège ou de les enrouler autour du pied (compression veineuse). Il ne faut pas non plus supprimer les accoudoirs au risque d'avoir un défaut d'appui au niveau des avant-bras.

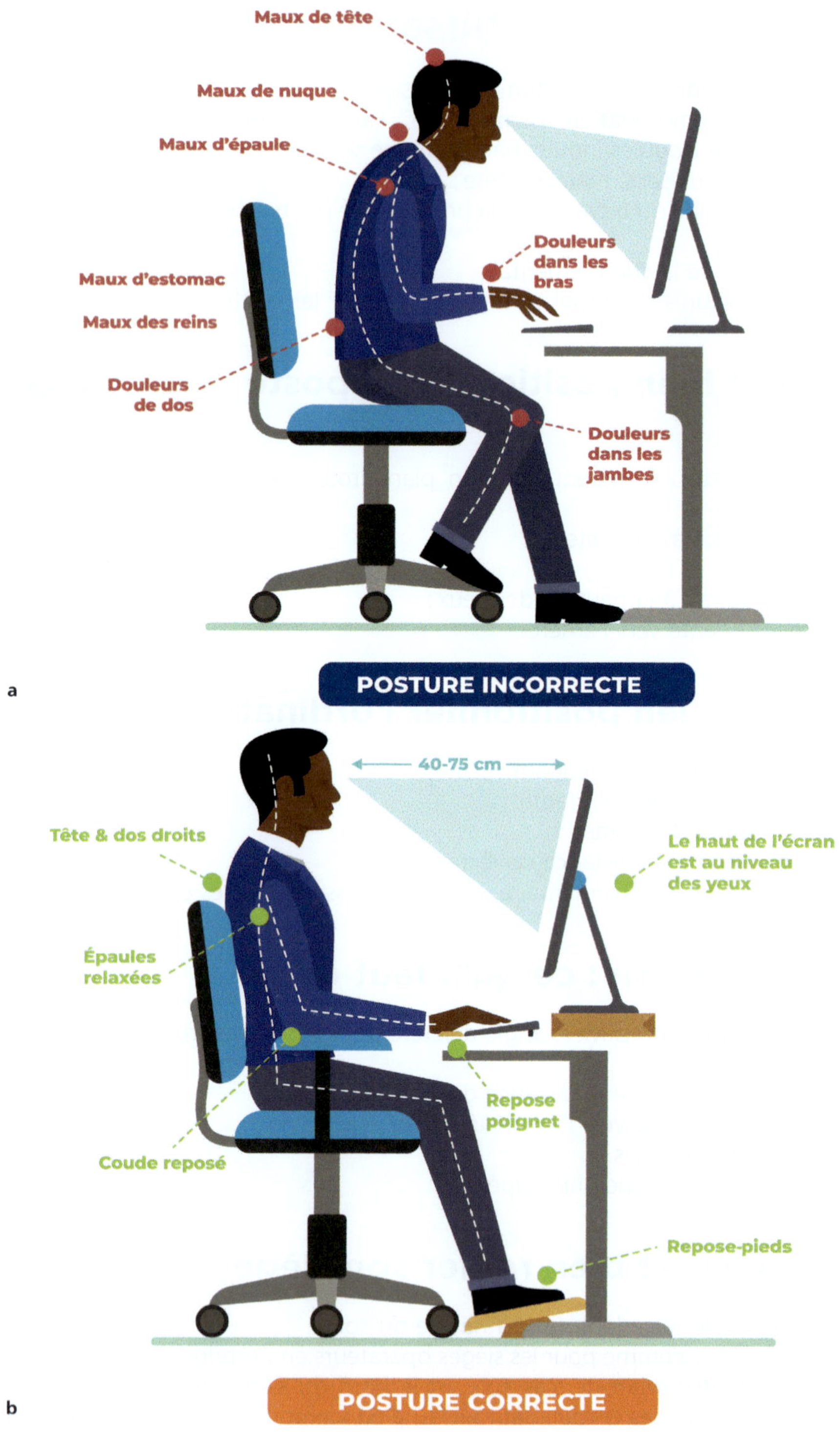

Fig. 20.1 Bien positionner le poste informatique fixe face à soi (© Binhas Global Dental School).

Zones de travail

Ne pas installer l'imprimante à plus d'une distance de bras (pas d'hyperextension d'un bras pour prendre le document imprimé) (fig. 20.2).

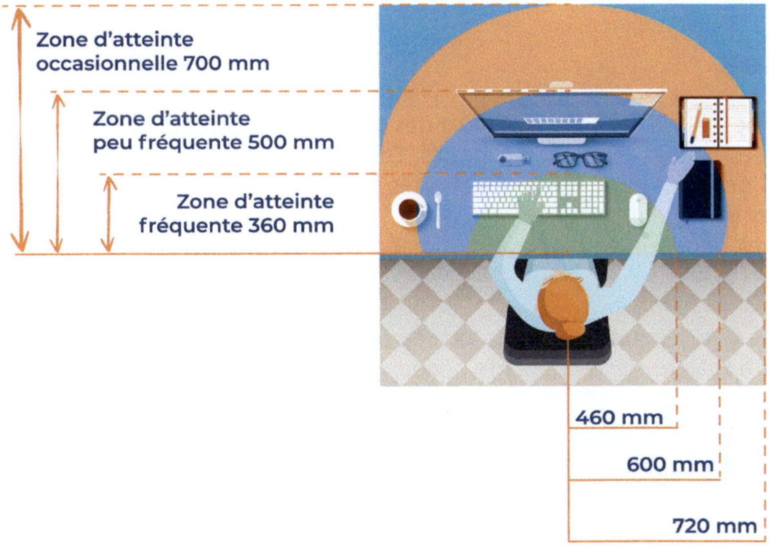

Fig. 20.2 Les différentes zones de travail sur un bureau (© Binhas Global Dental School).

Usage du téléphone

Il est fortement déconseillé de coincer le téléphone dans le creux de l'épaule (cervicalgies) (fig. 20.3).

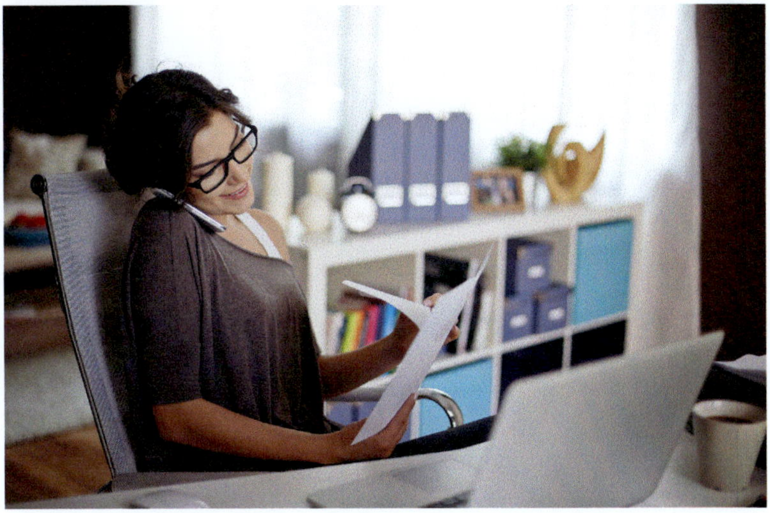

Fig. 20.3 La position au téléphone est également importante pour éviter les troubles musculo-squelettiques. Ici, une mauvaise position fréquente (© Freepik).

Conseil : tenir le combiné pendant l'appel. Par ailleurs, l'usage du casque est très fortement conseillé. Il doit être léger et adapté à la personne.

Pauses

- Comme en salle de soins, préférez des pauses fréquentes et courtes, plus efficaces que des pauses rares mais longues. Les pauses doivent être prises avant l'apparition de la fatigue : 5 minutes toutes les heures ou au moins un quart d'heure toutes les 2 heures.
- Bougez pendant les pauses (imprimer à distance, ranger...).

Comme pour l'équipe clinique, aucune posture n'est bonne si elle est maintenue. Pensez à réaliser des étirements périodiques *(voir chapitre 18 : fig. 18.1)*.

Conclusion

Dans cet ouvrage, nous avons le privilège de vous présenter le concept d'« Ergofficacité® », une fusion innovante de l'ergonomie et de l'efficacité organisationnelle, spécialement conçu pour les cabinets dentaires. Nous avons entrepris cette démarche pour démontrer que l'ergonomie est bien plus que la prévention des troubles musculo-squelettiques. Elle englobe également le bien-être global, l'amélioration de la performance professionnelle et la qualité de vie au travail. Avec le plus grand soin possible, nous avons examiné l'adaptation ergonomique des postes de travail. Nous avons souligné l'importance d'une posture correcte, de mouvements adaptés et d'un équipement adéquat. En effet, une ergonomie bien pensée s'avère être la clé pour une pratique clinique durable et une carrière sans douleur.

Parallèlement, nous avons mis en lumière l'importance cruciale de l'organisation du travail. En nous concentrant sur l'agencement optimal du plateau de soins, l'établissement de protocoles clairs et l'application du travail à quatre mains, nous avons illustré comment ces facteurs sont essentiels pour garantir des soins de qualité, une efficacité de traitement accrue et un confort maximal pour le patient. L'organisation du travail joue donc un rôle fondamental, non seulement dans l'optimisation du temps et des ressources, mais aussi dans l'enrichissement de l'expérience globale du patient et des équipes dentaires.

En allant plus loin dans notre exploration, nous avons découvert la révolution technologique dans le domaine dentaire, en particulier avec l'utilisation des aides optiques et du microscope opératoire. Ces outils transcendent de simples améliorations technologiques. Ils représentent une transformation radicale de notre perception et de notre approche des soins dentaires. Offrant une précision sans précédent et réduisant la fatigue, ils facilitent des traitements plus complexes et plus efficaces. Ces instruments ne se limitent pas à étendre notre champ visuel, ils constituent des composants clés pour affiner nos techniques, minimiser l'épuisement professionnel et, finalement, améliorer de manière significative les résultats pour nos patients.

Pour conclure, l'Ergofficacité® représente une révolution conceptuelle, unifiant les concepts précédents (ergonomie, organisation au fauteuil et aides optiques) sous un seul terme. Ce concept novateur va au-delà de la simple application de techniques ergonomiques ou d'organisation du travail. Il incarne une philosophie globale, redéfinissant notre approche de la dentisterie. Il ne se contente pas de traiter les aspects cliniques, mais englobe le bien-être du praticien, l'efficacité des traitements, l'harmonie de l'équipe et la qualité de l'environnement de travail. L'Ergofficacité® marque un changement de paradigme significatif. Elle pousse les praticiens à réévaluer leur méthode de travail, à intégrer des technologies de pointe et à aligner leur santé avec celle de leurs patients, pour une pratique plus humaine et durable. Ce livre n'est pas seulement un guide méthodologique, mais un véritable appel à une révolution dans la pratique dentaire, visant une approche plus consciente, efficace et respectueuse.

L'adoption de l'Ergofficacité® promet une amélioration substantielle tant de la qualité des soins aux patients que de la santé et du bien-être des équipes soignantes. En adoptant ces principes, vous ne vous contenterez pas d'améliorer votre pratique. Vous vous positionnerez à l'avant-garde d'une nouvelle ère dans la dentisterie, une ère où l'efficacité et l'ergonomie se conjuguent pour un soin optimal au patient, une meilleure santé du praticien et de son assistante et une plus grande efficacité. Que demander de plus ?

Bibliographie

Ergonomie – TMS – Autres pathologies

Ahearn DJ, Sanders MJ, Turcotte C. Ergonomic design for dental offices. *Work* 2010 ; 35 : 495-503.

Al Otaibi F, Nayfeh FM, Alhussein JI, Alturki NA, Alfawzan AA. Evidence based analysis on neck and low back pain among dental practitioners – A systematic review. *J Pharm Bioallied Sci* 2022 ; 14 (Suppl S1) : S897-S902.

Alexopoulos EC, Stathi IC, Charizani F. Prevalence of musculoskeletal disorders in dentists. *BMC Musculoskeletal Disord* 2004 ; 5 : 16.

Aljanakh M, Shaikh S, Siddiqui AA, Al-Mansour M, Hassan SS. Prevalence of musculoskeletal disorders among dentists in the Hail Region of Saudi Arabia. *Ann Saudi Med* 2015 ; 35 : 456-461.

Aminian O, Alemohammad ZB, Hosseini MH. Neck and upper extremity symptoms among male dentists and pharmacists. *Work* 2015 ; 51 : 863-868.

Ancuta C, Iordache C, Fatu AM, Aluculesei C, Forna N. Ergonomics and prevention of musculoskeletal –Work related pathology in dentistry : a pilot study. *Rom J Oral Rehab* 2016 ; 8 : 73-79.

Assurance maladie. Comprendre les troubles musculo-squelettiques. *Ameli*, 11 février 2019. Disponible sur : <https://www.ameli.fr/assure/sante/themes/tms/comprendre-troubles-musculo-squelettiques>.

Batham C, Yasobant S. A risk assessment study on work-related musculoskeletal disorders among dentists in Bhopal, India. *Indian J Dent Res* 2016 ; 27 : 236-241.

Belenky M. Human-centered ergonomics : proprioceptive pathway to occupational health and peak performance in dental practice. *In :* Murphy DC (ed). *Ergon Dent care Work*. Washington, DC : Am Pub Health Assoc, 1998 : 275-299.

Bonnin S. Impact de la lumière bleue sur la rétine. *Cah Ophtalmol* 2020 ; 238 : 49-51.

Brown J, Burke FJ, Macdonald EB, Gilmour H, Hill KB, Morris AJ *et al.* Dental practitioners and ill health retirement : causes, outcomes and re-employment. *Br Dent J* 2010 ; 209 (5) : E7.

Chaikumarn M. Differences in dentist's working postures when adopting proprioceptive derivation *vs.* conventional concept. *Int J Occup Saf Ergon* 2005 ; 11 (4) : 441-449.

Chismark AM, Hung AW. Complementary health approaches to reduce musculoskeletal pain. *J Calif Dent Hyg Assoc* 2015 ; 33 : 19-38.

De Bruyne MAA, Van Renterghem B, Baird A, Palmans T, Danneels L, Dolphens M. Influence of different stool types on muscle activity and lumbar posture among dentists during a simulated dental screening task. *Appl Ergon* 2016 ; 56 : 220-226.

De Sio S, Traversini V, Rinaldo F, Colasanti V, Buomprisco G, Perri R *et al.* Ergonomic risk and preventive measures of musculoskeletal disorders in the dentistry environment : an umbrella review. *Peer J* 2018 ; 6 : e4154.

Diniz DG, Diniz JP. Current considerations in dental ergonomics : standards and guidelines, teaching and prevention. *J Ergonomics* 2017 ; 7 : 1-3.

Farrokhnia T, Rezai M, Vaziri MH, Vaziri F. Investigating the effect of educational intervention on musculoskeletal disorders in dentists. *World Fam Med J* 2018 ; 16 : 307-313.

Gandolfi MG, Zamparini F, Spinelli A, Risi A, Prati C. Musculoskeletal disorders among Italian dentists and dental hygienists. *Int J Environ Res Public Health* 2021 ; 18 : 2705.

García-Vidal JA, López-Nicolás M, Sánchez-Sobrado AC *et al.* The combination of different ergonomic supports during dental procedures reduces the muscle activity of the neck and shoulder. *J Clin Med* 2019 ; 8 (8) : 1230.

Ginisty J. Résultats de l'enquête relative aux maladies professionnelles des chirurgiens-dentistes. *Bull Acad Natle Chir Dent* 2002 ; 45 (4) : 107-113.

Guastamacchia C. *Elementi di ergonomia e pratica professionale odontoiatrica*. Milano : Elsevier, 1988 : 472 p.

Gupta A, Ankola AV, Hebbal M. Dental ergonomics to combat musculoskeletal disorders : a review. *Int J Occup Saf Ergon* 2013 ; 19 (4) : 561-571.

Gupta A, Bhat M, Mohammed T, Bansal N, Gupta G. Ergonomics in dentistry. *Int J Clin Pediatr Dent* 2014 ; 7 (1) : 30-34.

Gupta K. Ergonomics and dentistry. *Int J Med Health Res* 2017 ; 3 : 67-68.

Hallaj S, Razi SSM. Design and evaluation of an arm support for prevention of MSD in dentists. *In :* Rebelo F, Soares M (eds). *Advances in ergonomics in design*. Cham, Switzerland : Springer, 2016 : 265-275.

Hayes M, Cockrell D, Smith DR. A systematic review of musculoskeletal disorders among dental professionals. *Int J Dent Hyg* 2009 ; 7 (3) : 159-165.

Henriques DYP, Medendorp WP, Gielen CCAM, Crawford JD. Geometric computations underlying eye-hand coordination : orientations of the two eyes and the head. *Exp Brain Res* 2003 ; 152 : 70-78.

Hodacova L, Sustova Z, Cermakova E, Kapitan M, Smejkalova J. Self-reported risk factors related to the most frequent musculoskeletal complaints among Czech dentists. *Ind Health* 2015 ; 53 : 48-55.

Kilpatrick HC. *Simplification du travail dans la pratique dentaire. Études appliquées de temps et de mouvement*. Paris : Prélat, 1972 : 732 p.

Laborde S, Kauschke D, Hosang TJ, Javelle F, Mosley E. Performance habits : a framework proposal. *Front Psychol* 2020 ; 11 : 1815.

Laffont JM. Aménager un cabinet en fonction d'un concept « Beach odontologie ». Clinic – *Revue de l'omnipraticien*, 1996.

Laffont JM. Le Concept « 0 ». Comptes-rendus du 12e congrès triennal de l'International Ergonomie Association. Toronto, 1994.

Laffont JM. Derived Proprioception of a surgical Act in « 0 » Concept. Comptes-rendus du 13e Congrès de l'International Ergonomie Association. Tampere Finlande, 1997 – Vol. 6.

Laffont JM. Health & Safety in the Dental Workplace – Leaflet FDI et Conférence Fédération Dentaire internationale. Genève & Sydney, 2021.

Lietz J, Kozak A, Nienhaus A. Prevalence and occupational risk factors of musculoskeletal diseases and pain among dental professionals in Western countries : a systematic literature review and meta-analysis. *PLoS One* 2018 ; 13 (12) : e0208628.

Lietz J, Ulusoy N, Nienhaus A. Prevention of musculoskeletal diseases and pain among dental professionals through ergonomic interventions : a systematic literature review. *Int J Environ Res Public Health* 2020 ; 17 : 3482.

Maltry L, Holzgreve F, Maurer C, Wanke EM, Ohlendorf D. Präzisere ergonomische risikobeurteilung durch die kombination von inertialsensoren mit observatorischen methoden am beispiel von RULA. *Zentralblatt für Arbeitsmedizin, Arbeitsschutz und Ergonomie* 2020 ; 70 : 236-239.

Maurer-Grubinger C, Holzgreve F, Fraeulin L, Betz W, Erbe C, Brueggmann D *et al*. Combining ergonomic risk assessment (RULA) with Inertial motion capture technology in dentistry – Using the benefits from twoworlds. *Sensors* 2021 ; 21 : 4077.

McNee C, Kieser JK, Antoun JS, Bennani H, Gallo LM, Farella M. Neck and shoulder muscle activity of orthodontists in natural environments. *J Electromyography Kinesiol* 2013 ; 23 (3) : 600-7.

Motghare V, Singh M. Ergonomics in dentistry : narrative review. *Int Appl Dent Sci* 2018 ; 4 : 104-110.

Mulimani P, Hoe VC, Hayes MJ, Idiculla JJ, Abas A, Karanth L. Ergonomic interventions for preventing musculoskeletal disorders in dental care practitioners. *Cochrane Database Syst Rev* 2018 ; 2018 (10) : CD011261.

Naidoo S. Managing stress in the dental environment. *S Afr Dent J* 2015 ; 70 (9) : 388-389.

Nowak J, Erbe C, Hauck I, Groneberg DA, Hermanns I, Ellegast R *et al*. Motion analysis in the field of dentistry : a kinematic comparison of dentists and orthodontists. *BMJ Open* 2016 ; 6 (8) : e011559.

Ohlendorf D, Erbe C, Hauck I, Nowak J, Hermanns I, Ditchen D *et al*. Kinematic analysis of work-related musculoskeletal loading of the trunk among dentists in Germany. *BMC Musculoskelet Disord* 2016 ; 17 (1) : 427.

Ohlendorf D, Erbe C, Hauck I, Nowak J, Hermanns I, Ditchen D *et al*. Restricted posture in dentistry – A kinematic analysis of orthodontists. *BMC Musculoskelet Disord* 2017 ; 18 (1) : 275.

Ohlendorf D, Erbe C, Nowak J, Hauck I, Hermanns I, Ditchen D *et al*. Constrained posture in dentistry – A kinematic analysis of dentists. *BMC Musculoskelet Disord* 2017 ; 18 (1) : 291.

Ohlendorf D, Haas Y, Naser A, Haenel J, Maltry L, Holzgreve F *et al*. Prevalence of musculoskeletal disorders among qualified dental assistants. *Int J Environ Res Public Health* 2020 ; 17 : 3490.

Ohlendorf D, Maltry L, Hänel J, Betz W, Erbe C, Maurer-Grubinger C *et al*. SOPEZ : Study for the optimization of ergonomics in the dental practice – Musculoskeletal disorders in dentists and dental assistants : a study protocol. *J Occup Med Toxicol* 2020 ; 15 : 22.

Optical Society of America. *The eyes and vision. Handbook of Optics*. Section 12. New York : McGraw-Hill, 1978.

Owen C, Seddon C, Clarke K, Bysouth T, Johnson D. The impact of the COVID-19 pandemic on the mental health of dentists in Wales. *Br Dent J* 2022 ; 232 : 44-54.

Pollack-Simon R. *All the right moves*. Scottsdale AZ : Simon Says Seminars Inc, 2001.

Proteau RA. Prevention of work-related musculoskeletal disorders (MSDs) in dental clinics. *Work* 2022 ; 72 (1) : 91-108.

Rajvanshi H, Anshul K, Mali M, Sarin S, Zaidi I, Ravi Kumar V. Ergonomics in dentistry – An ounce of prevention is better than pounds of cure : a review. *Int J Sci Study* 2015 ; 3 (6) : 183-187.

Roll SC, Tung KD, Chang H, Sehremelis TA, Fukumura YE, Randolph S *et al*. Prevention and rehabilitation of musculoskeletal disorders in oral health care professionals : a systematic review. *J Am Dent Assoc* 2019 ; 150 (6) : 489-502.

Ross A. Human factors and ergonomics for the dental profession. *Dent Update* 2016 ; 43 : 688-690, 692-695.

Sachdeva A, Bhateja S, Arora G. Ergonomics in dentistry : a comprehensive review. *J Dent Res Rev* 2020 ; 7 (1) : 32-35.

Sakzewski L, Naser-ud-Din S. Work-related musculoskeletal disorders in dentists and orthodontists : a review of the literature. *Work* 2014 ; 48 (1) : 37-45.

Sennlaub F. Dégénérescence maculaire liée à l'âge (DMLA). *Inserm – La science pour la santé*, 2014. Disponible sur : <https://www.inserm.fr/information-en-sante/dossiersinformation/degenerescence-maculaire-liee-age-dmla>.

Valachi B, Valachi K. Mechanisms leading to musculoskeletal disorders in dentistry. *J Am Dent Assoc* 2003 ; 134 : 1344-1350.

Valachi B. *Practice dentistry pain-free. Evidence-based strategies to prevent pain and extend your career.* Portland : Posturedontic Press, 2008.

Yiu XY, Maguire A, Johnson M, Wåhlin C, Johnston V. A 10-week exercise intervention can improve work posture but not neck/shoulder symptoms in dental health students : a pilot cohort study. *Work* 2020 ; 67 : 239-249.

Architecture

American Dental Association. *Building or refreshing your dental practice. A guide to dental office design*. Chicago : American Dental Association, 2017.

Binhas E. Conception architecturale générale d'un cabinet dentaire. *Le Fil dentaire*, 15 novembre 2011. Disponible sur : <https://www.lefildentaire.com/articles/conseil/organisation/conception-architecturale-generale-dun-cabinet-dentaire/>.

Henry Schein®. *Essentials of clinic planning and construction*, 2010 Disponible sur : <https://www.henryschein.com/us-en/images/medical/clinicplanning2010final.pdf>.

Henry Schein®. *The patient-centered dental-health home : an essential guide for planning the CHC dental facility expansion*, 2015. Disponible sur : <https://www.carequest.org/system/files/CHC_Clinic_Planning_GuideOct.pdf>.

VA Dentistry. US Department of Veterans Affairs. *Dental Service design guide*, June 2014. Disponible sur : <https://www.cfm.va.gov/til/dGuide/dgDental.pdf>.

Organisation de la salle de soins

Carter J, Carter P. How large is an ideal operatory ? *Dental Economics*, 10 mars 2022. Disponible sur : <https://www.dentaleconomics.com/dental-office-design/equipment-and-furniture/article/16392710/how-large-is-an-ideal-operatory>.

Hokwerda O, Wouters JA, de Ruijter RA, Zulstra-Shaw S. *Ergonomic requirements for dental equipment. Guidelines and recommendations for designing, constructing and selecting dental equipment*. Disponible sur : <https://esde.org/files/publication/14-ergonomic_requirements_for_dentalequipment._april2007.pdf>.

ISO 4073. *Information system on the location of dental equipment in the working area of the oral health care provider.* 2nd edition. ISO : International Standard Organization, 2009 : 4.

Kimmel K. Die Basiskonzepte. Grundlage der Behandlung : Platzgestaltung. *Quintessenz Zahntech* 1989 ; 40 : 2251-2258.

Lumière

Blanc G. Éclairage sur le cabinet dentaire. *Le Fil dentaire*, 2010. Disponible sur : <https://www.lefildentaire.com/articles/pratique/ergonomie-materiel/eclairage-sur-le-cabinet-dentaire/>.

Daries C. *Relevé de la couleur au cabinet dentaire : connaissances et moyens d'optimisation actuels*. Université Toulouse III-Paul Sabatier, 2013.

Degré K. *Plafonniers LED : quelle solution choisir ?* Disponible sur : <https://degrek.com/plafonniers-led-quelle-solution-choisir/>.

Dental Tribune. *Exit les scialytiques puissants !* Dental Tribune International, 16 janvier 2019. Disponible sur : <https://fr.dental-tribune.com/news/exit-les-scialytiques-puissants/>.

Jaillant R. *L'ophtalmologie à l'heure des écrans : verres, filtres et lumière bleue*. Centre ophtalmologique Paris-17, 2019. Disponible sur : <https://centreophta.com/oeil-et-ecrans/>.

König C. *Anatomie, fonctionnement et physiologie de l'œil*. Futura. Disponible sur : <https://www.futura-sciences.com/sante/dossiers/medecine-oeil-vision-dela-vision-667/page/4/>.

Kubler JM, David T. *Conditions de sécurité photobiologique d'acuité visuelle maximum en médecine bucco-dentaire*. Degré K, 15 mai 2020. Disponible sur : <https://degrek.com/wp-content/uploads/file/Article.scientifique_medecine%20buccodentaire%20_%20acuite-visuelle-optimale-securite%20physiologique-systeme%20visuel.pdf>.

Kubler JM. Éclairage LED en médecine dentaire : normes et bonnes pratiques. *Inf Dent* 2017 ; 27 : 66.

Kubler JM. Plafonniers et scialytiques : on vous éclaire ! *Le Fil dentaire*, 2017. Disponible sur : <https://www.lefildentaire.com/articles/pratique/ergonomiemateriel/plafonniers-et-scialytiques-on-vous-eclaire/>.

Massol L. *Les LED pour l'éclairage. Fonctionnement et performances*. 2e édition. Paris : Dunod, 2015 : 316 p.

Ronan E. *Analyse de la contrainte visuelle du chirurgien-dentiste : approche ergonomique*. Unité de formation et de recherche d'odontologie, Université de Nantes, 2006.

Environnement

Baras A, Rocher P. *Démarche écoresponsable au cabinet dentaire. Grille d'aide à la mise en œuvre : enjeux, outils et pistes de réflexion*. Paris : ADF, 2021.

Technologie

Beuer F, Schweiger J, Edelhoff D. Digital dentistry : an overview of recent developments for CAD/CAM generated restorations. *Br Dent J* 2008 ; 204 (9) : 505-511.

Binhas Global Dental School. Le cabinet dentaire digital : de quoi s'agit-il ? *Binhas Global Dental School*, 13 mai 2022. Disponible sur : <https://www.bgds.fr/blog/le-cabinet-dentaire-digital-de-quoi-sagit-il/>.

Blatz MB, Conejo J. The current state of chairside digital dentistry and materials. *Dent Clin North Am* 2019 ; 63 (2) : 175-197.

Eaton KA. The development of digital dentistry in the UK : an overview. *Prim Dent J* 2022 ; 11 (4) : 94-98.

Hassan B, Gimenez Gonzalez B, Tahmaseb A, Greven M, Wismeijer D. A digital approach integrating facial scanning in a CAD-CAM workflow for mouth implant-supported rehabilitation of patients with edentulism : a pilot clinical study. *J Prosthet Dent* 2017 ; 117 (4) : 486-492.

Hassan B, Greven M, Wismeijer D. Integrating 3D facial scanning in a digital workflow to CAD/CAM design and fabricate complete immediate total mouth rehabilitation. *J Adv Prosthodont* 2017 ; 9 (5) : 381-386.

Lee JG, Jung SJ, Lee HJ, Seo JH, Choi YJ, Bae HS *et al*. Quantitative anatomical analysis of facial expression using a 3D moon capture system : application to cosmetic and facial recognition technology. *Clin Anat* 2015 ; 28 (6) : 735-744.

Mangano C, Luongo F, Migliario M, Mortellaro C, Mangano FG. Combining intraoral scans, cone beam computed tomography and face virtual patient. *J Craniofac Surg* 2018 ; 29 (8) : 2241-2246.

Schleyer TKL. Why integration is key for dental office technology. *J Am Dent Assoc* 2004 ; 135 : 45-95.

Stansbury JW, Idacavage MJ. 3D printing with polymers : challenges among expanding options and opportunities. *Dent Mater* 2016 ; 32 (1) : 54-64.
Suese K. Progress in digital dentistry : the practical use of intraoral scanners. *Dent Mater J* 2020 ; 39 (1) : 52-56.

Exercice au fauteuil

Adec®. *Liste de contrôle – Maintenance de l'équipement*. Disponible sur : <https://www.a-dec.com/-/media/adecdotcom/resource-center/product-information/support-information/checklists/86060000.pdf?rev=1c87704b48e146e99e39f74e4aa9fc03&sc_lang=fr>.
Fulford MR, Stankiewicz NR. How to choose clinical dental equipment. *In : Infection control in primary dental care*. BDJ Clinician's Guides. Cham : Springer, 2020. Disponible sur : <https://doi.org/10.1007/978-3-030-16307-5_11>.
Govoni M. Instrument management systems. *RDH*, 2012. Disponible sur : <https://www.rdhmag.com/infection-control/sterilization/article/16405818/Instrument-management-systems>.
Middlesworth M. RULA : a step-by-step guide. *Ergonomics Plus*, 2020. Disponible sur : <https://ergo-plus.com/job-rotation/>.
Parker SS. *Ergonomics in the dental office*. Hoboken : Wiley-Blackwell, 2022.
Paschall L. The dental assistant's guide to dental equipment maintenance. Keeping dental equipment up to date is important in a dental office. *Dentistry IQ*, March 19, 2014. Disponible sur : <https://www.dentistryiq.com/dental-assisting/workplace-safety/article/16359418/the-dental-assistants-guide-to-dental-equipment-maintenance>.
Schrubbe K. Instrument management systems. A key process for efficiency, organization and safety. *Efficiency in group practice* 2019 ; 5 : 50-54.
Shaik AR. Dental ergonomics : basic steps to enhance work efficiency. *Arch Med Health Sci* 2015 ; 3 : 138-144.
US Department of Labor. Occupational Safety and Health Administration. OSHA Bloodborne Pathogens Standard. *OSHA Fact Sheet*, 2011. Disponible sur : <https://www.osha.gov/OshDoc/data_BloodborneFacts/bbfact01.pdf>.
Yui KCK, Lencioni CSB, Orenha ES, Torres CRG. Ergonomics principles applied to the dental clinic. *In :* Torres C (ed). *Modern operative dentistry. Textbooks in contemporary dentistry.* Cham : Springer, 2020.

Travail à quatre mains

Bhaskar D, Chandan A, Bumb S. *Four-handed dentistry manual*. 6th ed. Birmingham : University of Alabama, 1990.
Bird DL, Robinson DS. *Torres and Ehrlich modern dental assisting*. 9th ed. St. Louis : Saunders, 2009.
Broering L. The science of ergonomics. *Dental Economics*, October 20, 2005.
Centers for Disease Control and Prevention, Office of Health and Safety. *What is Ergonomics ?* CDC, March 20, 2001.
Chasteen JE. *Four-handed dentistry in clinical practice*. St. Louis : Mosby Company, 1978.
Dalai DR, Bhaskar DJ, Agali CR, Gupta V, Singh N, Bumb SS. Four handed dentistry : an indispensable part for efficient clinical practice. *Int J Adv Health Sci* 2014 ; 1 (1) : 16-20.

Deolia S, Dubey S, Chandak A, Patni T, Padmawar N, Sen S. Application of ergonomic postures during routine dental procedures in a private dental institute. *Dent Med Res* 2018 ; 6 : 41-45.

Drury H, Eastwood K. What is four-handed dentistry ? *Dental Nursing* 2018 ; 14 (7). Disponible sur : <https://doi.org/10.12968/denn.2018.14.7.328>.

Finkbeiner BL, Johnson CJ. *Comprehensive dental assisting : a clinical approach*. St. Louis : Mosby Year Book, 1995.

Finkbeiner BL, Muscari M. Let ergonomics and true four-handed dentistry help you. *Dentistry IQ*, June 1, 2006. Disponible sur : <https://www.dentistryiq.com/practice-management/staffing/article/16348333/let-ergonomics-and-true-fourhanded-dentistry-help-you>.

Finkbeiner BL. *Four handed dentistry : a handbook of clinical application and ergonomic concepts*. Prentice Hall (NJ) : Upper Saddle River, 2001.

Finkbeiner BL. Four-handed dentistry : instrument transfer. *J Contemp Dent Pract* 2001 ; 2 (1) : 57-76.

Finkbeiner BL. Let ergonomics and true four-handed dentistry help you. *Dental Economics*, June 5, 2006.

Goldstep F. *Dental ergonomics : basic steps to optimum health*. Academy of Dental Therapeutics and Dentistry, 2004 : 57 p.

Hokwerda O, de Ruijter RAG, Shaw S. *Adopting a healthy sitting working posture during patient treatment.* Center for Dentistry and Oral Hygiene, University Medical Center Groningen, 2009 : 28 p. Disponible sur : <https://www.rug.nl/research/ctm/kenniscentrum/ergonomie/pdfergonomie/1adoptingahealthysittingworkingpostureduringpatienttreatment.(jan2009).pdf>.

ISO 11226. *Ergonomics – Evaluation of static working postures.* International Standard Organization, 2000 : 19.

Kilpatrick HC. *Functional dental assisting*. Philadelphia : W.B. Saunders Co., 1977.

Murphy DC. *Ergonomics and the dental health care worker.* Washington DC : American Public Health Association, 1998.

Quarrington RD, Costi JJ, Freeman BJC, Jones CF. The effect of axial compression and distraction on cervical facet mechanics during anterior shear, flexion, axial rotation, and lateral bending motions. *J Biomech* 2019 ; 83 : 205-213.

Singh N, Jain A, Sinha N, Chauhan A, Rehman R. Application of four-handed dentistry in clinical practice : a review. *Int J Dent Med Res* 2014 ; 1 : 8-13.

Skovsgaard H. *Dancing hands*. London, UK : Quintessence Publishing Co., 2013.

Valachi B, Valachi K. Preventing musculoskeletal disorders in clinical dentistry : strategies to address the mechanisms leading to musculoskeletal disorders. *J Am Dent Assoc* 2003 ; 134 : 1604-1612.

Aides visuelles (loupes et microscope)

Aboalshamat K, Daoud O, Mahmoud LA, Attal S, Alshehri R, Bin Othman D *et al*. Practices and attitudes of dental loupes and their relationship to musculoskeletal disorders among dental practitioners. *Int J Dent* 2020 ; 2020 : 8828709.

Aldosari AM. Dental magnification loupes : an update of the evidence. *J Contemp Dent Pract* 2021 ; 22 (3) : 311.

Braga T, Robb N, Love RM, Amaral RR, Rodrigues VP, de Camargo JMP *et al*. The impact of the use of magnifying dental loupes on the performance of undergraduate dental students undertaking simulated dental procedures. *J Dent Educ* 2021 ; 85 (3) : 418-426.

Branson BG, Abnos RM, Simmer-Beck ML, King GW, Siddicky SF. Using motion capture technology to measure the effects of magnification loupes on dental operator posture : a pilot study. *Work* 2018 ; 59 (1) : 131-139.

Bud M, Pricope R, Pop RC, Onaca R, Swerts PJ, Lucaciu O *et al.* Comparative analysis of preclinical dental students' working postures using dental loupes and dental operating microscope. *Eur J Dent Educ* 2021 ; 25 (3) : 516-523.

Carpentier M, Aubeux D, Armengol V, Pérez F, Prud'homme T, Gaudin A. The effect of magnification loupes on spontaneous posture change of dental students during preclinical restorative training. *J Dent Educ* 2019 ; 83 (4) : 407-415.

Carr G, Murgel C. The use of the operating microscope in endodontics. *Dent Clin North Am* 2010 ; 54 : 191-214.

Chang BJ. Role of advanced telescopes and illumination systems for clinical procedures. *In :* Babbush CA (ed). *Dental implants : the art and science*. Philadelphia : WB Saunders Co, 2001 : 495-505.

Clark DJ. Operating microscopes and zero-defect dentistry. *J Can Dent Restaur Prosthodont* 2008 : 43-50.

Comes C, Valceanu A, Rusu D, Didilescu A, Bucur A, Anghel M *et al.* A study on the ergonomical working modalities using the dental operating microscope (DOM). Part. I : Ergonomic principles in dental medicine. *TMJ* 2008 ; 58 (3) : 218-223.

Comes C, Valceanu A, Rusu D, Didilescu A, Bucur A, Anghel M *et al.* A study on the ergonomical working modalities using the dental operating microscope (DOM). Part II : Ergonomic design elements of the operating microscopes. *TMJ* 2010 ; 60 (1) : 97-101.

Corbella S, Taschieri S, Cavalli N, Francetti L. Comparative evaluation of the use of magnification loupes in supragingival scaling procedures. *J Investig Clin Dent* 2018 ; 9 (2) : e.12315.

Dadwal A, Kaur R, Jindal V, Jain A, Mahajan A, Goel A. Comparative evaluation of manual scaling and root planing with or without magnification loupes using scanning electron microscope : a pilot study. *J Indian Soc Periodontol* 2018 ; 22 (4) : 317-321.

Eichenberger M, Biner N, Amato M, Lussi A, Perrin P. Effect of magnification on the precision of tooth preparations in dentistry. *Oper Dent* 2018 ; 43 (5) : 501-507.

Eichenberger M, Perrin P, Sieber KR, Lussi A. Near visual acuity of dental hygienists with and without magnification. *Int J Dent Hyg* 2018 ; 16 (3) : 357-361.

Gupta N, Sandhu M, Sachdev V, Jhingan P. Comparison of visual examination and magnification with DIAGNOdent for detection of smooth surface initial carious lesion-dry and wet conditions. *Int J Clin Pediatr Dent* 2019 ; 12 (1) : 37-41.

Hayes MJ, Osmotherly PG, Taylor JA, Smith DR, Ho A. The effect of wearing loupes on upper extremity musculoskeletal disorders among dental hygienists. *Int J Dent Hyg* 2014 ; 12 : 174-179.

Hayes MJ, Osmotherly PG, Taylor JA, Smith DR, Ho, A. The effect of loupes on neck pain and disability among dental hygienists. *Work* 2016 ; 53 : 755-762.

Heft MW, Fox CH, Duncan RP. Assessing the translation of research and innovation into dental practice. *JDR Clin Trans Res* 2020 ; 5 (3) : 262-270.

Katano K, Nakajima K, Saito M, Kawano Y, Takeda T, Fukuda K. Effects of line of vision on posture, muscle activity and sitting balance during tooth preparation. *Int Dent J* 2021 ; 71 (5) : 399-406.

Kuang H, Chen G, Wen Q, Li S, Chen L, Liang F. Improving surgeons' comfort with prismatic glasses during cleft palate surgery : preliminary findings. *J Oral Maxillofac Surg* 2017 ; 75 (7) : 1527.e1-1527.e8.

Lindegard A, Gustafsson M, Hansson GA. Effects of prismatic glasses including optometric correction on head and neck kinematics, perceived exertion and comfort during dental work in the oral cavity – A randomized controlled intervention. *Appl Ergon* 2012 ; 43 : 246-253.

Lindegard A, Nordander C, Jacobsson H, Arvidsson I. Opting to wear prismatic spectacles was associated with reduced neck pain in dental personnel : a longitudinal cohort study. *BMC Musculoskelet Disord* 2016 ; 17 : 347.

Low JF, Dom TNM, Baharin SA. Magnification in endodontics : a review of its application and acceptance among dental practitioners. *Eur J Dent* 2018 ; 12 (4) : 610-616.

Ludwig E, Tolle S, Jenkins E, Russell D. Magnification loupes influence on neck and trunk flexion of dental hygienists while scaling – A pilot study. *Int J Dent Hyg* 2021 ; 19 (1) : 106-113.

Ludwig EA, McCombs GB, Tolle SL, Russell DM. The effect of magnification loupes on dental hygienists' posture while exploring. *J Am Dent Hyg Assoc* 2017 ; 91 : 46-52.

Ma L, Fei B. Comprehensive review of surgical microscopes : technology development and medical applications. *J Biomed Opt* 2021 ; 26 (1) : 010901.

Maillet JP, Millar AM, Burke JM, Maillet MA, Maillet WA, Neish NR. Effect of magnification loupes on dental hygiene student posture. *J Dent Educ* 2008 ; 72 : 33-44.

Mamoun JS. A rationale for the use of high-powered magnification of microscopes in general dentistry. *Gen Dent* 2009 ; 57 (1) : 18-26.

Narula K, Kundabala M, Shetty N, Shenoy R. Evaluation of tooth preparations for Class II cavities using magnification loupes among dental interns and final year BDS students in preclinical laboratory. *J Conserv Dent* 2015 ; 18 (4) : 284-287.

Pazos JM, Wajngar ten D, Dovigo LN, Garcia PPNS. Implementing magnification during pre-clinical training : effects on procedure quality and working posture. *Eur J Dent Educ* 2020 ; 24 (3) : 425-432.

Perrin P, Eichenberger M, Neuhaus KW, Lussi A. Visual acuity and magnification devices in dentistry. *Swiss Dent J* 2016 ; 126 (3) : 222-235.

Perrin P, Neuhaus KW, Eichenberger M, Lussi A. Influence of different loupe systems and their light source on the vision in endodontics. *Swiss Dent J* 2019 ; 129 (11) : 922-928.

Perrin P, Neuhaus KW, Lussi A. The impact of loupes and microscopes on vision in endodontics. *Int Endodont J* 2014 ; 47 (5) : 425-429.

Plessas A, Bernardes Delgado M. The role of ergonomic saddle seats and magnification loupes in the prevention of musculoskeletal disorders : a systematic review. *Int J Dent Hyg* 2018 ; 4 : 430-440.

Reinhardt JW, Romine JJ, Xu Z. Factors contributing to student satisfaction with dental loupes and headlights. *Eur J Dent Educ* 2020 ; 24 (2) : 266-271.

Rucker LM, Boyd MA. Optimizing dental operatory working environment. *In :* Murphy D (ed). *Ergonomics and the dental care worker.* Washington DC : American Public Health Association, 1998 : 301-318.

Rucker LM, Sunell S. Ergonomic risk factors associated with clinical dentistry. *J Calif Dent Assoc* 2002 ; 30 (2) : 139-148.

Rucker LM. Surgical telescopes : posture maker or posture beaker ? *In :* Murphy D (ed). *Ergonomics and the dental care worker.* Washington DC : American Public Health Association, 1998 : 191-216.

Rucker M, Beattie C, McGregor C, Sunell S, Ito Y. Declination angle and its role in selecting surgical telescopes. *J Am Dent Assoc* 1999 ; 130 : 1096-1100.

Van As GA. Digital documentation and the dental operating microscope : what you see is what you get. *Int J Microdent* 2009 ; 1 : 30-41.

Zwicker DH, Price RB, Carr L, Li YH. Disinfection of dental loupes : a pilot study. *J Am Dent Assoc* 2019 ; 150 (8) : 689-694.

Simplification du travail – Organisation clinique

Robinson M. *Home position dentistry – The beach philosophy of dental practice*. Kyoto, Japan : Bikensha Col, 1976.

Thakral R, Shukla P, Kapoor S, Jaiswal RK, Bhagchandani J, Warsi F. Ergonomics for healthy orthodontic practice. *Int J Oral Health Med Res* 2016 ; 2 : 110-114.

Prévention et exercices

Ciolac EG, Rodrigues da Silva JM. Resistance training as a tool for preventing and treating musculoskeletal disorders. *Sports Med* 2016 ; 46 (9) : 1239-1248.

Gobbo S, Bullo V, Bergamo M, Duregon F, Vendramin B, Battista F *et al*. Physical exercise is confirmed to reduce low back pain symptoms in office workers : a systematic review of the evidence to improve best practices in the workplace. *J Function Morph Kinesiol* 2019 ; 4 (3) : 43.

Knapik J. The importance of physical fitness for injury prevention : part 1. *Spec Oper Med* 2015 ; 15 : 123-127.

Koneru S, Tanikonda R. Role of yoga and physical activity in work-related musculoskeletal disorders among dentists. *J Int Soc Prev Community Dent* 2015 ; 5 : 199-204.

Koni A, Kufersin M, Ronchese F, Travan M, Cadenaro M, Larese Filon F. Approach to prevention of musculoskeletal symptoms in dental students : an interventional study. *Med Lav* 2018 ; 109 : 276-284.

Lietz J, Ulusoy N, Nienhaus A. Prevention of musculoskeletal diseases and pain among dental professionals through ergonomic interventions : a systematic literature review. *Int J Environ Res Public Health* 2020 ; 17 (10) : 3482.

Monson AL, Chismark AM, Cooper BR, Krenik-Matejcek TM. Effects of yoga on musculoskeletal pain. *J Dent Hyg* 2017 ; 91 : 15-21.

Patel AV, Friedenreich CM, Moore SC, Hayes SC, Silver JK, Campbell KL *et al*. American College of Sports Medicine Roundtable Report on Physical Activity, Sedentary Behavior, and Cancer Prevention and Control. *Med Sci Sports Exerc* 2019 ; 51 (11) : 2391-2402.

Peros K, Vodanovic M, Mestrovic S, Rosin-Grget K, Valic M. Physical fitness course in the dental curriculum and prevention of low back pain. *J Dent Educ* 2011 ; 75 : 761-767.

Prall J, Ross M. The management of work-related musculoskeletal injuries in an occupational health setting : the role of the physical therapist. *J Exerc Rehabil* 2019 ; 15 (2) : 193-199.

Roll SC, Tung KD, Chang H, Sehremelis TA, Fukumura YE, Randolph S *et al*. Prevention and rehabilitation of musculoskeletal disorders in oral health care professionals : a systematic review. *J Am Dent Assoc* 2019 ; 6 : 489-502.

Talpos-Niculescu C, Lungeanu D, Anghel M, Ioan Stratul S, Bucur A. The role of physical exercise in preventing musculoskeletal disorders caused by the dental profession. *Timis Med J* 2010 ; 8 : 293-298.

Bureaux

ACNOR (Association canadienne de normalisation). *Guide sur l'ergonomie au bureau*. Norme nationale du Canada, CSA-Z412, Toronto, 2001 (confirmé 2005), 338 p.

APSAM (Association paritaire pour la santé et la sécurité du travail, secteur affaires municipales). *L'ergonomie au poste de travail informatisé*. APSAM, 2010. Disponible sur : <https://d12oqns8b3bfa8.cloudfront.net/apsam/publications/ft13.pdf?v=1679457909>.

APSAM (Association paritaire pour la santé et la sécurité du travail, secteur affaires municipales). *Le travail à l'ordinateur : symptômes physiques et mesures correctives*. APSAM, 2010. Disponible sur : <https://d12oqns8b3bfa8.cloudfront.net/apsam/publications/ft15.pdf?v=1679457974>.

APSAM. *Aménager un comptoir de service pour permettre la position assise*. Fiche technique n° 54, 2004.

Bibliographie

ASSTSAS (Association paritaire pour la santé et la sécurité du travail du secteur affaires sociales). *L'aménagement d'un poste d'accueil*. Brochure PARC, n° 9, 2007, 16 p.

Berengier J, Dischino C, Gravier G, Vaudran A, Lamarche O, Porot S *et al*. *Guide de conception en ergonomie des situations d'accueil*. Disponible sur : <https://www.ametra06.org/sites/default/files/2018-05/Guide%20de%20Conception%20en%20Ergonomie%20Postes%20ACCUEIL-Pr%C3%A9venteurs.pdf>.

Décret n° 2009-1272 du 21 octobre 2009 sur l'accessibilité des lieux de travail aux travailleurs handicapés.

Delisle A, Larivière C, Plamondon A, Jetté C, Marchand D, Stock S. *Troubles musculo-squelettiques et bureautique : impact du mobilier de bureau sur la posture et la sollicitation musculaire du membre supérieur.* Rapport R-563. Montréal : Institut de recherche Robert-Sauvé en santé et en sécurité du travail, 2008.

FAF. *Accueillir une personne déficiente visuelle. Guide à l'usage du personnel d'accueil*. FAF, 2012. Disponible sur : <http://www.handiplace.org/media/pdf/guide_accueillir_personne_deficiente_visuelle.pdf>.

INRS. ED 23. *L'aménagement des bureaux : principales données ergonomiques*. Paris : INRS, 2013.

INRS. ED 950. *Conception des lieux et situations de travail*. Paris : INRS, 2011.

NF X 35-102. *Conception ergonomique des espaces de travail en bureaux*. Paris : AFNOR, 1998.

Mise en page : Le vent se lève...
Achevé d'imprimer en novembre 2024
sur les presses de l'imprimerie Isiprint
Dépôt légal : novembre 2024
N° d'impression : 202410.0283

Imprimé en France